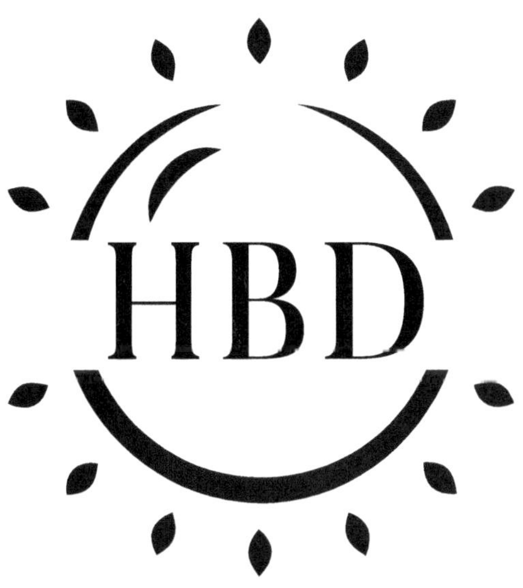

THE HUMAN BEING DIET

Una nueva manera de darse festines y ayunar para conseguir energía, salud y longevidad (y además, también le adelgazará)

De Petronella Ravenshear

Primera edición del original publicada en 2018

Esta edición completamente revisada y actualizada la publicó por primera vez Healthy Human Publishing en 2024

Los datos de la catalogación en publicación de la Biblioteca del Congreso de Estados Unidos están archivados en la editorial.

ISBN 979-8-9888066-4-6

Diseño, formato y cubierta del libro de Henrietta Sampson
Traducción: Decody House of Translation

Las direcciones de Internet que se consignan en este libro eran correctas en el momento en que se publicó.

Las aportaciones y el programa que se ofrecen en este libro se basan en los conocimientos y la experiencia clínica de la autora, y no pretenden sustituir el consejo de su médico o de cualquier otro profesional sanitario cualificado. Ni el editor ni la autora aceptan ninguna responsabilidad por las consecuencias jurídicas, médicas o de otro tipo que puedan derivarse directa o indirectamente del uso o mal uso de la información reflejada en este libro.

Si tiene sospechas de que padece un problema médico, acuda urgentemente a un profesional médico capacitado. Le aconsejamos que consulte a un médico cualificado para el tratamiento de su trastorno. No modifique ni abandone ningún programa de tratamiento médico, nutritivo o de otro tipo sin consultarlo antes con su médico. Consulte a un profesional médico o nutricionista debidamente cualificado antes de tomar cualquier suplemento nutricional o someterse a otro programa de tratamiento. Este programa no es idóneo para niños menores de 18 años, deportistas, mujeres en proceso de FIV, embarazadas o mujeres en período de lactancia. Se recomienda a las personas con problemas de salud que consulten a su médico.

Dedicado con amor y gratitud a mi estimada amiga,

Gloria Parfitt, y a mis padres,

Daini Teeling Smith y Peter Ravenshear

Contents

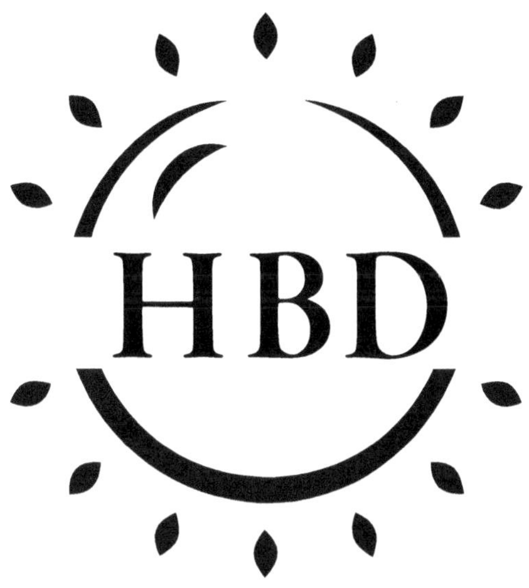

LA DIETA DEL SER HUMANO

Una nueva manera de darse festines y ayunar para conseguir energía, salud y longevidad (y además, también le adelgazará)

Introducción a la segunda edición

NADA MÁS GRADUARME en el *Institute for Optimum Nutrition* (Instituto de Nutrición Óptima), abrí mi propia clínica en Chelsea, Londres. Como era previsible, mis ideas sobre la salud y la nutrición evolucionaron y se moldearon al tiempo que ejercía mi profesión y me visitaban personas y, por supuesto, gracias a las conferencias a las que asistí, los libros y el contacto con otros colegas. Las dos modalidades que más me influyeron, después de la graduación, fueron la psiconeuroinmunología (PNIc) y *Metabolic Balance*™ (MB).

Trabajé mucho y, en pocos años, comencé a tener lista de espera. Cobraba muy bien y a los pacientes no les importaba pagar ese precio. También trabajé gratuitamente, como muchos de mis colegas, para los que necesitaban ayuda pero no podían permitírselo. Sin embargo, a medida que pasaba el tiempo, tenía la sensación de que había algo que no iba bien. No era justo que la gente tuviese que ser rica para comprender cómo transformar su salud y ser más felices; dicha información debía estar disponible para todo el mundo.

Llevaba tiempo pensando en plasmar en un libro lo que había aprendido en la práctica clínica. Pensé que, sin duda, sería una manera de democratizar el proceso de aprendizaje sobre qué y cómo comer para gozar de buena salud y longevidad. Soñaba con darle a la gente las herramientas para que supieran que cambiar lo que comen, también cambia cómo se ven y se sienten.

Inesperadamente, en el verano de 2018, una periodista, a quien el *Daily Mail* le había encargado seguir mi programa y escribir un artículo sobre su experiencia, se puso en contacto conmigo. Esta fue la chispa que me llevó a escribir el libro: *la dieta del ser humano (HBD, por sus siglas en inglés)*. Pensé: «Sí. Ha llegado el momento. ¿No sería maravilloso que cuando la gente leyera el artículo y tal vez deseara poder permitirse acudir a un nutricionista, pudiera permitirse comprar el libro?». De manera que reservé muchas horas en mi agenda y tres meses después estaba acabado. Había podido escribir y autopublicar el libro, y me sentía orgullosa de ello.

Mi plan era viajar por todo el país y disponer de minutos en antena en emisoras de radio locales (trabajé como publicista literario en mi juventud) para difundir la buena nueva y hablar de la HBD. Sin embargo, poco más de un mes después de que se publicara el libro, en enero de 2019, tuve un absurdo accidente doméstico: me caí por las escaleras y me rompí el tobillo derecho por ambos lados. Los huesos se recompusieron (con la ayuda de una experiencia terrible con cetamina en el hospital) y, después de cuatro operaciones, un injerto cutáneo y diez semanas de antibióticos intravenosos, pude reemprender mi vida. Continué trabajando en mi consulta (con la ayuda de mi marido, Riccardo, que me ayudaba a bajar las escaleras hasta la clínica) y el libro prácticamente cayó en el olvido.

Pero avancemos un año, hasta marzo de 2020 y los confinamientos por la covid: se acabaron las consultas en persona en la clínica. Lo intenté mediante Zoom, pero no me terminaba de convencer. Por este medio, no conectaba ni llegaba a intimar con los pacientes como me pasaba en la clínica y dejé de trabajar en remoto. Además, mi querida madre no se encontraba bien en esa época, de manera que me centré en ella y le dediqué toda mi energía. Pero un día, mi amiga Donna Ida, también conocida como Jean Queen, me telefoneó y me dijo: «¿Qué tal va la promoción de tu libro? ¿Por qué no hablamos de él en Instagram?» Yo casi no tenía interacciones en Instagram, pero Donna tenía miles de seguidores y dije: «¡Vamos allá!».

Cada semana, hicimos directos de Instagram en los que hablábamos de la HBD, nutrición y salud, y respondíamos dudas y ofrecíamos ayuda. Gracias al endiablado sentido del humor de Donna, nuestras sesiones siempre fueron muy divertidas. A medida que pasaban las semanas, se unía más gente y empezaron a leer mi libro. Muchas de ellas empezaron a identificarse como HBDer (seguidores de la HBD); lo usaban en sus nombres de Instagram. Y así es como nació el Clan de la HBD. Es la comunidad más encantadora y solidaria que nos podamos imaginar. Todo el mundo desea el éxito de todos en la HBD—ya sea lograr la pérdida de peso anhelada o los objetivos de salud— y todos se sienten cuidados y arropados. Y, en efecto, así es.

Gracias a algunas de las grandes amigas de Donna, como Lisa Snowdon y Stacey Forsey, ambas con cantidades ingentes de seguidores, la palabra de la HBD empezó a propagarse aún más si cabe. Las periodistas, Lorraine Candy y Trish Halpin, me invitaron a su extraordinario pódcast, *Postcards From Midlife* (Postales desde la madurez), y también a hablar en su encuentro en directo en Londres, en 2023, donde tuve la gran suerte de conocer a muchos seguidores de carne y hueso de la HBD. Donna y yo todavía emitimos juntas en Instagram de vez en cuando y, a menudo, se me une en los directos semanales un seguidor de la HBD para compartir su historia y su experiencia. Siempre es divertido y fascinante escuchar sus vivencias y descubrir sus consejos y trucos de la HBD.

En marzo de 2022, la HBD apareció por primera vez a la prensa convencional, en el *Telegraph*, gracias a ese ser de luz que es Cath Weller (una gran defensora de la HBD y a quien podéis encontrar en Instagram con el usuario @mrsaddtobasket), en un artículo titulado *Creeping midlife weight gain – and how to stop it* (El sibilino aumento de peso durante la madurez y cómo detenerlo). Después, hubo más cobertura mediática de la prensa británica, *el Times*, el *Daily Mail* y el *Daily Express.* Posteriormente, Katya Shipster, de HarperCollins, se puso en contacto conmigo para hablar de un recetario y trabajamos conjuntamente para elaborar *The HBD Cookbook* (El recetario de la HBD), un bonito complemento para la HBD. Como muy bien dijo un seguidor de la HBD, el primer libro (y esta edición) son las *reglas* y el recetario son las *herramientas.*

De modo que el sueño que tenía, de propagar el mensaje sobre lo fácil que es sentirse mejor, se ha hecho realidad y me siento muy feliz por ello. De manera habitual, recibo mensajes de seguidores de la HBD que comparten su júbilo conmigo contándome cómo el programa ha transformado literalmente sus vidas. Y por eso, después de haber ejercido durante casi 20 años, trabajando con personas de *in situ*, he colgado mis botas clínicas por el momento. El mensaje de la HBD se está expandiendo por todas partes y está llegando a miles de personas de un modo que hubiera sido imposible en mis consultas individuales. Sigo estando fascinada y absorbida por el mundo de la nutrición. Cada año cumplo con mis deberes en lo que concierne al Desarrollo Profesional Continuo (DPC) y sigo siendo miembro de la *British Association for Nutrition and Lifestyle Medicine* (BANT, Asociación Británica de la Nutrición y del Estilo de Vida como Medicina), el *Institute for Functional Medicine* (IFM, Instituto para la Medicina Funcional) y la *Royal Society of Medicine* (RSM, Real Sociedad de Medicina).

Si esta es tu primera lectura de la HBD, ¡estás de suerte! Esta edición es mucho más clara que la primera. Y esto es gracias a los seguidores de la HBD en Instagram y al tiempo que he pasado hablando e intercambiando mensajes con ellos. Gracias a sus preguntas y a sus comentarios he descubierto qué partes de la primera edición demandaban más explicaciones y aclaraciones. Así que, gracias al Clan de la HBD, vas a disfrutar de un trayecto más sencillo y menos confuso del que tuvieron ellos. Prepárate para asombrarte con la experiencia que te aguarda y que te cambiará la vida.

¿Cómo acabé dedicándome a la nutrición? De niño, mi hijo solía ponerse enfermo de infecciones respiratorias y, para abreviar, mi búsqueda de una solución me llevó al libro de Patrick Holford, *El libro de la nutrición óptima*. Seguí el consejo del libro y cambié la dieta de mi hijo, y él empezó a encontrarse mejor. Cuando comprobé el increíble efecto curativo que las dietas y la nutrición tenían en la salud, me enganché. Me inscribí en el *Institute for Optimum Nutrition* (ION, Instituto para una Nutrición Óptima) para obtener una diplomatura y esos tres años fueron los más fascinantes de mi vida.

Metabolic Balance™

Tuve la fortuna de formarme en *Metabolic Balance*™ (MB) con el fundador del programa, el Dr. Wolf Funfack, en 2008. Y empleé su brillante programa con éxito para ayudar a cientos de personas a lograr felizmente su peso ideal.

Wolf era un médico alemán que estaba particularmente interesado en la nutrición. La historia es que en un momento de su mediana edad, se percató de que estaba más redondito de lo que le hubiera gustado, y decidió ponerse a dieta. Se sintió decepcionado por el discurso oficial, según el cual nuestra dieta debía constar de un 55 % de carbohidratos, entre un 25 y 30 % de grasas y entre un 15 y 20 % de proteínas. Descubrió que no le ayudaba nada a perder peso. De manera que experimentó aumentando la cantidad de proteínas en su dieta y mediante el método de ensayo y error se dio cuenta de que comiendo casi la misma cantidad de proteínas que de alimentos vegetales la cosa iba bien.

Perdió peso y sus pacientes lo notaron. Gritaban: «Dr. Wolf, tiene un aspecto maravilloso, ¿qué ha hecho». El médico compartió los detalles de su dieta y empezó a diseñar programas personalizados para sus pacientes. Para ello, tenía en cuenta su estado de salud y sus objetivos de pérdida de peso, e incorporaba los resultados de un análisis de sangre detallado. Y sus pacientes, absolutamente encantados, perdieron peso y fueron mucho menos propensos al conocido efecto yoyó: perder peso para recuperarlo de nuevo.

Su premisa era muy sencilla: dar a la gente los alimentos que necesita para que les aporte el equilibrio y una buena salud. Uno de los efectos secundarios más llamativo es la pérdida de peso. El programa MB era sumamente simple y el Dr. Wolf se lo recomendó a muchos de sus pacientes con sobrepeso y prediabéticos. Había diseñado un programa que abordaba los niveles de azúcar en sangre e insulina, que tenía el efecto inmediato de equilibrar las hormonas y reducir la inflamación. Sus pacientes no tenían hambre en ningún momento ni perdían el control, solo peso y, además, se sentían muy bien.

El programa MB implica trabajar con un preparador y proporciona una lista de alimentos y un planificador de comidas. Los alimentos de la lista se pueden encontrar en supermercados de todo tipo; no hay sustitutivos de comidas ultraprocesados, barritas ni batidos, solo comida de verdad. Las reglas son: tres comidas al día, con un mínimo de cinco horas entre cada una y sin picar nada entre estas. Solo se puede beber agua entre las comidas; también se puede beber té negro y café, pero solo con las comidas. Las comidas incluyen un tipo de proteína, algunas verduras y, opcionalmente, pan, y un tipo de fruta por comida, pero es obligatoria una manzana al día. Además, y esto es lo mejor, se puede hacer una comida libre semanal.

Antes de hacer un curso con el Dr. Wolf, me generaba pavor que la gente me pidiera dietas para adelgazar porque, aunque seguía los consejos que nos daban cuando estudiaba nutrición, los resultados eran muy irregulares: a veces se adelgazaba y a veces no. Con MB descubrí que disponía de una herramienta fantástica para ayudar a la gente a perder peso. Por ello, estaré eternamente agradecida al Dr. Wolf y a mi amiga Gloria Partfitt, que me presentó el programa.

Cuando estudiábamos nutrición, nos enseñaron, y todavía hoy probablemente se enseña, que para tener buena salud y perder peso, debemos hacer tres comidas y dos aperitivos al día. El razonamiento erróneo que subyace en este consejo era que si pasamos varias horas sin comer, disminuye nuestro índice metabólico (el momento en que quemamos calorías) y se estanca la pérdida de peso. Resulta que esto no es así en absoluto.

El Dr. Wolf tachó este dogma sin sentido. Nos recordó que cada vez que comemos, en especial si comemos carbohidratos (como cereales, patatas y azúcar), el páncreas libera insulina. Las comidas y los aperitivos con alto contenido en hidratos de carbono aumentan el nivel de azúcar en sangre y, por lo tanto, la insulina, lo que hace no solo que tengamos más hambre, sino que también nos engorda (la insulina es la hormona que almacena la grasa). También nos hace estar más inflados. Asimismo, cuando no paramos de comer, también es más probable que desarrollemos todos los problemas de salud asociados con el 'síndrome metabólico', que incluye problemas cardíacos, hipertensión y resistencia a la insulina.

Trabajé con el programa durante muchos años y conseguí de manera sistemática grandes resultados, así como una larga lista de clientes satisfechos. El programa MB acaparó titulares cuando Boy George volvió a aparecer, ligero como una mariposa, en la vida de Londres hace unos cuantos años. Nos quedamos asombrados con su transformación; se publicaron sus fotos del antes y el después en la prensa nacional. De hecho, los resultados obtenidos son espectaculares: la gente parece que rejuvenece. Esto demuestra la teoría del Dr. Wolf: la pérdida de peso se produce en el programa como un *efecto secundario* de la mejora de la salud general. Y todo se reduce a recuperar el control sobre nuestros niveles de azúcar en sangre e insulina y a disminuir la inflamación.

Sin embargo, tras el trágico fallecimiento del Dr. Wolf en 2013, se cambió su programa. Se perdió su simplicidad, y con ello también su atractivo para mí, de modo que ya no quise seguir trabajando en dicho programa. No obstante, los principios de MB conforman el modelo de la forma perfecta de alimentarse. El programa está disponible para todo el mundo, y la gente sigue consiguiendo los mismos resultados espectaculares de siempre. Por lo general, se ofrece MB como un paquete, que incluye un análisis de sangre específico y sesiones de asesoramiento personales. Huelga decir que no es barato, pero algunos preparadores ofrecen sesiones grupales, lo que lo hace más asequible.

Psiconeuroinmunología

Leo Pruimboom, el profesor holandés que se describe a sí mismo en LinkedIn como «un pensador evolutivo, investigador y fundador de la psiconeuroinmunología clínica (PNIc)" es, en realidad, un genio inconformista de la ciencia. Ha publicado algunos artículos fascinantes y es un orador extraordinario. En 2011, vino a Londres a dar una conferencia sobre el páncreas, a priori, no parecía demasiado prometedora, pero fue apasionante.

Cuando me enteré de que volvía a Inglaterra ese mismo año para dar una diplomatura de dos años: *Psiconeuroinmunología clínica*, no pude evitar matricularme. Estudiar ese curso de Leo ha sido una de las experiencias más valiosas de mi vida desde el punto de vista clínico y personal. La PNIc confiere sentido a las conexiones entre la mente, el sistema nervioso y el sistema inmunitario y el resto del cuerpo. Desde la perspectiva de la biología evolutiva, la PNIc abraza los campos de la psicología, la neurología, la fisiología, la endocrinología, la inmunología (y muchas otras -ologías, incluida la antropología), con el propósito de restaurar el equilibrio y, por lo tanto, la salud, tanto del cuerpo como de la mente.

La PNIc nos enseña que los problemas comunes a que nos enfrentamos, como la obesidad, las alteraciones cutáneas, el dolor, la depresión, el insomnio, los trastornos digestivos, las infecciones frecuentes, la infertilidad y muchos otros, no se pueden abordar ni resolver aisladamente. Estos problemas deben abordarse de manera holística; debemos tener en cuenta la persona en su conjunto, no solo su trastorno. Por poner un ejemplo: tenemos dolor de cabeza y tomamos un analgésico. Pero ¿cuál es la causa de ese dolor de cabeza? ¿Podría deberse a la deshidratación? ¿O a la tensión en el cuello o los hombros? ¿Cuál es el motivo de la tensión que está causando el dolor? Debemos seguir haciendo preguntas hasta que encontremos la causa principal. Solo entonces podremos hacer algo significativo para solucionar el problema.

Quizás les interese escuchar a Gabor Mate hablando en YouTube sobre psiconeuroinmunología. Dio una elocuente charla sobre el tema, de la conexión entre cuerpo y mente, en 2019, titulada *When the Body Says No in Psychotherapy* (Cuando el cuerpo dice «no» en psicoterapia).

PNIc y aprendizaje profundo

Uno de los pilares de la PNIc es el «aprendizaje profundo». La cuestión es que si comprendemos las causas subyacentes de nuestras enfermedades, podremos aplicar los cambios necesarios para ponerles remedio. Esa es la razón por la que doy tantas explicaciones en este libro. Si entendemos los porqués, es mucho más fácil introducir los cambios adecuados. De hecho, armados con este conocimiento y con la capacidad de comprensión, resulta casi imposible evitar o retrasar la aplicación de los cambios necesarios para nuestra salud, tanto la actual como la futura.

La dieta del ser humano (HBD)

Mis estudios de PNIc con Leo y mi trabajo clínico con la cantidad ingente de personas que pasó por mi consulta con preguntas sobre nutrición y *Metabolic Balance*™, me inspiraron para crear mi propio programa. Mi objetivo con la HBD es ofrecerle un plan para que combine una buena comilona y el ayuno hasta sentirse, verse y estar lo mejor posible, tanto si quiere perder peso como si no.

La HBD, que está dividida en cuatro fases y diez reglas básicas, es una versión de la dieta mediterránea y se basa en alimentos frescos, muy poco procesados. Comer alimentos de verdad, al estilo de la HBD, pro porciona la solución a problemas tan diversos como la energía baja, la inflamación y el insomnio, así como afectaciones cutáneas, digestivas y relacionadas con el peso. Por cierto, la «dieta» del título del libro se refiere al significado original de la palabra, que es «modo de vida», no en el sentido de dieta para perder peso. Como el nombre indica, *HBD: La dieta del ser humano* es una forma de alimentarse que da buenos resultados y que todo el mundo preocupado por su salud puede adoptar, con la excepción de deportistas, niños, mujeres embarazadas o madres lactantes.

Espero que disfrute leyendo este libro (y siguiendo el programa de la HBD). Y que siga consultando la información y los consejos que contiene a medida que vaya avanzando con el programa. Le deseo mucho éxito y espero que las explicaciones que doy sean suficientemente claras para ayudarle a entender por qué funciona la HBD y por qué existen las normas, sin utilizar un lenguaje demasiado «científico». No obstante, si está interesado en obtener más información y profundizar en el aspecto más científico, hay muchas referencias útiles a artículos al final del libro.

PARTE UNO

Nuestro estilo de vida nos está matando

La Organización Mundial de la Salud (OMS) aporta un dato sorprendente: por primera vez en la historia, hay más muertes por enfermedades crónicas, es decir, enfermedades no transmisibles (ENT) o enfermedades originadas por el estilo de vida, que por las que padecemos por bacterias o virus. En su página web, actualizada a septiembre de 2022, la OMS indica que estas enfermedades matan a 41 millones de personas al año, lo que equivale al 74 % de los fallecimientos en todo el planeta.

La salud es peor que en los años de la Segunda Guerra Mundial, cuando nos enfrentábamos a problemas como el racionamiento y a toda clase de privaciones. Morimos a causa de estas enfermedades nacidas de malos hábitos, entre estas el síndrome metabólico (HDL bajo/colesterol «bueno», triglicéridos altos/grasas sanguíneas elevadas, hiperglucemia (alto contenido de azúcar en sangre), hipertensión y perímetro abdominal elevado), cáncer y enfermedades respiratorias crónicas, además de todos los demás peligros mortales a los que nos hemos enfrentado en nuestro pasado remoto, como el hambre, la deshidratación, las lesiones, las infecciones y las temperaturas extremas.

También estamos mucho peor que en la época victoriana (1850-1880). En el Reino Unido, la esperanza de vida de entonces era tan buena o mejor que ahora, y la incidencia de las enfermedades crónicas era solo el 10 % con respecto a la de hoy en día. Puede encontrar el fascinante artículo de Paul Clayton, *How the Mid-Victorians Worked, Ate and Died* (Cómo trabajaban, comían y morían las personas de mitades de la época victoriana, 2009), en línea, en el que explica que aquellas personas morían rápidamente a causa de infecciones o traumatismos, mientras que en la actualidad morimos lentamente por enfermedades degenerativas.

Las enfermedades originadas por el estilo de vida comparten dos características:

1) Si no se controlan, acaban provocando un fallecimiento prematuro
2) En todas ellas, hay inflamación (véase a continuación)

La OMS se refiere a las causas de estas enfermedades crónicas como «Dietas poco saludables y falta de actividad física», y añade: «La nutrición es un componente esencial de la salud y el desarrollo. Una mejor nutrición está relacionada con una mejor salud infantil y materna, sistemas inmunitarios más fuertes, embarazos y partos más seguros, menor riesgo de enfermedades no transmisibles (como diabetes y enfermedades cardiovasculares) y longevidad».

Demos un vistazo a esto también: «Las enfermedades cardiovasculares causan la mayoría de los fallecimientos por ENT, es decir, 17,9 millones de personas al año, seguidas de los cánceres (9,3 millones), las enfermedades respiratorias crónicas (4,1 millones) y la diabetes (2 millones, incluidos los fallecimientos por enfermedades renales causadas por la diabetes)" (Página de inicio de la OMS/Prensa/Hojas informativas/Detalle/Enfermedades no transmisibles, septiembre de 2022).

¿Por qué están aumentando estas enfermedades, junto con la epidemia de la obesidad, y qué podemos hacer para detener esta tendencia? Si supiéramos exactamente qué entiende la OMS por «mejor nutrición» y qué significa el consejo general de seguir «una dieta sana y equilibrada», ¿quién no aprovecharía la oportunidad de sentirse mejor, más sano y vivir más tiempo? La verdad es que la definición de «una dieta saludable» es controvertida. Sin embargo, el consenso está en que la dieta mediterránea (DM), en combinación con algún tipo de ayuno intermitente y un poco de ejercicio es el camino a seguir. La dieta mediterránea se centra en las verduras, la fruta, las legumbres, los frutos secos, las semillas, el aceite de oliva virgen extra y los cereales integrales, con cantidades moderadas de pescado y marisco, lácteos, aves de corral y muy poca cantidad de carne roja.

Suplementos, ¿sí o no?

El consejo gubernamental es que no debemos complementar nuestras dietas con nada, si no que podemos obtener todo lo necesario a través de «una dieta equilibrada y saludable». Pero a medida que pasa el tiempo, se ha puesto de manifiesto que *necesitamos* suplementos de diversos micronutrientes. Desde el yodo que se añade a la sal hasta el enriquecimiento de la harina con calcio, hierro y vitaminas del grupo B, pasando por las falsas mantequillas y las margarinas para untar con vitaminas A y D.

Así que tal vez su consejo debería ser «No hay necesidad de complementar con vitaminas y minerales, siempre y cuando coma una dieta de alimentos enriquecidos y altamente procesados, como los cereales para el desayuno y el pan blanco». Un mundo de locos. En el Reino Unido, la obligatoriedad de enriquecimiento más reciente ha sido el ácido fólico en la harina para evitar anomalías congénitas del tubo neural. Puede obtener más información de los complementos en el glosario si está interesado.

Inflamación de baja intensidad en comparación con la aguda

Es primordial comprender la inflamación y cómo afecta a nuestra salud para conseguir llevar a cabo con éxito el programa de la HBD. Es parte del proceso de «aprendizaje profundo» al que nos referimos en la introducción. Quizá se pregunte qué lugar ocupa la inflamación en el planteamiento de la OMS y en qué se diferencian la inflamación de baja intensidad y la aguda. Una explicación simplista es que, mientras que la inflamación aguda es una respuesta inmunitaria normal y diseñada en última instancia para la protección y la curación, la inflamación crónica de bajo grado es anómala y perjudicial.

La inflamación aguda presenta una duración corta y se produce como respuesta a una lesión o una infección. El sistema inmunitario ha evolucionado para protegernos contra perturbaciones cortas y bruscas: sirve para acabar con los microrganismos patógenos (incluyendo bacterias y virus) y para curar las lesiones. La inflamación es una parte normal de este proceso que activa con rapidez, alcanza un punto máximo y, a continuación, se termina. El interruptor desconecta la respuesta inflamatoria cuando la amenaza se ha podido contener. Pero este interruptor solo funciona bien si la actividad inmunitaria alcanza con rapidez un punto máximo. Curiosamente, uno de los actores clave en este proceso es el DHA, una grasa esencial omega 3 que procede de nuestra dieta y es solo una de las muchas razones por las que los omega 3 son tan importantes para nuestra salud.

Podemos observar y sentir la inflamación externa, que se caracteriza por el calor, el enrojecimiento, la hinchazón y el dolor. Piense en los mordiscos o las picaduras de insectos, una urticaria, un tobillo roto o un esguince, el dolor y el hematoma de una herida en la piel. Las lesiones y las infecciones son problemas que el sistema inmunitario, gracias a su evolución, ha conseguido solventar.

Pero ¿qué hay de la inflamación invisible en el interior del cuerpo, la inflamación que no podemos ver? Se puede manifestar en forma de dolor, falta de energía, insomnio, depresión y ansiedad, problemas gastrointestinales como acidez, infecciones frecuentes; además de problemas hormonales, cutáneos y de peso, por nombrar solo unas cuantas de las posibles alteraciones. Y este tipo de inflamación crónica de baja intensidad también es una de las características de las enfermedades autoinmunitarias.

La inflamación de baja intensidad no alcanza nunca un pico suficientemente alto que provoque que el interruptor mencionado con anterioridad se apague y puede prolongarse durante años. Denominada en algunas ocasiones como «inflamación estéril» (porque no implica heridas ni virus), también se la conoce como «envejecimiento inflamatorio» y contribuye a la aparición de todas nuestras enfermedades crónicas relacionadas con la edad. Las «enfermedades crónicas no solo son resultado del envejecimiento y del envejecimiento inflamatorio; estas enfermedades también aceleran el proceso de envejecimiento y pueden considerarse una manifestación del envejecimiento acelerado» (Francesci 2018).

Nuestros cinco sentidos, la vista, el olfato, el oído, el gusto y el tacto, nos avisan y nos protegen del peligro, y preparan al sistema inmunitario para la acción. Divisar un león o un perro ladrando, el olor de una casa en llamas, oír un golpe fuerte o un crujido en los arbustos, saborear algo mohoso o rancio o tocar algo muy afilado o demasiado caliente, activa el sistema inmunitario. Se ha definido el sistema inmunitario como nuestro sexto sentido, ya que siempre está alerta y vigilando el interior del cuerpo. La función principal del sistema inmunitario es protegernos de los peligros.

Los factores estresantes que afectan al cuerpo activan el sistema inmunitario, ya que los perciben como «peligros» que ponen en marcha nuestra respuesta de lucha o huida. No obstante, el sistema inmunitario primigenio no evolucionó para ocuparse de factores estresantes crónicos ni señales de peligro modernas (como guardias de tráfico, plazos de entrega en el trabajo, aislamiento social, despidos, hipotecas). El problema es que la activación inmunitaria y la inflamación van de la mano y, aunque el estrés de una hipoteca o un divorcio no los solucionará con una inflamación, es todo lo que tenemos.

Enumeramos aquí algunos de los factores estresantes/peligros modernos comunes que contribuyen a la inflamación de baja intensidad.

1. Hiperglucemia/insulina elevada
2. Sobreingesta e ingesta demasiado frecuente
3. Ingesta de alimentos ultraprocesados
4. Exceso de fructosa (fruta, zumos de frutas y jarabe de maíz de alta fructosa) y alcohol
5. Déficit de nutrientes (incluida la vitamina D y los aceites omega 3)
6. Intestino permeable
7. Falta de sueño
8. Exceso de ejercicio/falta de ejercicio
9. Preocupación y estrés crónicos (incluida la soledad y el miedo)

También podemos añadir a la lista las sustancias tóxicas medioambientales (como plaguicidas, retardantes de llama y metales pesados, incluidos el plomo y el mercurio, entre otros muchos) Todos estos factores estresantes, mediante la activación del sistema inmunitario, establecen el marco para la inflamación crónica de baja intensidad.

En 2012, Dhabhar describió la respuesta del sistema inmunitario al estrés con la analogía militar de los barracones, los paseos y los campos de batalla. Las hormonas del estrés para la lucha o para la huida inician el zafarrancho de combate (un SOS) del sistema inmunitario. El SOS induce a los soldados (las células de nuestro ejército del sistema inmunitario) a abandonar los barracones (el bazo, los ganglios linfáticos y la médula ósea) y marchar por las avenidas (el torrente sanguíneo) hasta alcanzar el campo de batalla (p. ej., la piel).

El sistema inmunitario, una vez alertado, no ceja en su empeño de encontrar el campo de batalla, pero en el caso de los peligros de salud modernos, la cuestión es que no hay campo de batalla. No hay una herida ni infecciones. El resultado de esta activación inmunitaria crónica es la inflamación de baja intensidad. No obstante, los cortes y los rasguños que tenemos cuando practicamos la jardinería o nos ejercitamos al aire libre, así como el ejercicio en sí mismo, proporcionan el campo de batalla necesario para atraer a las células inmunitarias a la periferia del cuerpo, a la piel.

Un equipo de neurocientíficos de la *Harvard Medical School* (Liu 2020) empleó un tratamiento con acupuntura para controlar la inflamación mortífera de las hipercitocinemias. Una hipercitocinemia (de la que oímos hablar mucho en relación con la covid-19) y que puede ocasionar síndrome séptico, un estado hiperinflamatorio que se produce cuando el sistema inmunitario está fuera de control. La acupuntura, y las alfombrillas para digitopresión, también denominadas alfombrillas Spike, pueden reducir la inflamación sistémica atrayendo a las células inmunitarias a la piel (el campo de batalla) del mismo modo que lo pueden hacer el ejercicio o la jardinería al aire libre.

Todas las enfermedades crónicas ya mencionadas se apoyan en la inflamación. Y dado que la inflamación afecta también al cerebro, puede generarnos depresión o ansiedad. Por cierto, la vinculación entre las enfermedades crónicas y la inflamación no es un descubrimiento reciente. Sirva de muestra que los investigadores identificaron en primer lugar niveles más elevados de inflamación en personas con diabetes de tipo 2 (T2) en la década de 1950 (Shoelson, 2006).

El sistema inmunitario no entiende las enfermedades originadas por el estilo de vida modernas. Ha evolucionado junto a nosotros durante milenios para protegernos de los peligros y las severas condiciones de vida al aire libre. Era muy bueno para tratar amenazas comunes, aunque potencialmente mortales, como infecciones o heridas. Vivíamos en armonía con el ritmo circadiano(*circa*: alrededor y *dian*: día) de 24 horas del día y ejercía como parte fundamental de nuestra vida diaria.

El sistema inmunitario no comprende la inactividad física (busque «síndrome de la muerte sedentaria» en Internet, y consulte Lees 2004), la sobreingesta y la toma de aperitivos crónica, el consumo crónico de azúcar o los factores estresantes crónicos, como las hipotecas, la exposición a la luz artificial o la privación del sueño. Responde a todos estos factores estresantes/señales de peligro modernos con la inflamación, porque la inflamación era una parte vital de nuestra defensa contra las heridas y las infecciones. Es todo lo que sabe. El sistema inmunitario primigenio no dispone de ningún arma que pueda usar para combatir los efectos de nuestros hábitos modernos. Estas enfermedades aparecen por lo que comemos y cómo lo comemos, por cómo hacemos ejercicio, por cómo dormimos y por cómo nos ocupamos del estrés: en resumen, por cómo vivimos.

Así que, ¿cómo reducimos la inflamación? Un cambio en la dieta, estilo HBD, es el modo más sencillo de empezar: esta es la fruta que tenemos más alcance de la mano y que nos ofrece la victoria más rápida. Por ejemplo, nos hace sentir mejor casi de inmediato y nos aporta la energía necesaria para aplicar cambios más profundos. Si de verdad estamos preocupados por nuestra salud y queremos cambiar para mejorar, debemos empezar por cambiar qué y cómo comemos. Que nuestra dieta sea la adecuada es como poner los fundamentos correctos sobre los que construir una casa sólida.

¡Adaptarse o morir!

«No son las especies más fuertes las que sobreviven, ni las más inteligentes, sino las que mejor se adaptan a los cambios».
(Frase atribuida a Charles Darwin).

Nuestros cuerpos se han diseñado durante decenas de miles de años de evolución para que seamos capaces de autorregularnos perfectamente. El azúcar en sangre, la temperatura corporal, el agua y el equilibrio de ácidos y muchos más factores están siendo supervisados y ajustados de manera constante para mantener un equilibrio. A este proceso se le denomina homeostasis (que significa «permanecer igual/estable»). Siempre se están realizando ajustes automáticos pequeños pero importantes, con el objetivo de mantenernos no solo en un estado equilibrado sino también vivos.

Algunos ejemplos de la homeostasis en acción son:

- Regulación de nuestra temperatura: sudor y sofocos cuando estamos demasiado calientes y escalofríos cuando estamos resfriados.
- Regulación de la glucemia: el cuerpo libera insulina cuando el nivel de azúcar en sangre es demasiado alto y glucagón cuando es demasiado bajo.
- Regulación de los niveles de agua: la deshidratación activa los riñones para que concentren la orina, de modo que se pierde menos agua del cuerpo y el mecanismo de la sed también se pone en acción.

Piense en cómo ajustamos de manera constante la velocidad y la dirección mientras conducimos el coche. Lo hacemos de manera automática, sin pensar demasiado. El cuerpo actúa de un modo similar. Si no conduce, piense en el lugar en el que vive: hay un sistema para todo, incluida la electricidad, las cañerías y los desagües. Hemos controlado con termostatos la calefacción y la recogida de basura o desperdicios también. En la medida en que estos sistemas tengan un buen mantenimiento y se cuide de ellos, seguirán funcionando como deben. Del mismo modo pasa en nuestros cuerpos.

Nuestra increíble capacidad para adaptarnos nos ha garantizado la supervivencia: somos los maestros de la adaptación a nuestro entorno, interno y externo. Sin embargo, es la primera vez en nuestra historia que la inflamación se ha convertido en endémica; esta inflamación de baja intensidad no tan solo interrumpe la homeostasis, si no se trata, sino que en el fondo también nos mata.

Presentación de la HBD

La dieta del ser humano (*HBD*, por sus siglas en inglés) se basa en la saludable y famosa dieta mediterránea, pero no pone tanto énfasis en la fruta y los cereales y sí lo hace en las verduras y la proteína de alta calidad como los huevos y el pescado. La HBD también incluye ayunos cortos (mínimo de cinco horas), y como el ejercicio intenso está prohibido hasta la Fase 4, se fomenta caminar, el yoga, la natación y los estiramientos.

No digo que la HBD sea la solución para la salud. Hablo de las propiedades curativas de los alimentos frescos, auténticos y ricos en nutrientes. Tenemos la estereotipada frase de Hipócrates, aunque todavía con validez: «Que tu medicina sea tu alimento y el alimento, tu medicina». El poder está en nuestras manos; nuestra salud está literalmente en nuestras manos. Podemos elegir cómo, qué y cuándo alimentar el cuerpo. Y déjenme recordar que nuestros cuerpos y cerebros, como nuestros coches, necesitan alimentarse con el combustible correcto para que nos proporcionen el deslumbrante viaje que nos merecemos. De eso va exactamente la HBD. Esto es por lo que muchos HBDers (seguidores de la HBD y que han leído *La dieta del ser humano* y han seguido el programa al pie de la letra) han sugerido que el Servicio de Salud Nacional (NHS) del Reino Unido adopte la HBD, porque los beneficios para su salud han sido sorprendentes.

Cuando comemos alimentos ricos en nutrientes, hacemos que cada una de las calorías y moléculas de alimentos que introducimos en el cuerpo sea importante. Cada una de ellas nos acerca un poco más hacia la salud. Estar sano es nuestro estado predeterminado: como he mencionado anteriormente, el cuerpo ha evolucionado como un organismo autocurativo. Comer según el método de la HBD le proporciona un modelo de vida, para verse y sentirse lo mejor posible, sea cual sea su edad, sea cual sea su género. Es un método muy simple de seguir, y los resultados, en la medida en que se ciña a las reglas, suelen ser milagrosos.

En cuanto cambiamos la forma de comer, y reducimos la ingesta de carbohidratos, azúcar y alimentos procesados y cuidamos el cuerpo haciendo tres comidas nutritivas al día, reequilibramos nuestra glucemia. Mejoran nuestra energía y nuestro humor. A medida que comemos estos alimentos completamente naturales y favorecemos el aceite de oliva virgen extra en detrimento de las verduras proinflamatorias y aceites de semillas, nuestra inflamación disminuye. En cuanto la inflamación se reduce, se produce una pérdida de peso de manera natural como efecto secundario. A la vez que nutrimos las células y los microbios amigables al comer así, se fortalece el sistema inmunitario.

Podemos cambiar el modo en que nos vemos y nos sentimos cambiando lo que comemos y cómo lo hacemos: lo que elegimos poner en las puntas de los tenedores tiene un efecto directo en nuestra salud global, la energía y la longevidad. Este libro, junto con *El recetario de la HBD*, le proporciona las herramientas para que tome el control de muchos aspectos vitales de su salud, y explica que solo nosotros somos responsables en última instancia de nuestra salud. No sirve de nada ir al médico, coger una receta para tratar los síntomas y esperar que se «arregle» mágicamente. El poder está en nuestras manos.

Al discurso oficial le hace falta una revisión

En 2022, se calculaba que más del 33 % de los norteamericanos y el 26 % de los británicos eran obesos, según la definición del índice de masa corporal (IMC) de más de 30. El Reino Unido es uno de los países con más sobrepeso de Europa (definido por un IMC de 25 a 30). El perímetro abdominal es una medida mejor que el IMC, que no tiene en cuenta el músculo. En hombres, se estima que un perímetro abdominal inferior a 94 cm presenta un riesgo bajo para cardiopatías y enfermedades circulatorias, mientras que entre 94 y 102 cm es un riesgo alto y más de 102 cm, muy alto. En mujeres, menos de 80 cm es riesgo bajo, entre 80 y 88 cm es riesgo alto y más de 88 cm es riesgo muy alto (*British Heart Foundation, American Heart Association*, en línea). Tal vez, la medida de la relación de la cintura con la altura sea mejor aún. Si nuestro perímetro abdominal es más de la mitad de nuestra altura total, tendremos problemas. Es la grasa visceral que se acumula alrededor de nuestra cintura la que es peligrosa (Ashwell, 2016).

Puede que los hospitales hayan prohibido las barritas de chocolate supergrandes en sus máquinas expendedoras y que el impuesto sobre el azúcar de 2018 del Gobierno británico esté en vigor, pero los cambios tienen que ir mucho más allá. Las tasas de obesidad están aumentando a escala global, al igual que los costes del tratamiento y cuidado de los pacientes, y de los equipos hospitalarios especializados (bariatría). Para atender al número creciente de pacientes obesos, se han disparado los gastos hospitalarios en equipos de bariatría, incluidas camas, mesas de operaciones, máquinas de rayos X y sillas de ruedas de tamaño extragrande. Los Centros para el Control y la Prevención de Enfermedades (CDC) indican que los costes médicos directos relacionados con la obesidad han llegado a los 147 mil millones de dólares en EE. UU.

El Gobierno del Reino Unido introdujo una directriz de cinco días para fomentar entre los británicos que se coma más fruta y más verdura para combatir la obesidad. Pero esto es absurdo, cuando un zumo cuenta como una de las cinco frutas y verduras diarias; ¿también debe contar el kétchup? Se nos sigue diciendo que la grasa es mala y que (en el Reino Unido) los carbohidratos con almidón deben constituir el 33 % de nuestra dieta (en realidad no deberían). Aquí le muestro el consejo de la *Guía del buen comer* de la NHS, última revisión de noviembre de 2022: «Los almidones deberían constituir un poco más de un tercio de los alimentos que comemos... Los almidones son una buena fuente de energía y la principal fuente de una amplia gama de nutrientes en nuestra dieta».

Esto podría haber sido un buen consejo hace unas cuantas décadas, porque incluso hasta bien entrada la década de 1960 la mano de obra del Reino Unido y Estados Unidos estaba compuesta en su mayoría por obreros: el gasto de energía física era considerable. No necesitamos comer este tipo de alimentos cuando estamos sentados durante 40 horas o más a la semana.

Los carbohidratos nos están engordando

Incluso aunque hemos reducido la ingesta de grasas comestibles y hemos aumentado el consumo de cereales, engordamos cada vez más. Nuestro problema de peso no solo se debe a que comemos demasiado, también se debe a que comemos demasiado a menudo, y comemos demasiados carbohidratos refinados que se descomponen rápidamente en azúcar. Estos carbohidratos, incluidas las patatas, el pan, el azúcar y los pasteles, y los omnipresentes aperitivos, elevan rápidamente nuestro azúcar en sangre (y, por lo tanto, la insulina), lo que allana el camino para el aumento de peso y la obesidad y todas las enfermedades originadas por el estilo de vida asociadas. La mayoría de nuestros problemas surgen como resultado directo de la sobreingesta de azúcar y carbohidratos.

Cuando las células están a rebosar de azúcar, apagan sus receptores de azúcar/insulina. Cuando los receptores se cierran, aumentan los niveles de azúcar en sangre e insulina y esto, a su vez, activa el sistema inmunitario y contribuye a la inflamación de baja intensidad. Y, como ya ha leído, resulta que la inflamación de baja intensidad se asocia con todas nuestras enfermedades crónicas, desde las cardiopatías a la depresión. Aparte de nuestra dieta y de la desregulación de los niveles de azúcar en sangre e insulina que los acompañan, existen otros factores importantes que favorecen la inflamación, como el desequilibrio hormonal, el intestino permeable, el estrés, la falta de sueño, el aislamiento social y las deficiencias nutricionales. También la inactividad prolongada, p. ej., estar sentado durante largos períodos, activa la inflamación en nuestro interior. Nos ocuparemos de todo estos factores más tarde, pero cambiar nuestra dieta es la decisión más fácil, y la más importante, para empezar a tratar la información.

Fue el brillante científico británico, el Dr. John Yudkin, el que primero hizo sonar la alarma sobre los peligros del azúcar (en los que había estado investigando desde principios de la década de 1950) con su libro *Pure, White and Deadly: how sugar is killing us and what we can do to stop it* (Puro, blanco y mortal: cómo el azúcar nos está matando y qué podemos hacer para detenerlo). Se publicó originalmente en 1972, lo republicó Penguin, con una introducción del también brillante Dr. Robert Lustig, en 2012. Lustig, que se autodenomina «discípulo orgulloso de Yudkin», publicó su impactante vídeo en YouTube: *Sugar, the Bitter Truth* (Azúcar, la amarga realidad), que se descargó millones de veces en 2009. Es el autor más vendido de varios libros de lectura obligada, entre ellos *Fat Chance* (Oportunidad para la grasa) *y Metabolical (Metabólico).*

Yudkin, que creció en la extrema pobreza en el East End de Londres, y que consiguió una beca en Cambridge, se enfrentó a Ancel Keys, un epidemiólogo de Colorado con fama de carismático e implacable. Ambos investigaban la alarmante escalada posterior a la guerra de la obesidad y de las cardiopatías. Yudkin dijo que el azúcar era el culpable y Keys (famoso originalmente por la ración K, que empleaba el ejército estadounidense para alimentar a cientos de soldados durante la II Guerra Mundial) dijo que eran las grasas saturadas. Para abreviar una historia larga y escalofriante, y con terrible perjuicio para nuestra salud, Keys salió vencedor del debate. Las grandes empresas alimentarias y otros científicos se aliaron contra Yudkin, que fue ridiculizado y condenado al ostracismo durante el resto de su vida. Lea más en el apasionante libro de Nina Teicholz, *La grasa no es como la pintan*. También son interesantes los libros de Malcolm Kendrick, *The Great Cholesterol Con* (El gran timo del colesterol) y *The Clot Thickens* (El coágulo se hace más espeso). ¡Qué buen título!

«El remedio no debería ser peor que la enfermedad», escribieron los editores de Lance allá por abril de 1974, cuando advirtieron que reducir las grasas saturadas podría comportar un aumento de azúcares y carbohidratos en nuestra dieta. Eso fue exactamente lo que pasó. Se vilipendiaron los huevos, la mantequilla, el queso y la carne y los nuevos héroes (de los cuales se decía que nos garantizaban que nos salvarían de las cardiopatías, del colesterol alto y de la obesidad) fueron los aceites de semillas poliinsaturados y las margarinas «cardiosaludables» y los nuevos alimentos procesados ricos en azúcar y bajos en grasas. Y mire lo que ha pasado.

La primera vez que oí la famosa cita del filósofo alemán Arthur Schopenhauer fue en una conferencia que Patrick Holford dio en su día en ION: «Toda verdad pasa por tres etapas. En la primera, se la ridiculiza.

En la segunda, la oposición es violenta. En la tercera, se acepta como si fuera evidente». El consumo de tabaco es un buen ejemplo. Y ahora con el azúcar, llegará un día que la gente diga: «¿Puedes creer que en el siglo XXI se alimentaba a los niños *con azúcar* en envoltorios de colores».

Ante la creciente crisis sanitaria y la epidemia de obesidad, ¿no va siendo hora de revisar estrictamente las directrices dietéticas británicas de la *Guía del buen comer*? Las grasas lácteas y la sal no son el enemigo de la salud o de la pérdida de peso, lo son el azúcar y los carbohidratos. Animarnos a comer cereales o tostadas en el desayuno y a consumir el 33 % de nuestras calorías diarias en forma de patatas y cereales nos aboca al aumento de peso y a la resistencia a la insulina, y a todos los problemas concomitantes, entre otros, a cardiopatías.

Si seguimos haciendo caso de este discurso oficial, que se basa en investigaciones obsoletas y muy equivocadas, solo conseguiremos engordar y tener más sueño (quizás sea lo que quieren), lo que supondrá aumentar la carga (perdón por el chiste) sobre los recursos de los sistemas nacionales de salud. No engordamos porque comamos grasa, engordamos porque no quemamos grasa, que es una consecuencia de toda la insulina que se produce debido a nuestra dieta elevada en hidratos de carbono.

¿Se tiene que reescribir el discurso oficial?

¿Qué tal algo así?:

«Es recomendable que la dieta se base en verduras y proteínas (pescado, carne, huevos, aves de corral y fuentes de proteína vegetal como legumbres, por ejemplo, soja, lentejas y judías). Las grasas que contienen los frutos secos, el aguacate y el pescado azul, así como el aceite de oliva virgen extra, son un componente de vital importancia para una dieta saludable.

Los almidones y los alimentos con elevados niveles de carbohidratos y los aperitivos, incluidos los cereales, las patatas, el azúcar y el exceso de frutas generan más hambre y fomentan el aumento de peso, la inflamación y la resistencia a la insulina, con lo que deberían consumirse lo menos posible».

La Alliance for Natural Health (ANH) ha elaborado una comparación útil de cuatro «platos» recomendados en su sitio web: http://anhinternational. org/2015/04/08/anh-four-plate-shoot-out/ Comparan la Guía del buen comer *del* Gobierno del Reino Unido, la del Gobierno de Estados Unidos, *Choose My Plate* (Elegir mi plato), la de la Universidad de Harvard, *Healthy Eating Plate* (Plato de comida saludable), y la suya propia: *Food4Health Plate* (Plato de alimentos saludables).

La *Guía del buen comer* del Gobierno británico recomienda sustancialmente menos proteínas, solo el 13 % de las calorías diarias, en contraposición con las otras guías (20–25 %). También recomienda una ingesta mayor de cereales y carbohidratos de almidones, el 33 %, mientras que las otras tres sitúan esta ingesta entre el 10 y el 24 %.

Si está siguiendo los consejos dietéticos del Gobierno del Reino Unido o de EE. UU. y le resulta difícil perder peso o aumentar su energía, es probable que le ayude simplemente seguir los consejos de Harvard o de la ANH, y comer más proteínas. Con menos carbohidratos procedentes del azúcar y los cereales, y con más proteínas y un aumento de las grasas saludables, es posible que tenga menos hambre, que pierda peso con más facilidad y que mejore su energía también, por lo que la inflamación del cuerpo disminuirá.

Una breve historia de las comilonas y los ayunos y un anticipo de lo que está por venir

La memoria de nuestros ancestros batallando por encontrar suficiente comida para sobrevivir está integrada en nuestro ADN más profundo. Los que comimos más cuando había comida disponible y los que guardaron comida extra sobrevivieron, y la supervivencia (y la reproducción, por supuesto) es un éxito en términos evolutivos. Estamos programados para comer alimentos, y para comer lo máximo posible cuando se presenta la oportunidad.

De natural, nos gusta el dulce, porque el hipotálamo en el cerebro asocia el dulzor con las calorías y la energía, y la energía equivale a supervivencia. Pero el azúcar, principalmente en forma de miel, era un capricho poco frecuente para nuestros antepasados. Asimismo, nos inclinamos por los alimentos con alto contenido en grasas, incluidos la mantequilla, el queso y el aceite de oliva, y estamos diseñados para que nos gusten estos alimentos, porque son fuentes de energía concentrada (calorías). Todo se resume en la supervivencia. Ni que decir tiene que nuestro entorno ha cambiado hasta tornarse irreconocible en los últimos 50 000 años, pero nuestros genes son prácticamente los mismos.

Nuestros antepasados, los hombres de las cavernas, eran unos supervivientes muy valientes. Sobrevivieron a los peligros mortales del hambre, la sed, las temperaturas extremas y las heridas de las batallas y los animales salvajes. Nosotros somos los supervivientes de los cavernícolas con la memoria genética y el temor a pasar hambre, sed y frío o calor extremos grabados en nuestros genes, porque esos factores mataron a muchos de nuestros antepasados.

El espectro de la hambruna ciertamente no desapareció en nuestros días como cavernícolas. En el Reino Unido, el racionamiento de alimentos se introdujo en 1940 y continuó durante 14 años: el último día del racionamiento fue el 4 de julio de 1954, nueve años después de la finalización de la Segunda Guerra Mundial. Pero en el Reino Unido, ha sido fácil en comparación con muchos otros países. Miles de rusos murieron de hambre y, en Holanda, el tristemente célebre Invierno del Hambre provocó que la gente recurriera a comer bulbos de tulipán y ratas para sobrevivir. Comer por placer, más que por supervivencia, y, de hecho, comer demasiado, es una licencia relativamente novedosa, además de un nuevo peligro, en la historia del ser humano.

Celebraciones, festividades religiosas, bodas y reuniones familiares siempre han sido sinónimos de comilonas y todo nos retrotrae a las comidas tribales antiguas. Imagine el orgullo de los cazadores cuando llevaban al hogar suficiente comida para alimentar a la tribu: sentados alrededor de la hoguera del campamento durante la noche, escuchando las historias, mirando las llamas centelleantes, sintiéndose seguros y conectados unos con otros mientras comían de la misma olla. Pero hemos perdido ese placer tan sencillo: familias de toda Europa y de otros sitios ya casi no comen juntas. Se sientan solos delante de la televisión con su comida en el regazo. Camine por cualquier ciudad y verá que la comida, la comida rápida, está por todas partes: vallas publicitarias y hamburguesas, y gente comiendo en la calle y sobre la marcha. La comida nos rodea por todas partes y nuestra nueva táctica de supervivencia debe ser intentar ignorar nuestra antigua programación y no caer en la tentación.

Las dietas no funcionan

La época victoriana (1837-1910, más o menos) arrancó con la idea de que ser generoso de carnes era atractivo: significaba riqueza. Sin embargo, con el tiempo, pasó de moda y en 1863, en Londres, se publicó el primer libro sobre dietas, escrito por un hombre de negocios de pompas fúnebres llamado William Banting. Lo tituló *A Letter on Corpulence* (Una carta sobre la corpulencia) y fue un auténtico éxito de ventas. Este libro fue uno de los precursores de las dietas tipo Atkins: las patatas estaban descartadas, pero el menú incluía grandes cantidades de pescado y carne. Banting se convirtió en sinónimo de adelgazamiento.

Después de la dieta Banting llegó la de masticar y escupir, de Horace Fletcher. Fletcher dijo que todas las enfermedades de la humanidad podrían solucionarse masticando todos los bocados de comida 32 veces. Podíamos comer de todo si masticábamos los alimentos hasta que se licuaran. En un internado de la Inglaterra en la década de 1960, recuerdo que las monjas intentaban sin éxito convencernos a las niñas voluntariosas de que adoptáramos esta práctica.

En 1919 se publicó *Diet & Health, With Key to the Calories* (Dieta y salud, con la clave para las calorías), obra de un médico californiano con sobrepeso, el Dr. Lulu Hunt Peters. Esa fue la primera vez que oí hablar de las calorías. Desde entonces, hemos visto infinitas dietas para perder peso: Scarsdale, *Weightwatchers*, Cambridge, Montignac, Atkins, Dukan, 5:2 y *Lighter Life*. Hemos tenido variaciones que van desde dietas paleolíticas bajas en calorías y bajas en grasas, a dietas altas en grasas y bajas en carbohidratos, y dietas altas en proteínas, variando de pautas sin alimentos en polvo a montones de carne roja. Todas pueden ayudar para perder peso, pero por lo general no funcionan durante mucho tiempo, ya que son muy aburridas, o demasiado restrictivas, o bien muy difíciles de cumplir.

DIET
"TELEGRAMS: AQUILA, AUDLEY, LONDON"
TELEPHONE, GROSVENOR 3535.

Nov. 24th

ROYAL SOCIETIES CLUB,
100, PICCADILLY,
W. 1

Drinks
1 Tea (Touch of Sugar) NOT Tonic Water
2. Draught Beer
3 Water

Food
1 Steaks
2 Beef
3 Eggs – poached / scrambled / lightly boiled
4 Fish steamed / grilled / no potatoes
5. Cereals Porridge
6 Biscuits / not chocolate
7 Vegetables NOT i. Cabbage
ii. Lettuce
iii. Cucumber
iv. Onion
8. Grilled Bacon / Kidney / Liver
9. Lean lamb

10. Milk Puddings
11 Plain Cake
12 Honey
13 Ham.
14 Chicken / Rabbit
15 Steamed Pudding

NOT
1. Fruit
2 Rice.
3 Toast
4 Milk

Tablets
1/2 every 3 days

CLOSED WEDNESDAYS
5 cigarettes a day
1/4 hr before meals

Encontré esto entre los papeles de mi tío: ¡la dieta, las pastillas para adelgazar y los cigarrillos (sus cinco al día personalizados) que le recetaron hace muchos años! No podía comer col ni lechuga, pero sí galletas (que no fueran de chocolate), pudin al vapor, bizcocho esponjoso, así como la cerveza de barril. No recuerdo que tuviera sobrepeso, y vivió hasta los 83 años, así que puede que le sentara bien. Desafortunadamente, no hay fechas, pero a juzgar por el número de teléfono, probablemente se anotara a principios del siglo XX.

Lea esta fascinante reseña: *History of Slimming Diets up to the Late 1950 s* (Historia de las dietas adelgazantes hasta finales de la década de 1950, Zarzo 2022). La historia comienza con el emperador amarillo de la dinastía Han. Sostenía que el té verde reducía la obesidad, «esa enfermedad se asocia a los nobles y los ricos debido a la ingestión de alimentos pesados y grasientos».

La alimentación consciente, es decir, pensar en lo que vamos a hacer antes de hacerlo y pensar en lo que hacemos mientras lo hacemos, se ha popularizado y tiene sus raíces en el budismo. Las exclusivas clínicas Mayr en Europa recomiendan una combinación de este pensamiento y el Fletcherismo (masticar sin descanso). Y todos estamos hartos de la horrible idea de la «alimentación limpia», que puede ir acompañada de un nuevo tipo de trastorno alimentario, la ortorexia nerviosa. La ortorexia, un término acuñado por el Dr. Steven Bratman, denota una obsesión con la «alimentación saludable» que puede derivar en una dieta aún más estricta, en detrimento del bienestar físico y psicológico.

Por desgracia, todos los médicos, salvo los más preparados, que reciben una formación asombrosamente escasa en nutrición, siguen diciéndonos que lo que comemos (azúcar, sal y grasas saturadas) no afecta en demasía a nuestra salud. Pero *hay* médicos preparados, entre ellos uno de los más influyentes del Reino Unido, el Dr. David Unwin. Es un doctor experimentado y galardonado en el campo de la diabetes de tipo 2 (T2) y ha sido pionero en los tratamientos de enfermedades a partir de bajas ingestas de carbohidratos en su práctica clínica desde 2013. Ha conseguido resultados brillantes (y montones de elogios) de sus agradecidos pacientes, por haber logrado que dejaran los fármacos y revertir el trastorno y, en definitiva, devolverlos a la vida. Puede que le interese leer este artículo, publicado en el BMJ en 2023.

Sin embargo, el discurso oficial, tanto para la mejora de la salud como para la pérdida de peso, sigue alineándose con los mismos mensajes de siempre: comer menos, contar calorías, evitar la grasa saturada y hacer ejercicio más a menudo. Eso no ayuda, como tampoco lo hace el aluvión de titulares contradictorios relacionados con la salud de la prensa, ya se trate del superalimento más novedoso o de la dieta milagrosa. Aunque sabemos que no existe la panacea, todavía estamos tentados de intentar encontrarla. Nos hemos dejado seducir por innumerables promesas para adelgazar y trucos de salud con cetonas de frambuesa, bayas de açaí, bloqueadores de la grasa e infinitas dietas de moda que no funcionan a largo plazo.

¿Panaceas?

Ozempic/Wegoovy (semaglutida) es un fármaco que obtuvo la aprobación en EE. UU. para la diabetes de tipo 2 (T2) en 2017. En 2023, la obtuvo en el Reino Unido como fármaco antiobesidad para las personas con un IMC superior a 35. También se autorizó para aquellas personas con un IMC de 30–35 si habían padecido una comorbilidad asociada con el peso (como T2, cardiopatías o hipertensión). La reputación de la semaglutida como fármaco para la pérdida de peso creció a través de la publicidad gracias a personajes relevantes (como Elon Musk, que era favorable a su uso, y Boris Johnson, que era antisemaglutida, aunque anhelaba estar a favor; sin embargo, no le hizo sentir bien nunca). Se receta para una indicación no autorizada; es decir, para aquellos a quienes les gustaría perder un par de kilos más que para los que padecen obesidad o trastornos de morbilidad asociada. La semaglutida está disponible para cualquiera que la quiera y que pueda permitir pagársela. Es la última panacea como solución para el adelgazamiento, lo más de moda.

Cabe decir que los fármacos para perder peso (desde las anfetaminas de la década de 1960 en adelante) no poseen un gran historial de seguridad. El último «fármaco para adelgazar milagroso» fue el Fen-Phen (Fen hace referencia a fenfluramina o dexfenfluramina, un anorexígeno, y el Phen, a la fentermina, una anfetamina). El Fen-Phen se acogió con el mismo entusiasmo que Ozempic. Se presentó en 1992, pero cinco años más tarde la FDA ordenó su retirada debido a que causó varias lesiones de válvulas cardiacas. Más de 26 años después, las demandas por fen-phen contra dos empresas farmacéuticas siguen su curso.

En junio de 2023, el profesor Tim Spector tuiteó: «Estoy oyendo que hay informes de los médicos de los servicios de urgencias1 de EE. UU. que están atendiendo pacientes diariamente que han empezado a tomar inyecciones de Ozempic para perder peso normalmente a través de una

1 Sala de urgencias

empresa de Internet. No solo se ven cuadros de náuseas, sino también inflamación intestinal, proctitis, pancreatitis, vómitos, deshidratación y confusión». *Vogue* informa de que tanto los dermatólogos como los cirujanos plásticos están preocupados por la «cara de Ozempic», demacrada, desinflada y flácida. Otros efectos secundarios comunes del fármaco son el estreñimiento, la diarrea y el dolor, incluido el ardor de estómago.

El Dr. Michael Murray escribe en su página web sobre las preocupaciones sobre la seguridad a largo plazo de la semaglutida. Señala que la hormona GLP-1, que se segrega naturalmente en el intestino delgado y el colon cuando comemos, solo está en circulación durante unos dos minutos. Cuando se libera la GLP-1, mejora la sensibilidad a la insulina, se reduce el apetito y nos hace sentir «a tope»: todo son efectos buenos y beneficiosos. Sin embargo, el efecto de la semaglutida es conservar la GLP-1 en circulación durante siete *días*, no durante dos minutos, de aquí la inyección semanal. ¿Estamos jugando con fuego? Los efectos en la salud a largo plazo de aumentar artificial y drásticamente el tiempo de circulación de la hormona GLP-1 (su semivida) no se conocen.

El problema con las tácticas de las panaceas, además de los riesgos implícitos para la salud en algunas de ellas, es que no cambian nuestra relación con la alimentación. Lo mismo ocurre con la mayoría de dietas para perder peso: no nos enseñan cómo repercute nuestra dieta en cómo nos sentimos o qué alimentos se adaptan mejor a nuestras peculiaridades. Una vez que se deja la dieta o el tratamiento, el sobrepeso no tarda nada en reaparecer. En la clínica, cuando alguien venía a verme para perder peso, indefectiblemente sacaba una interminable lista de intentos de dietas fallidas y programas de alimentación saludable, que solían tener éxito al principio, pero que después acababan por abandonar. Casi todo el mundo ha experimentado las dietas yo-yo y tiene un armario lleno de ropa que lo demuestra.

Los antropólogos dicen que los seres humanos anatómicamente modernos aparecieron hace 200 000 años, y que empezamos a cultivar hace unos 10 000 años. Esto significa que hemos sido cazadores y recolectores durante el 95 % de nuestra existencia en la Tierra. Nuestros antepasados se adaptaron bien a los períodos de escasez de alimentos y a los de abundancia. Ese es el motivo por el cual hemos llegado hasta aquí. En cambio, ahora estamos rodeados de comida, y de anuncios de comida, pero no parece que sepamos claramente qué y cómo tenemos comer. Quizás, parte del problema es que, como ya he mencionado, hoy en día, cada vez menos gente se sienta a comer con las familias y cuando lo hacemos, muchas veces la comida es preparada, no hecha en casa. Muchos niños no se sientan a la mesa a ver qué han cocinado o comen mamá y papá (o mami y papi): comer solos delante de la televisión es la nueva normalidad. Los que hemos crecido con una abuelita cariñosa que preparaba guisos y tartas de manzana y nos explicaba historias de viejas, como la de comer zanahorias para poder ver en la oscuridad, somos afortunados.

Lo que necesitamos no es una solución rápida o una nueva dieta, más bien es un cambio en el estilo de vida: uno que sea saludable y sostenible. Necesitamos un nuevo modo de alimentarnos, de hacer comilonas y ayunos, que se convierta en una filosofía de vida. Necesitamos una forma de comer que sea saludable y que nos haga sentir mejor; una fórmula que reduzca la inflamación y estimule la pérdida de peso, como efecto secundario de la mejora de la salud.

Necesitamos aprender a combatir el estrés y a pasar más tiempo en el grupo parasimpático (descanso y reparación) del sistema nervioso. Necesitamos recuperar nuestro ritmo y nuestro equilibrio natural.

El efecto de la HBD

Si se está preguntado cómo sería esta nueva vida, y cómo cambiaría su forma de comer y si cambiar lo que come puede cambiar cómo se siente, siga leyendo. Comprobará un montón de estos cambios mucho antes de que complete el programa de tres meses y pase a la Fase para siempre. Aquí le muestro un aperitivo:

- Me despierto sin necesidad de que suene la alarma. Me siento descansada y me doy cuenta de que no tengo dolores en el cuerpo.
- Bebo al menos medio litro de agua cuando me levanto. Sienta bien empezar el día haciendo algo que sea positivo para mí.
- He incorporado algunos ejercicios matutinos. Estos pueden consistir en estiramientos o un entrenamiento, o bien pueden consistir en salir del metro o del bus una parada o dos antes de lo necesario y caminar durante unos 15 minutos: es sensacional moverse por las mañanas.
- Bebo agua durante todo el día y solo tomo té negro o café con las comidas hasta la Fase 4. Ya no necesito picotear como hacía antes.
- No paso hambre entre comidas y el bajón de energía a media tarde es cosa del pasado.
- Soy consciente de que mi energía está mejor que nunca, mi cabeza está despejada, hago muchas más cosas.
- Los ojos me brillan, la piel se ha rejuvenecido y los amigos no dejan de recalcarme el buen aspecto que tengo. Me dicen: «Estás resplandeciente». Y lo que ellos ven en el exterior es reflejo de lo que yo siento en el interior.
- Me siento feliz en mi piel; me siento feliz con la ropa que llevo y eso me hace sentir orgullosa de mí misma. Tengo el control: me gusta la imagen que me devuelve el espejo.
- Me siento mucho mejor haciendo ejercicio y dando paseos al aire libre, y me he propuesto dedicarle tiempo todos los días.
- La mayoría de las noches acabo de comer a las 21 h, de modo que el cuerpo pueda seguir quemando grasa y reparando el organismo mientras duermo. Entre semana me meto en la cama a las 22 h.
- He terminado con la costumbre de irme a la cama con el móvil o el ordenador. En su lugar, leo un libro y duermo mucho mejor.
- Mi sueño es profundamente refrescante y me despierto por la mañana, animada, energética y optimista.
- Una vez a la semana (algunas veces dos o tres veces en la Fase 4) tengo una comida libre con amigos. Rompo todas las reglas y me doy una comilona con lo que me apetece, y sé que eso también es bueno para mí.

- Comer fuera es sencillo, aunque no sea una noche de comida libre. Tomo ensalada y pescado, carne o pollo a la plancha y verduras y es fácil decir no al postre y a la panera.
- Mis papilas gustativas han cambiado. Todo tiene un gusto más fresco y más vivo; no añado demasiada sal a la comida, no es necesario.
- ¡Ya no me apetece comer azúcar! Me resulta difícil de creer, pero la idea de comer chocolate con leche, galletas, bollos y pasteles ya no me atrae. ¡Soy libre!
- Cuando estoy de vacaciones no soy tan estricta con las reglas y disfruto completamente de mí misma. También me relaja el hecho de que sé que cuando vuelva a casa, retomaré mi modo de alimentación normal y que los kilos de más desaparecerán.
- Cada día me complace reencontrar de nuevo la sensación de entusiasmo, ligereza y energía.

Pérdida de peso: es un efecto secundario de la mejora de la salud

En este método, la pérdida de peso se produce como *efecto secundario* de la mejora de la salud global. ¿Podríamos decir entonces que este es un modo saludable e idóneo de alimentarse para alguien que no quisiera o no necesitara perder peso? ¡Por supuesto! Algunos de los trastornos y síntomas que podrían mejorarse con el método, así como el síndrome metabólico, o los inicios de la diabetes de tipo 2, son:

- Problemas digestivos como el síndrome del intestino irritable.
- Energía baja
- Insomnio
- TPM/SPM y síndrome de ovarios poliquísticos (SOP)
- Problemas dermatológicos
- Cefaleas
- Dolor articular

De hecho, casi todos los problemas pueden desaparecer con un cambio de dieta. ¿No se siente bien? Prepárese y empiece a sentirse bien ahora; disfrute con su nuevo yo. Disfrute con la sensación de no negarse a sí mismo, pero dele al cuerpo exactamente lo que necesita para rendir al máximo. Duerma, haga ejercicio y coma los alimentos para los que fue diseñado el cuerpo, los alimentos que se adaptan a sus genes. Una vez a la semana, permítase una comilona. Sea la mejor versión de usted mismo.

Los alimentos son medicamentos: los genes cargan el arma, el entorno dispara el gatillo

Los alimentos que comemos no son solo calorías, proteínas, carbohidratos y grasas, sino que el cuerpo los recibe como información, se comunican con los microbios y los genes y alteran la forma en que se expresan nuestros genes; es decir, determinan lo que se activa y lo que no, y el interruptor de encendido y apagado más común es un proceso conocido como metilación). Este concepto, referido a la alteración del modo en que se expresan nuestros genes, se conoce como epigenética. La epigenética se puede expresar con una cita ampliamente usada: «Los genes cargan el arma y el entorno dispara el gatillo».

En otras palabras, no somos víctimas de nuestros genes; no somos víctimas esperando la ejecución. Nuestro estilo de vida y nuestra dieta determinan el modo en que se expresan nuestros genes. Los genes asociados con el envejecimiento acelerado, el cáncer y las cardiopatías, y *todas* las enfermedades crónicas, están asociados a la inflamación. La inflamación subyace en todos estos trastornos: si cambiamos nuestro estilo de vida y nuestra dieta, cambiaremos el modo en que se expresan nuestros genes.

El auge de los alimentos ultraprocesados

Como ya se ha mencionado, estamos programados para comer alimentos, y para comer lo máximo posible cuando se presenta la oportunidad.

Esta es la razón por la que los humanos todavía estamos aquí. Sin embargo, ahora debemos hacer caso omiso a esta antigua y arraigada programación. Ya no estamos en el modo de supervivencia de los cavernícolas y, por supuesto, no necesitamos el azúcar o los alimentos ultraprocesados para conseguir energía. Parte del problema es que nuestro entorno ha cambiado tan rápidamente que nuestro cerebro y los genes, programados para la supervivencia, no han tenido tiempo de ponerse al día. Más arriba hemos expuesto una nueva técnica de supervivencia, que es ignorar esta ingente cantidad de alimentos que nos rodea, y más especialmente los alimentos ultraprocesados.

Lea el fascinante artículo de Bee Wilson: *How Ultra-Processed Food Took Over Your Shopping Basket* (¿Cómo se apoderaron los alimentos ultraprocesados de la cesta de la compra?, *Guardian*, febrero de 2020) y consulte el libro del Dr. Chris Van Tulleken *La epidemia de los ultraprocesados. Por qué comemos cosas que no son comida y cómo dejar de hacerlo* (2023). Los alimentos ultraprocesados, con sus sabores fuertes y artificiales y sus texturas apetitosas contienen pocos nutrientes, abundantes calorías y se pueden comer en exceso con mucha facilidad (piense en las palomitas/patatas, salsas, helados, galletas): calorías vacías arquetípicas.

Claro, la mayoría de lo que comemos se ha procesado de algún modo: la leche es pasteurizada y el queso y las verduras pueden ser fermentados. Los alimentos pueden enlatarse a altas temperaturas o congelarse. No obstante, las diferencias entre estos tipos de alimentos procesados y los alimentos ultraprocesados es que pueden pasteurizar nuestra propia leche y hacer nuestro propio queso, yogur o chucrut en nuestra cocina sin añadir colorantes ni conservantes, ni cualquier otra sustancia química ni maquinaria industrial. Llevamos miles de años fermentando nuestros alimentos y los alimentos fermentados son buenos para nosotros y para los microbios.

Los alimentos ultraprocesados se procesan de formas que van mucho más allá de la fermentación o la cocción caseras. ¿Se imagina tratar de recrear una Pringle en su cocina: cómo le daría forma y sabor? ¿Cómo la cocinaría? Esto son alimentos de fábrica. Parte del atractivo de estos alimentos ultraprocesados es que son baratos y nos llenan (pero no demasiado tiempo). Cuando observamos los ingredientes de las etiquetas, que incluyen aditivos como «aromas naturales» (pero sin ninguna indicación de cuáles son exactamente), emulsionantes, almidón de maíz resistente o fibra de maíz soluble, y agentes espesantes, es cuando tenemos que reconsiderar los efectos que pueden tener estos alimentos artificiales en el cuerpo. No solo en nuestro nivel de azúcar en sangre e insulina, sino también en cómo afectan a los microbios intestinales, de vital importancia para nuestro organismo (que a su vez afectan a nuestra inmunidad, nuestro humor y nuestra energía, por no mencionar nuestro metabolismo).

Los aceites vegetales y de semillas más consumidos pueden considerarse alimentos ultraprocesados también. El aceite de soja, colza, palma y maíz (que suponen alrededor del 90 % del consumo en todo el mundo) son todos refinados, blanqueados y desodorizados a 200 °C o más. Estas plantas/semillas, en su mayoría modificadas genéticamente (OMG), se trituran para exprimir el aceite. Después se hierven con hexano tóxico (un disolvente químico) para aumentar la extracción de aceite. El último paso es desodorizarlas. ¿Tienen algún valor nutritivo? No, excepto calorías. A menudo, se proclama que el aceite de colza contiene pocas grasas saturadas y mucho omega 3. Pero el omega 3 resulta dañado a causa de las altas temperaturas del procesamiento: todos estos aceites son fuentes de grasas trans proinflamatorias.

Los alimentos ultraprocesados se presentan con palabras llamativas en las etiquetas: «alto contenido en fibra» o «elaborado con cereales integrales naturales» o «bajo contenido en grasas» o «bajo contenido en grasas saturadas» o «sin gluten» o (especialmente en EE. UU.) «todo natural». Estos lemas carecen de sentido y están diseñados para atraernos y comprar estos alimentos o aperitivos en la creencia que son buenos para nuestra salud. Son un timo. Debemos convertirnos en lectores expertos de etiquetas. Algunos productos, que podríamos incluso elaborar en casa, como la pasta de lentejas o garbanzos, podrían estar bien, basta con mirar la etiqueta. Si vemos ingredientes que nosotros no utilizaríamos en casa o que no reconocemos, lo mejor es devolverlo a la estantería. Es complicado ceñirse a los hechos y evitar caer en la trampa del marketing de los alimentos ultraprocesados. Como señala Van Tulleken, nuestra búsqueda de la verdad es mucho más difícil cuando la British Nutrition Foundation (Fundación Británica para la Nutrición) está financiada por empresas como Coca-Cola, Nestlé, PepsiCo, Mars y Danone.

Investigadores de la Universidad Florida Atlantic (Hecht, 2022) evaluaron tasas de depresión y ansiedad en más de 10 000 adultos norteamericanos en función de la cantidad de alimentos procesados que consumían. Los que comían más alimentos ultraprocesados experimentaban claramente más depresión y ansiedad. Eche un vistazo a esto: *Ultra-Processed Food Consumption and Mental Health: A Systematic Review and Meta-Analysis of Observational Studies* (Consumo de alimentos ultraprocesados y salud mental: una revisión y metaanálisis sistemáticos de estudios de observación) (Lane 2022), que investiga el vínculo entre los alimentos ultraprocesados y la ansiedad y la depresión, así como otros trastornos de salud mental.

También podría estar interesado en echar un vistazo a este artículo del BMJ: *Association between consumption of ultra-processed foods and all-cause mortality: SUN prospective cohort study* (Asociación entre consumo de alimentos ultraprocesados y la mortalidad por cualquier causa: estudio de cohorte prospectivo SUN) (Rico-Campa, 2019). «Los participantes que se encuadraban en el sector más elevado (las personas que comían más alimentos ultraprocesados) presentaban un riesgo mayor de mortalidad por cualquier causa en comparación con los que estaban en el sector más bajo». ¿Qué significa «mortalidad por cualquier causa»? Se refiere a los fallecimientos por *cualquier* causa, desde un ataque al corazón a ser atropellado por un autobús. Sabemos que estos alimentos ultraprocesados van a provocar inflamación en nuestro interior; por lo tanto, efectos negativos en la salud. Y también sabemos desde hace tiempo la asociación que existe entre las citocinas, la inflamación y la depresión. *Cytokines sing the blues: inflammation and the pathogenesis of depression* (Las citocinas cantan el blues: la inflamación y la patogenia de la depresión) (Raison 2006).

Hasta aumentos muy pequeños en el porcentaje de alimentos ultraprocesados en nuestra dieta se pueden asociar con mayores tasas de cáncer, depresión, cardiopatías y obesidad. Sabemos que todos estos trastornos se deben a la inflamación crónica. Los alimentos ultraprocesados carecen de valor nutritivo y, sin embargo, son un pilar básico de la dieta norteamericana. Representan un sorprendente 60 % de las calorías consumidas en EE. UU.

Los alimentos ultraprocesados tienden a contener mucho azúcar, o sustitutos del azúcar, y grasas poco saludables, y poca fibra, vitaminas, minerales y fitonutrientes (nutrientes beneficiosos de las plantas). Otro problema con los alimentos ultraprocesados es que no nos proporcionan los nutrientes que necesitamos, no nos sacian, es decir, estamos hambrientos al cabo de poco de tiempo de comerlos, lo que provoca que tengamos más ganas de tomarlos de nuevo.

¡Comer activa nuestro sistema inmunitario!

Cada vez que comemos, se activa nuestro sistema inmunitario. ¿Por qué? Porque quiere asegurarse de que no se cuela ningún germen desagradable en el cuerpo junto a nuestra comida: se denomina inflamación posprandial. Por lo tanto, cuanto más a menudo comemos, más inflamación se desencadena. Pero aún hay más... los alimentos ricos en grasas y carbohidratos generan más radicales libres (lo que significa que precisamos de más antioxidantes) y, después de una comida rica en grasas, el intestino está temporalmente más permeable y, en consecuencia, se genera más inflamación.

Existen algunos elementos que ayudan a mitigar la inflamación posprandial, incluidos los polifenoles (antioxidantes) de frutas como bayas, y de verduras como alcachofas, cebollas, espinacas y otras de hoja verde, así como pescado azul, aceitunas y aceite de oliva virgen extra, y, por supuesto, el ejercicio. Todo ello nos vuelve a llevar a la dieta mediterránea.

El ritual del paseo nocturno previo a la cena, La Passeggiata, es una parte importante de la cultura mediterránea en Italia, una especie de versión moderna de nuestro ejercicio cavernícola previo a la hora de la cena, pero ahora se trata de un paseo tranquilo con ropa elegante: la bella figura. Los italianos se cambian y se ponen ropa estilosa para lucir bien durante La Passeggiata. No hay prisas ni destino. Es el momento de observar y de ser observado, de charlar, con un aperitivo por el camino y después ir a casa a cenar.

La fructosa y la salud hepática

Se nos ha tratado de hacer creer y de convencer que es muy bueno comer frutas y tomar zumos de frutas. No es verdad. Las investigaciones indican que hay una correlación evidente entre una dieta rica en fructosa y la esteatosis hepática no alcohólica, así como entre la leptina y la resistencia a la insulina, la diabetis de tipo 2 (T2), la obesidad y las enfermedades cardiovasculares. La fructosa favorece que el hígado genere grasa, además de ser proinflamatoria, lo que nos hace tener hambre. Entre los signos de esteatosis o congestión hepática podemos incluir venas varicosas, piel con prurito, arañas vasculares y hemorroides, así como irritabilidad (Mai, 2019).

Para la salud global, y la salud del hígado en particular, no consuma demasiada fruta. La esteatosis hepática puede contribuir a problemas a la hora de perder peso, a generar irritabilidad, a tener piel con prurito, náuseas, intolerancia al calor y problemas hormonales como SPM/TPM o reglas abundantes. Y pensemos en la salud de la tiroides y en el papel que desempeña nuestro hígado. La glándula tiroidea produce la hormona T4. La T4 tiene que activarse en otra hormona tiroidea (T3), y la mayor parte de esta activación se produce gracias al hígado. Por lo tanto, si el hígado no acaba de funcionar bien, puede que no sea tan eficiente en la activación de la hormona tiroidea, y podemos ver los problemas clásicos de hipotiroidismo de pérdida de cabello, piel y cabello secos, incapacidad para perder peso y estreñimiento: todo debido a un hígado congestionado.

La sacarosa, también denominada azúcar, es aproximadamente 50:50 glucosa y fructosa. Incluso la inocente miel contiene aproximadamente un 50 % de fructosa (aunque es evidente que también podríamos decir un montón de cosas positivas acerca de la miel). Es posible que haya oído historias aterradoras sobre el sirope de maíz con alto contenido en fructosa y, sin duda, es uno de los alimentos que hay que evitar; la fructosa supone una enorme carga para el hígado.

La fructosa se promociona como de «bajo índice glucémico» y como un «excelente sustituto del azúcar». Se vende en supermercados. En realidad, este alimento ultraprocesado debería llevar un sello con una advertencia sanitaria. Recuerdo que conocí a un hombre diabético (T2), que vino a verme con su esposa. Les habían aconsejado que sustituyera todo el azúcar de su dieta con fructosa. Un desastre. No me extraña que se sintiera cansado y deprimido y que fuera incapaz de perder peso. La fructosa no es buena para la salud hepática, ni para nada por el estilo, como tampoco lo es el azúcar.

El hígado filtra y limpia la sangre de un modo increíble, ayuda a mantener los niveles de azúcar en sangre, a almacenar las vitaminas liposolubles, a descomponer y producir colesterol y otras hormonas, a reciclar hierro y a gestionar (junto con la bilis) la digestión de las grasas que comemos. Cuando descargamos al hígado de esta presión eliminando los alimentos procesados, el alcohol y toda la fructosa, parece como si el hígado diera un respiro y volviera a encargarse de las cosas importantes, como la desintoxicación y la quema de grasas.

La orquesta hormonal

LAS HORMONAS SON complicadas y una inmersión profunda en la bioquímica es innecesaria y escapa de la intención de este libro. Hay muchas hormonas implicadas en los niveles de azúcar en sangre y la pérdida o la ganancia de peso, pero nos centraremos en estas cuatro: la insulina, el glucagón, la leptina y la grelina. Aunque la ciencia no sea muy atractiva, la manida frase «Saber es poder» es absolutamente cierta. Una vez que comprendemos de qué modo nos afecta la desregulación (desequilibrio) de los niveles de azúcar en sangre y las hormonas, y de cómo afecta a nuestro peso y a la salud general, es más fácil seguir las normas del programa. Así que no omita esta parte, en ella se explica por qué el exceso de carbohidratos no solo nos empuja hacia el modo de almacenamiento de grasas, sino que también aumenta la inflamación.

Los cuatro jinetes del Apocalipsis: insulina, glucagón, leptina y grelina

Podemos imaginar nuestras hormonas, nuestro sistema endocrino, como una orquesta: cada miembro de la orquesta es vital para la música y la harmonía del conjunto. Para gozar de una salud óptima, reducir la inflamación y adelgazar de manera rápida y eficaz (y no volver a engordar), debemos convencer a las hormonas de que trabajen en equipo y en harmonía de nuevo. Si un miembro de la orquesta toca un tono equivocado, o no sincronizado, repercutirá en todos los demás, y el resultado no será música, sino ruido.

No pasa nada en el cuerpo de forma aislada, cuando algo va mal, o cuando algo se desequilibra, se produce una cascada de actividad hormonal que está diseñada para recuperar el equilibrio, u homeostasis. Existe una comunicación constante y continua entre las hormonas y el intestino, y con los microbios, el sistema inmunitario y el cerebro. Tome como ejemplo el síndrome de ovarios poliquísticos (SOP). El SOP está relacionado con unos niveles de azúcar en sangre e insulina superiores a los óptimos y también con unos niveles de testosterona superiores a los normales. No obstante, la clave es que el desequilibrio hormonal empezase con un desequilibrio de los niveles de azúcar en sangre (y probablemente estrés), y no con la propia testosterona.

Azúcar: amigo y enemigo

Cuando comemos azúcar y carbohidratos en forma de pan, galletas, patatas o pasteles, los niveles de azúcar en sangre se disparan rápidamente y, en consecuencia, también la insulina. La hiperglucemia daña nuestras células: es tóxica. Por lo tanto, el cuerpo interpreta la subida rápida de los niveles de azúcar en sangre como una señal de peligro, y activa el sistema inmunitario, el cual, a su vez, da inicio a la inflamación.

La respuesta inmunitaria al azúcar alto se impulsa como una medida de protección, pero ¿qué ocurre cuando esta respuesta se activa de manera continua, día sí día también, como ocurre en una diabetes mal controlada? Es la liberación de citocinas inflamatorias (provocada por el azúcar alto) y el propio sistema inmunitario lo que acaba dañando nuestros tejidos. Como ejemplo, la diabetes puede desembocar en retinopatía, debido a que los niveles elevados de azúcar lesionan el tejido ocular, lo que lleva a la ceguera.

Cuando los niveles de insulina y azúcar en sangre son bajos, el glucagón le dice al hígado que libere el azúcar almacenado en sangre. Sin embargo, después de comer, se bloquea el glucagón porque no necesitamos más azúcar en ese momento. El glucagón y la insulina deben ser como Jekyll y Hyde, es decir, no deben estar nunca presentes a la vez.

El problema es que en la diabetes de tipo 2 (T2), el mecanismo falla. En primer lugar, porque las células se vuelven resistentes a la insulina y no absorben el azúcar y, en segunda instancia, porque con el tiempo la demanda de insulina supera la capacidad del páncreas de producirla: no hay suficiente insulina disponible.

Con frecuencia, aparece un tercer problema: el páncreas segrega demasiado glucagón y, además, en el momento menos oportuno. En la diabetes T2, después de las comidas y a pesar del aumento del nivel de azúcar y la insulina, el páncreas puede seguir expulsando glucagón, lo que da lugar a la liberación de más cantidades de azúcar a la sangre. Hay demasiado azúcar, lo que es peligroso para la salud y la vida misma, y todo se vuelve caótico.

Necesitamos azúcar (glucosa) para fabricar energía, pero eso no significa que tengamos que comer azúcar. El cuerpo extrae el azúcar de los carbohidratos (de las frutas y las verduras, y los cereales y las legumbres) que comemos. El azúcar se almacena en el hígado (y en los músculos) en forma de glucógeno, de manera que siempre disponemos de azúcar de reserva que puede liberarse del hígado a la sangre cuando es necesario.

Solo tenemos una hormona que puede reducir la hiperglucemia : la insulina. El hecho es que sí que podemos elevar los niveles de azúcar en sangre, es decir, hacer que el azúcar esté disponible para alimentar el cerebro y el cuerpo de diversos modos. La manera más fácil es tomarlo de los carbohidratos, pero el cuerpo también puede transformar las proteínas y las grasas en azúcar para que no nos falte nunca. Las hormonas, como el glucagón, la adrenalina/epinefrina, el cortisol, la hormona del crecimiento y la tiroxina, la hormona tiroidea, pueden estimular la liberación de azúcar a la sangre.

Nuestro metabolismo evolucionó en un momento de escasez de alimentos y es evidente que en nuestra historia evolutiva la falta de azúcar era más peligrosa que el exceso. Y, ahora, nos encontramos con lo contrario;

saturamos el sistema con hidratos de carbono y azúcar refinados y el cuerpo no puede soportarlo. Cuando presentamos niveles elevados de insulina, a causa de la ingesta excesiva de hidratos de carbono, no solo estamos más hambrientos, sino que todo lo que comemos probablemente lo almacenemos como grasa, porque la insulina es una hormona que favorece el almacenamiento de grasas.

Leptina y grelina

Además de la insulina y el glucagón, las otras dos hormonas que pueden regular nuestro apetito o nuestra capacidad para perder o ganar peso son la leptina, que no se descubrió hasta 1994, y la grelina, descubierta en 1999. La leptina es la hormona de la saciedad y la grelina es la del hambre. Si todo funciona como debería en el cuerpo, la leptina, que la fabrican los adipocitos, actúa como señal de saciedad; es decir, debería decirnos: «Ya he comido suficiente, ya puedo parar; tengo la energía que necesito».

Los adipocitos se comunican con el cerebro a través de la leptina y le informan de cuánta energía hay disponible. La leptina le explica al cerebro que hay energía de sobras para que podamos reproducirnos y divertirnos. O bien le dice que no hay energía suficiente, en cuyo caso el cerebro nos incitará a buscar más comida. La resistencia a la leptina significa que nunca nos sentimos llenos: siempre podemos comer más.

Podemos volvernos resistentes a la leptina cuando tenemos demasiada grasa, especialmente alrededor de la cintura, y, como consecuencia, no podremos dejar de comer. El cerebro recibe el mensaje «Estoy hambriento, no tengo suficiente energía y necesito comer». Por lo general, dejamos de comer cuando estamos llenos, pero si tenemos sobrepeso y somos resistentes a la leptina, solo dejamos de comer cuando no queda nada. La resistencia a la leptina todavía es un asunto controvertido —algunos dicen que viene precedida por la resistencia a la insulina, mientras que otros dicen que es al contrario; en cualquier caso, no las queremos: las resistencias a la leptina y la insulina son precursoras de enfermedades.

Mientras que la leptina es la hormona del «Estoy lleno», la grelina es la hormona del «Tengo hambre». La grelina se forma en el estómago cuando este está vacío. Al igual que la leptina, la grelina llega al torrente sanguíneo y cruza la barrera sangre-cerebro y le dice al hipotálamo: «Necesito comida». La mayoría de nosotros hemos experimentado una sensación especial de hambre cuando no hemos dormido lo suficiente, y eso se debe en parte a que la grelina aumenta y la leptina disminuye cuando tenemos sueño. Sin embargo, hay una forma sencilla de anular la señal de hambre procedente de la grelina: tomar un gran vaso de agua (medio litro) para relajar el estómago. La grelina desaparecerá.

El Dr. Jack Kruse, un neurocirujano convertido en abogado defensor de la salud, revirtió su mala salud cuando superó la resistencia a la leptina. Perdió más de 60 kilos en un año. Nos explica que el motivo por el cual Oprah, cuya batalla con el peso yo-yo es conocida por todos, todavía tiene sobrepeso es porque es resistente a la leptina. A Oprah, y a todos los que somos resistentes a la leptina, nos recomienda un desayuno con al menos 50 g de proteínas en el plazo de 30 minutos tras despertarse. Dice que debemos eliminar los aperitivos, comer tres veces al día y limitar la ingesta de carbohidratos a menos de 50 gramos al día de seis a ocho semanas. Más o menos lo que haremos con la HBD.

Antes de usar *Metabolic Balance*™, siempre había sido bastante ambivalente sobre el desayuno y, de hecho, nunca lo hacía. Sin embargo, lo que aprendí de Jack Kruse sobre la leptina me hizo cambiar de opinión y el hecho de obligarme a desayunar (véase más abajo) me ayudó a solucionar mi problema con la resistencia a la leptina y a cambiar también el aumento de peso debido a la menopausia.

Aumento de peso en la madurez

Le voy a explicar una historia personal porque creo que ayudará a ilustrar bien el problema con el peso o la resistencia a la leptina. Casi de la noche a la mañana (obviamente no es literal, pero sí de manera muy rápida) me topé con mi menopausia. El peso se me disparó de los 54 a los 63 kg. No solo era eso, pasé una época infernal con sofocos e insomnio y pensé: si mi vida va a ser así a partir de ahora, prefiero no estar aquí. Estaba muy deprimida.

Antes de esta experiencia, pensaba que quizás la gente exageraba con los síntomas menopáusicos, así que fue una buena lección para mí, casi cruel. Algunas mujeres sufren no solo aumento de peso, sino ansiedad, insomnio, cambios de humor y depresión, además de sudores horribles, mientras que otras simplemente lo sobrellevan sin problemas. Me di cuenta de que, aunque siempre tenía hambre, no importaba lo mucho que me esforzara o lo poco que comiera, el peso seguía aumentando. Al final, cedí y acudí a someterme a un tratamiento sustitutivo con hormonas bioidénticas, que sin duda me ayudó. Disminuyeron los sudores, la ansiedad y el insomnio, pero aunque dejé de engordar, no podía adelgazar.

Empecé a darme cuenta, y no fue gracias al desequilibrio hormonal ni al adormilamiento del cerebro, de que me había vuelto resistente a la insulina y a la leptina. Presentaba inflamación de baja intensidad y la depresión que padecía lo demostraba. Todo lo que había hecho hasta entonces ya no me funcionaba; el cuerpo y las hormonas habían cambiado, y me di cuenta de que yo también tenía que cambiar. Tenía que recuperar el ritmo de mi vida (véase el apartado Restablecer nuestro ritmo). Después de evitar el desayuno durante toda mi vida adulta, me obligué a desayunar. Dejé de mirar el teléfono después de la 20 h, me fui a dormir más temprano, empecé a salir a caminar antes de las comidas. En unos pocos meses, recuperé el equilibrio y volví a mi peso normal. Y, con ello, la depresión también desapareció.

A medida que envejecemos, el metabolismo cambia, y también lo hace el microbioma, y debemos ajustar nuestra dieta y el estilo de vida para adaptarnos a estos cambios con tal de mantener o mejorar nuestra salud. El declive de los estrógenos provoca modificaciones en la composición del microbioma del intestino. Estos cambios del microbioma se asocian con un aumento de la grasa en la cintura, una reducción del índice metabólico y la resistencia a la insulina. De manera que tenemos que ser más cuidadosos con lo que comemos y cómo lo hacemos en la edad madura. Asimismo, es posible que cambie nuestra tolerancia al alcohol y al café. Necesitamos menos carbohidratos y calorías y más alimentos integrales, naturales y ricos en nutrientes.

El estudio ZOE PREDICT, publicado en 2022, destacó los posibles riesgos para la salud que pueden acompañar a la menopausia. Entre ellos, aumento de la glucemia, la insulina y la HbA1c durante el ayuno, así como la disminución de la sensibilidad a la insulina, factores que incrementan los riesgos de padecer diabetes. El estudio también subrayaba el aumento de la tensión arterial y de la puntuación de riesgo cardiovascular a 10 años para mujeres menopáusicas en comparación con las premenopáusicas, así como más inflamación. Los resultados del estudio mostraban que son los cambios propios de la menopausia, y no el proceso de envejecimiento el que causa el caos metabólico.

¡Pero tenemos buenas noticias! Una de las autoras del estudio, la Dra. Kate Bermingham, escribió: «Los pequeños cambios en la dieta y en el estilo de vida tienen la capacidad de marcar una diferencia significativa en la forma en que las mujeres gestionan sus síntomas y mejoran esta transición». Aplicar estos cambios es exactamente lo que estará haciendo con la HBD (independientemente de su edad), pero los cambios son especialmente importantes en la edad madura, con el objetivo de optimizar su salud actual y la futura.

De todos los pacientes que he aconsejado a lo largo de los años para perder peso, tan solo uno de ellos no había hecho al menos una dieta con anterioridad. El peso de esta señora se había mantenido perfecto y absolutamente estable a lo largo de toda su vida hasta que empezó con la menopausia, cuando en el transcurso de 18 meses ganó 8 kilos. Estaba mortificada y perpleja a la vez por este aumento, y este no hacía más que subir.

Siempre había estado en forma y activa. Además, comía bastante bien. De modo que se había puesto a hacer más ejercicio y recortó las raciones de alimentos aún más. Alargó su ayuno nocturno a unas 20 horas y, a veces, aún más comiendo, con lo que comía solo una vez al día. Pero ninguna de estas medidas detuvo el aumento de peso. Vino a la consulta desesperada.

Estaba fuera de sí. Y cabe decir que también avergonzada. No solo por el aumento de peso, sobre el que no tenía ningún control, sino también por el hecho de haber tenido que acudir a la consulta.

Se sentía orgullosa de ser autosuficiente en la vida cotidiana y de su determinación a la hora de hacer dieta y ejercicio. Y se avergonzaba de tener que pedir ayuda y pensaba que yo, y otras personas, podríamos pensar que era vanidosa y tonta. Huelga decir que no era el caso, y después de seguir mis consejos y el programa que le preparé, en 10 semanas volvió a su peso normal y se sintió feliz y aliviada.

La digestión y 'todas las enfermedades comienzan en los intestinos' (¡y también la salud!)

Cuenta la historia que hace más de 2000 años, Hipócrates estableció que «todas las enfermedades comienzan en los intestinos», y en los últimos años ha habido una eclosión de las investigaciones del microbioma intestinal, especialmente en relación con los trastornos autoinmunitarios e inflamatorios. Así que cuando hablamos de nuestra salud general, también la tenemos que hacer del intestino. Por «intestino» me refiero al sistema digestivo, incluido el estómago y los intestinos.

El intestino es como una manguera que recorre el cuerpo, desde la boca al ano. Una manguera interna rodeada por vasos sanguíneos y el resto del cuerpo. Es nuestra conexión con el mundo externo y este es el motivo por el que el 70–80 % del sistema inmunitario se encuentra allí. No queremos que se cuele ningún bicho en el resto del cuerpo a través del intestino.

Los victorianos sabían que masticar bien los alimentos era bueno para nosotros: descubrieron que la saliva contiene enzimas que digieren proteínas, grasas e hidratos de carbono. Más tarde, gracias a Alexander Fleming, descubrimos que también contiene lisozima, que también podemos encontrar en las lágrimas y en otras partes, que es un antibacteriano suave. Pero incluso antes de empezar a masticar, solo con la previsión de que se va a comer, con solo el pensamiento de la comida o su imagen o su aroma, el estómago empieza a secretar ácido estomacal (ácido clorhídrico/HCl), y el páncreas empieza a mezclar un cóctel de enzimas listas para digerir todo lo que se ponga en su camino.

El HCl es vital, no importa lo buena que sea nuestra dieta; si no podemos digerir y absorber los alimentos que comemos, es como si comiéramos piedras. Necesitamos vitaminas B y zinc para elaborar HCl, pero si no disponemos de suficiente HCl de partida, no absorberemos las vitaminas B y el zinc, y no podremos fabricarlo: es un círculo vicioso. En mi opinión, la betaína hidroclorhídrica (el complemento del ácido estomacal) es la sustancia más importante para tomar como complemento a medida que nos hacemos mayores. Los niveles de HCl disminuyen no solo a causa de la edad, sino también con el estrés, la deficiencia de zinc y, por supuesto, con el uso de antiácidos (ya sean con o sin prescripción médica). Y si está haciendo ejercicio pero no consigue marcar los músculos, el HCl puede ayudarle, transformando la proteína que come en músculos. No obstante, no debe tomarlo si sospecha, o sabe, que tiene úlceras de estómago.

Sexo, zinc y ácido

Una de las razones por la que muchos de nosotros tenemos deficiencia de zinc es por nuestra dieta rica en carbohidratos: recuerde que los hidratos de carbono se descomponen en azúcar y estimulan la secreción de insulina. Necesitamos el zinc para la síntesis, el almacenamiento y la secreción de insulina, por lo que comer tantos carbohidratos agota nuestras reservas de zinc. El caso es que también necesitamos el zinc para tener un sistema inmunitario saludable, para curar heridas y tener una piel sana.

Los hombres lo necesitan para ser fértiles y para la producción de semen: cada vez que se eyacula se reducen las reservas de zinc. Asimismo, el zinc es necesario para generar testosterona, así como para tener una libido saludable: la reputación de las ostras como afrodisíaco podría deberse a la gran cantidad de zinc que contienen. Algunos signos de deficiencia de zinc pueden ser la falta de sentido del gusto y del olfato (¿se ha dado cuenta si añade más sal a la comida que sus amigos?) y las manchas blancas en las uñas y estrías.

Pero volviendo a la digestión y a la acidez estomacal, el enemigo número uno de una buena digestión es el estrés. Imagine que cuando sale de un restaurante se topa con un tigre. ¿Le diría: «Vale, tengo que salir corriendo, pero primero tengo que digerir el almuerzo»? No, claro que no, saldría poniendo pies en polvorosa. La respuesta a cualquier tipo de estrés es la misma que con el tigre: el cuerpo se pone en modo lucha o huida. En el mundo moderno, los cuerpos responden a las tensiones (que muy pocas veces son amenazas físicas) del mismo modo que los cuerpos de nuestros antepasados lo hacían a los inminentes peligros físicos. Así que si estamos estresados cuando comemos, más que digerirse y absorberse, la comida se asienta en el intestino y comienza a fermentar. Y con la fermentación aparecen la flatulencia y la regurgitación e incluso, a veces, el reflujo del ácido y el dolor.

Muchas culturas hacen gala de tradiciones sobre la bendición de los alimentos antes de las comidas. Gastar un minuto de nuestro tiempo antes de las comidas centrándonos en lo que comeremos nos retrotrae al momento presente y nos deja caer en brazos del sistema nervioso parasimpático. Cuando estamos relajados, digerimos nuestra comida mejor.

Masticamos nuestros alimentos y los tragamos. Después llega al estómago. El entorno del estómago, muy ácido, está diseñado para matar cualquier microbio que entre, y es aquí donde empieza la digestión de las proteínas. A continuación, la comida, triturada y cubierta de ácido estomacal, se dirige hacia el intestino delgado, que es donde las enzimas digestivas se ponen a trabajar; allí es donde tiene lugar la mayor parte de la digestión y la absorción. Después pasa al colon, el hogar de la mayor colección de nuestros sorprendentes microbios, y, finalmente, sale por el otro extremo. El proceso completo puede durar entre 36 y 72 horas.

Los intestinos no son Las Vegas

Los profesionales de la medicina alternativa hace mucho tiempo que advierten del «intestino permeable», o de la «permeabilidad intestinal», como se conoce formalmente. Durante mucho tiempo, los médicos se burlaron de esto, pero en el año 2000, el brillante científico italiano Alessio Fasano y su equipo hicieron un gran avance: descubrieron una proteína llamada zonulina en el revestimiento del intestino. Averiguaron que cuando los niveles de zonulina eran más altos de lo normal, el resultado era un intestino permeable. Tras este descubrimiento de la zonulina, también reveló que las enfermedades autoinmunitarias, incluidas la artritis reumatoide, la enfermedad intestinal inflamatoria, los celíacos, la esclerosis múltiple y la diabetes de tipo 1 están ligadas a un intestino permeable.

Este descubrimiento fue el que hizo pronunciar a Fasano su famosa frase: «Los intestinos no son como Las Vegas.

Lo que pasa en los intestinos no se queda en los intestinos». Lea este fascinante artículo, publicado en 2012 (puede consultarlo en línea) *Intestinal Permeability and its Regulation by Zonulin: diagnostic and therapeutic implications* (La permeabilidad intestinal y su regulación mediante zonulina: diagnóstico e implicaciones terapéuticas). Fasano compara los intestinos con un campo de batalla en el que todo lo que entra debe ser reconocido correctamente, y de manera crucial, como amigo o enemigo.

Las células del revestimiento intestinal se mantienen unidas mediante «zonas de oclusión». Antes, creíamos que las zonas de oclusión permanecían «herméticas», es decir, que no podían abrirse y se mantenían pegadas. Pensábamos que la única manera en que se podían mover las sustancias del intestino al torrente sanguíneo era atravesando las propias membranas celulares. Pero ahora ya sabemos que estas zonas de oclusión son más parecidas a puertas entre las células; permiten que se escapen las sustancias a través del revestimiento intestinal hacia el cuerpo. La zonulina es la proteína que se encarga de abrir las puertas entre las células; es la guardiana entre el intestino y el resto del cuerpo.

Intestino permeable y enfermedades autoinmunitarias

Un intestino permeable prepara el escenario de alergias, enfermedades autoinmunitarias, dolor musculoesquelético, problemas cutáneos como psoriasis y acné, energía baja y depresión, y muchos otros trastornos. Ya hemos aprendido que las enfermedades originadas por el estilo de vida son la causa más común de fallecimientos e incapacidades, y que están vinculadas a la inflamación crónica. Y parece que una de las causas más habituales de inflamación crónica (junto con otras señales de «peligro» como insulina y glucemia elevadas, inactividad física y hormonas desreguladas) es un intestino permeable. El intestino permeable nos afecta en todos los modos posibles, desde cómo nos sentimos, el aspecto que tenemos, hasta cómo funcionamos.

Incluso si no tenemos ningún síntoma evidente relacionado con el intestino, como el síndrome del intestino irritable, flatulencias o ardor de estómago, podemos tener un intestino permeable; de hecho, debido al estrés diario, la dieta y el estilo de vida, podemos dar por sentado que todos lo tenemos en algún grado. Imaginemos un colador con todos sus agujeros. Cuando el intestino es permeable no se escapan solamente las proteínas no digeridas, o las parcialmente digeridas, al torrente sanguíneo. También lo hacen las bacterias y todo el resto de microrganismos patógenos y toxinas que se encuentren por ahí. Cuando el sistema inmunitario se topa con lo que percibe como un cuerpo extraño, es decir, algo que no es «él mismo», entra en el modo de ataque total. Las bacterias se multiplican muy rápidamente, por lo que la velocidad del rayo de la respuesta inmunitaria es de vital importancia.

En resumen: la activación del sistema inmunitario da como resultado inflamación; cuando el sistema inmunitario no deja de activarse a causa de un intestino permeable, la consecuencia es un estado crónico de inflamación de baja intensidad, y un aumento de la susceptibilidad a las enfermedades autoinmunitarias.

¿Qué otros factores favorecen que el intestino sea permeable?

El estrés, una ingesta excesiva de alcohol, los AINE como el ibuprofeno, el ejercicio en exceso (los deportistas son un buen ejemplo), la falta de ejercicio, el crecimiento excesivo bacteriano o fúngico, los sustitutos del azúcar, como el aspartamo y la sucralosa, y las toxinas ambientales, como los plaguicidas, favorecen que el intestino sea permeable. Asimismo, también lo fomentan una deficiente química en la digestión, la sobreingesta y la carencia de buenos microbios. La lista continúa: los déficits de micronutrientes, como las vitaminas A y D, y el zinc, contribuyen a que el intestino sea permeable. Lo mismo ocurre con la dieta estándar norteamericana (o británica), SAD: alimentos y aceites muy procesados, y demasiado azúcar y fructosa. Incluso la falta de sueño es mala para la salud del intestino.

Y todavía tenemos un factor más que añadir a esta lista. De todos los alimentos que comemos, y de todas las diversas proteínas, hay un componente alimentario que es indigerible para el ser humano. Carecemos de las enzimas necesarias para descomponerlo. Ese componente, que se encuentra en el trigo, el centeno y la cebada, es el gluten. No solo es imposible de digerir, sino que aumenta las cantidades de zonulina. El gluten sin digerir atrae al sistema inmunitario y Fasano dice: «Ahora estoy convencido de que el sistema inmunitario interpreta erróneamente el gluten como un componente de una bacteria o bacterias peligrosas». Conocí a Fasano, una persona tan amable como brillante, cuando dio una conferencia en Londres, en la conferencia de IHCAN: *«Meeting the Microbiome»* (Conociendo el microbioma), en 2015, y le pregunté si había comido gluten alguna vez. «No», respondió, «no demasiado a menudo». Ya sé que no es una pregunta muy interesante, pero era muy temprano.

Por eso hay tanto revuelo con el trigo. Parece ser que algunas personas pueden comerlo sin problemas; incluso probar el trigo después de dos semanas sin comerlo (véase más abajo) no les supone ningún problema. Pero a muchos otros no les sienta bien. Los celíacos no pueden comer alimentos con gluten; muchos son sensibles a la migaja más pequeña y sufrirán dolor al momento, vómitos o diarrea. Por tanto, el pan, la pizza, los cruasanes, los picatostes, las galletas y los pasteles con gluten quedarán excluidos del menú de estas personas para siempre.

El experimento del trigo

Cuando estudiaba nutrición, una de mis tareas para casa era evitar comer trigo de manera estricta durante dos semanas. Pensé que sería fácil, pero descubrí que el trigo está por todas partes, y en los lugares más inverosímiles; lo encontramos en los caramelos de regaliz, la taramasalata o las salchichas. Tras las dos semanas, debíamos tomarnos dos Weetabix con el estómago en ayunas e informar. Todos y cada uno de los componentes de nuestro grupo experimentó síntomas desagradables de una clase u otra. Algunos de nosotros nos sentimos muy cansados, y fue habitual tener una sensación de «confusión mental». Algunos también experimentamos erupciones cutáneas, ansiedad por la comida, dolor articular, ansiedad, así como problemas intestinales como flatulencias y dolor, y estreñimiento o diarrea.

Personalmente, me sentía tan deprimida que casi tuve que arrastrarme para salir de la cama al día siguiente. No tenía ni idea de que el trigo me causara efectos secundarios. Huelga decir que lo abandoné por completo y que después de tres meses de no comerlo, noté otro efecto. Una mañana me estaba aplicando corrector en las bolsas de debajo de los ojos y, de pronto, me di cuenta de que habían desaparecido. Ya no he vuelto a usar el corrector nunca más (ni he vuelto a comer trigo). También desapareció ese bajón de energía tan habitual de las 4 de la tarde.

Cuando se elimina el trigo de la dieta por primera vez, puede generar una mayor sensibilidad al mismo. A mí me ocurría que si alguna vez en un restaurante lo comía sin percatarme de ello, al día siguiente me sentía con resaca y confusa. Es posible que a usted también le ocurra. Se está investigando la «sensibilidad al gluten no celíaca» (SGNC) porque parece que cada vez más personas que no son celíacas presentan sensibilidad al gluten o al trigo, o a ambos. Los neurólogos, entre ellos David Perlmutter, autor de *Cerebro de pan*, dicen ahora que el principal órgano afectado por el gluten en no celíacos no es el intestino, sino el cerebro.

Para los no celíacos, entre los que me incluyo, que prefieren no tener un intestino permeable y la cabeza confusa, y que desean disminuir sus probabilidades de contraer una enfermedad autoinmunitaria, en lugar de aumentarlas, evitar el gluten es una obviedad. Aunque no esté iniciándose en la HBD, puede llevar a cabo el experimento del trigo por sí mismo. Prescinda del gluten completamente durante al menos dos semanas y, después, pruebe un poco de pan de centeno, debe estar elaborado con harina de centeno 100 %, sin otros cereales. Compruebe qué ocurre y cómo se siente en los tres días siguientes. Si no reacciona, puede probar lo mismo con el pan de trigo.

Trigo moderno, ¿un veneno de nuestros días?

En la década de 1960, Norman Borlaug ganó el premio Nobel por evitar que el mundo muriera de hambre. Modificó genéticamente el trigo para producir un nuevo cultivo híbrido; más resistente a las plagas y con tallos más cortos y gruesos, lo que le permitía albergar más granos sin romperse. Pero este trigo enano contenía más gluten, y de un tipo diferente, que el cultivo tradicional. Según la opinión del Dr. William Davis, el trigo moderno es un «veneno perfecto y crónico». Davis es un cardiólogo estadounidense, autor del éxito de ventas del *New York Times, Adictos al Pan: Descubre Los Secretos Más Oscuros del Trigo* (2014).

El gluten es el complejo proteínico compuesto por gluteninas y gliadinas, que se encuentra en el trigo, el centeno y la cebada, así como en las formas antiguas del trigo, incluida la espelta. Es posible que nuestros padres y abuelos estén perplejos ante la creciente «moda» de los alimentos sin gluten. Sin embargo, cabe decir que el pan que comían antes y el pan que comen ahora es muy diferente. Para colmo de males, el glifosato, también conocido como *Roundup*, es una toxina ambiental omnipresente que también estimula la liberación de zonulina. «Aunque se desconoce el mecanismo exacto de la desregulación de la zona de oclusión del glifosato, es plausible que sea similar a la forma en que el gluten altera las zonas de oclusión a través de la regulación al alza de la zonulina» (Gildea, 2017).

De todos los factores que contribuyen a que el intestino sea permeable, la mayoría son fáciles de evitar: podemos elegir no comer gluten, podemos (a menos que seamos alcohólicos) beber con moderación, podemos limitar el exceso de ejercicio (a menos que seamos deportistas) y, al mismo tiempo, seguir estando activos físicamente. Podemos eliminar el crecimiento excesivo bacteriano o fúngico (consulte el apartado *Cándida* del glosario) y podemos comer una amplia variedad de alimentos integrales y ecológicos para nutrir nuestras bacterias buenas. Podemos evitar comer carne procesada, azúcar, demasiadas calorías y carbohidratos y demasiada fructosa. Podemos asegurarnos que tenemos niveles adecuados de vitaminas A y D y zinc, mediante dietas y suplementos. Y podemos ir a dormir más temprano y durante más tiempo.

Nuestros viejos amigos: los microbios amigables

Nuestros «viejos amigos» es el término, acuñado por Graham Rook, del University College de Londres, para nuestros microbios amigables. Como remarca él mismo: «No somos individuos. Somos ecosistemas con colegas microbianos (microbiota) que intervienen en el desarrollo (sobre todo en los primeros años de vida) y la función de prácticamente todos los órganos, incluido el cerebro».

Los microbios desempeñan un papel de vital importancia en nuestra salud física y emocional, y como escribe Rob Knight: «Es una experiencia personal habitual darte cuenta de que cambiar la dieta te puede cambiar el estado de ánimo. Debido a que cambiar la dieta también significa modificar los microbios, es muy posible que alguno de estos efectos tenga un componente microbiano. Y si los microbios pueden cambiar nuestra salud y nuestras mentes, la siguiente pregunta es: «¿podemos modificar los microbios para mejorar nosotros mismos».

Estaremos tan sanos como lo estén nuestros microbios

Puede que haya oído que somos solo humanos en un 10 %; que las células bacterianas sobrepasan en número a las humanas en un 90 %. Los cálculos revisados (Sender, 2016) sugieren que esta cifra se obtuvo a partir de una estimación aproximada en la década de 1970. La investigación de Sender indica que la relación es más cercana a 1:1, y que un cuerpo de ser humano adulto que pese 70 kg estará compuesto de unos 30 billones de células humanas y de unos 38 billones de bacterias. A la par, pues. En cualquier caso, hagamos todo lo posible por cuidar a los microbios y recordarnos a nosotros mismos que estaremos tan sanos como lo estén ellos.

Todo lo que haga bien en este programa por su salud, también será bueno para la *suya*. Aquí le dejo un par de ejemplos de lo que hacen estos pequeños microbios por nosotros: hacen que el revestimiento del intestino sea más resistente, se comunican con los sistemas inmunitario y nervioso, producen vitaminas para nosotros y sustancias que proporcionan energía al hígado y al propio intestino, además de afectar a nuestro propio estilo de vida. Algunos de mis libros preferidos sobre los microbios son: *Desde tu intestino* (2015), de Rob Knight; *The Psychobiotic Revolution* (La revolución psicobiótica, 2017) y *Missing Microbes* (Los microbios que faltan, 2014), de Martin Blaser. Todos ellos son fascinantes y muy fáciles de leer.

Los microbios del intestino están en constante comunicación con los sistemas inmunitario y nervioso. Hemos descubierto que con tener un montón de microbios no hay suficiente, necesitamos una gran variedad de los mismos: la diversidad es la clave. Comer verduras variadas significa que estamos alimentando a una amplia gama de microbios: cada microbio tiene su fibra favorita. Además de la importantísima fibra, la fruta y las verduras nos aportan polifenoles, antioxidantes vegetales, que también favorecen el crecimiento microbiano. Las verduras fermentadas, como el chucrut y el kimchi, y la soja fermentada, como el tempeh, son algunos de sus alimentos preferidos. Y les encantan los polifenoles del aceite de oliva virgen extra.

El ejercicio, sobre todo al aire libre antes de las comidas (p. ej., caminar), aumenta la cantidad y la diversidad de los microbios. Vamos a ayunar entre comidas, lo que permitirá a los microbios llevar a cabo sus tareas domésticas, como reparar el revestimiento del intestino y fabricar vitaminas. Vamos a reducir nuestros niveles de estrés gracias a tener unos horarios regulares: otro hábito que les encanta. Y vamos a comer una dieta de alimentos sin procesar, integrales, sin aditivos artificiales y sin emulsionantes: eso es música para los oídos de los microbios.

La comida rápida y los alimentos ultraprocesados destruyen a nuestros viejos amigos

¿Qué es lo que no les gusta a los microbios? No les gusta el estrés ni la falta de sueño. Los antibióticos acaban con ellos. No les gusta el azúcar, ni volar, ni escuchar música fuerte. Odian la comida rápida. Tim Spector, profesor de epidemiología genética en el King's College de Londres, es experto en el microbioma del intestino. Inspirado en *Supersize Me* (Superdimensionarme), un documental de 2004 de

Morgan Spurlock, Spector decidió llevar a cabo un estudio similar sobre sí mismo. Le intrigaba descubrir qué efectos tendría una dieta basada en comida rápida en el microbioma. Puede obtener más información sobre esto en el libro de Spector *El mito de las dietas: La flora intestinal, clave de un peso saludable.*

El hijo de Spector, Tom, de 22 años, aceptó encantado el reto de 10 días para el experimento unipersonal. Alternó entre nuggets de pollo y hamburguesas. «Aunque tenía que mantener los niveles de azúcar elevados tomando una Coca-Cola y un helado McFlurry de postre (600 calorías de azúcar y grasa saturada) con el plato principal, por la noche podía complementar la dieta con nutrientes esenciales extra suministrados por las patatas fritas y la cerveza».

Sin embargo, a los seis días del experimento, Tom ya estaba harto; se sentía hinchado y decaído. Al octavo día, le entraban sudores después de comer y se sentía agotado. Pero se mantuvo fiel al acuerdo que había hecho con su padre y siguió hasta el final. «Antes de empezar la dieta de comida rápida de mi padre», dijo Tom, «tenía unas 3500 especies de bacterias en el intestino, con predominancia de un tipo llamado firmicutes. Una vez iniciada la dieta, perdí 1300 especies y la predominancia en el intestino fue a parar a un grupo llamado bacteroidetes. La consecuencia es que la dieta del McDonald's me mató 1300 de las especies que tenía en el intestino [un 37 % aprox.]».

Como ya se ha mencionado, los científicos en general están de acuerdo en que la dieta más saludable y la que mejor funciona para reducir la inflamación es la dieta mediterránea. La dieta experimental de comida rápida de Tom Spector fue la antítesis de la dieta mediterránea, y un buen ejemplo de una dieta proinflamatoria. Era rica en carbohidratos refinados, azúcares y grasas trans; es decir, alimentos fritos en aceites vegetales como el de colza, girasol, etc. Era baja en antioxidantes vegetales antiinflamatorios y fibra procedentes de verduras y frutos secos. Los aceites antiinflamatorios procedentes del pescado y el aceite de oliva estaban totalmente ausentes. La combinación de una dieta proinflamatoria y un estilo de vida sedentario es la receta para una tormenta perfecta de inflamación, activación del sistema inmunitario y destrucción de los microbios amigables. Cuando nos sentamos a comer, no nos deberíamos preguntar «¿Qué me gustaría comer», sino «¿Qué *les* gustaría que comiera».

En un estudio piloto llevado a cabo en 2015 (Remely) en personas con sobrepeso mostró que una dieta baja en calorías aumentaba los niveles de bacterias amigables en el intestino. Después de tan solo una semana con una dieta baja en calorías, los niveles de especies de Lactobacillus y Akkermansia muciniphila se habían incrementado. La Akkermansia se asocia de manera inversa a la obesidad, la diabetes, las enfermedades cardiometabólicas y la inflamación de baja intensidad. Se trata de un microbio fascinante que, para alimentarse a sí mismo, se come la mucosa que recubre el intestino, lo que en esencia ayuda a podar el revestimiento intestinal y hacerlo más resistente; pero la Akkermansia solo está activa cuando ayunamos.

Ejercicio e intestino permeable

Debemos recordar que respondemos a cualquier tipo de estrés con el método de lucha o huida —que desactiva la digestión y todo lo que no sea necesario para nuestra supervivencia inmediata—, pero ¿por qué hace que el intestino sea permeable? Los factores estresantes, ya sean psicológicos (por ejemplo, los guardias de tráfico, las hipotecas y los plazos) o fisiológicos (por ejemplo, el ejercicio extremo o los traumatismos), ponen en alerta a una gran cantidad de hormonas que aplican cambios inmediatos en el organismo. El corazón se acelera, los músculos se tensan, la respiración se torna rápida, podemos empezar a sudar y se libera azúcar procedente del hígado para que nos proporcione energía para luchar o huir.

Estos son algunos de los efectos físicos de la lucha o la huida que se producen tras la activación del sistema nervioso simpático (SNS), la parte de acción de todos los sistemas del sistema nervioso, que a su vez activa el eje hipotálamo-hipófiso-suprarrenal (HHS). Estos sistemas de estrés liberan adrenalina/epinefrina, noradrenalina/norepinefrina y cortisol, junto con sustancias químicas inflamatorias. La consecuencia es la desregulación del sistema inmunitario, la alteración de los microbios del intestino, la permeabilidad del intestino y la inflamación. Por eso los deportistas, incluidos los maratonianos, padecen no solo permeabilidad intestinal, sino también tasas más elevadas de infecciones respiratorias posteriores a la competición. Cualquier tipo de estrés tiene como consecuencia automática la permeabilidad del intestino. Para combatir el estrés, podemos cambiar la forma de comer, la manera de dormir y el modo de ejercitarnos. Estos cambios ayudarán, a su vez, a evitar un intestino permeable y a que controlemos la inflamación.

El ejercicio es una medicina

Pero el ejercicio también es una medicina. Sabemos que es de vital importancia para nuestra salud mental y física, y el ejercicio, como la alimentación, también cambia el modo en que se expresan los genes. Al naturópata Bernard Jensen le gustaba citar al historiador británico George Trevelyan: «Tengo dos médicos, la pierna izquierda y la derecha. Cuando el cuerpo y la mente están averiados (y esas partes gemelas de mí viven en barrios tan cercanos que cuando una se pone melancólica siempre contagia a la otra), sé que solo tengo que llamar a mis médicos y me pondré bien otra vez».

Los estudios muestran que caminar es antiinflamatorio, y reduce la resistencia a la insulina, y tiene un buen efecto en los microbios, así como también en nuestro estado de ánimo. Aparte de caminar, no es necesario hacer ejercicio en este programa hasta que esté preparado. Caminar reduce la hormona del estrés, el cortisol, y aumenta el factor neurotrófico derivado del cerebro (FNDC). El FNDC no solo nos hace más inteligentes, creando nuevas células y conexiones cerebrales, también ayuda a reducir la depresión y la ansiedad. El FNDC también aumenta cuando ayunamos, que es uno de los motivos por los que hacer ejercicio con el estómago vacío es bueno para nosotros. Un *win-win* (situación beneficiosa para todos).

¿Por qué aumenta el FNDC cuando ayunamos y hacemos ejercicio? Probablemente se deba a las antiguas tácticas de supervivencia de los cavernícolas. Si teníamos hambre (o sed o frío o nos sentíamos solos), nos veíamos obligados a andar para encontrar una solución. Más nos valía estar alerta (de ahí el aumento del FNDC) y encontrar lo que necesitábamos o moriríamos. No hacíamos ejercicio por diversión, lo hacíamos porque debíamos. El ejercicio era esencial para la vida misma: teníamos que hacer ejercicio para sobrevivir.

Sin embargo, el ejercicio cardiovascular duro o prolongado aumenta las hormonas del estrés, incluida el cortisol, ya que el sistema inmunitario lo percibe como un factor de estrés. Reaccionamos a factores estresantes como si fueran peligros, que nos empujan al modo de lucha o huida; además, el aumento de cortisol dificulta la quema de grasa. Por eso se desaconseja el ejercicio cardiovascular en este programa hasta que se llega a la Fase 4.

Las investigaciones muestran (y la mayoría de nosotros ya lo sabemos) que nos sentimos hambrientos y tenemos más ganas de comer carbohidratos después de un «acontecimiento estresante». Imaginemos el clásico ejemplo de ofrecer una taza de té dulce a una persona tras haber sufrido un *shock*. El ejercicio intenso o prolongado también se considera un acontecimiento estresante. Los niveles crónicos altos de cortisol pueden hacer que el organismo retenga grasa y lo que buscamos, mientras intentamos persuadir al cuerpo de que queme grasa en lugar del azúcar como fuente de energía, es reducir el estrés y los niveles de cortisol. De modo que caminar, el taichí y el yoga son los ejercicios que se deben priorizar. No es necesario hacer ejercicio de manera intensa para perder peso, y como hemos aprendido, demasiado ejercicio es contraproducente y evita que quememos grasa.

Estrés emocional e inflamación

La soledad es peligrosa

Otra señal de peligro y, por lo tanto, otro factor de riesgo para la inflamación y la enfermedad es el aislamiento y la soledad. Los seres humanos, como la mayoría de los mamíferos, están diseñados para vivir en una tribu, una comunidad articulada mediante lazos de sangre o amistad. Julianne Holt-Lunstad (2017) analizó 218 estudios en los que participaron casi 4 millones de personas para investigar los efectos de la soledad en nuestra salud. La primera frase de su artículo dice: «Nuestras relaciones sociales se consideran cruciales para el bienestar emocional; sin embargo, la posibilidad de que la conexión social pueda ser una necesidad biológica, vital para el bienestar físico e incluso la supervivencia, no suele reconocerse». Describe las relaciones sociales como una *necesidad biológica* para la salud.

El análisis de los estudios por parte de Holt-Lunstad reveló era un 50 % menos probable que murieran prematuramente las personas con una buena red social. Durante la covid-19, se confinó a millones de personas, lo que, a su vez, generó una epidemia de aislamiento y soledad. La terrible ironía es que ahora sabemos que la gente que sufre con la soledad es más vulnerable a enfermedades respiratorias cuando se expone a virus de resfriados (Holt-Lunstad, 2018). La falta de conexión social conlleva un riesgo para la salud que es comparable, e incluso puede superar, los riesgos del tabaquismo, la obesidad y la falta de ejercicio. En 2021, el mismo autor publicó otro artículo a propósito de la covid-19, que está disponible en línea, *Loneliness and Social Isolation as Risk Factors: The Power of Social Connection in Prevention* (Soledad y aislamiento social como factores de riesgo: el poder de la conexión social en la prevención).

Disponemos de pruebas científicas para demostrar que la soledad es un mal negocio para nosotros. Salir de casa o de la oficina y pasar más tiempo con familiares y amigos y ampliar nuestro círculo social, con más diversión y más conexiones, nos proporciona más salud.

Escribir para curarse: crear un diario

¿Tiene recuerdos de experiencias en el pasado que todavía le hagan sentirse triste, enojado, dolido o resentido? Para muchos de nosotros, es probable que sea así. Si experimentamos (en particular siendo niños) acontecimientos estresantes o traumáticos que sintamos que no podemos compartir con nadie, las emociones no expresadas permanecen en nuestro interior. Los acontecimientos de estrés no resueltos y las heridas del pasado no activan el modo de lucha o huida, que es para peligro que amenace la vida, sino el eje hipotálamo-hipófiso-suprarrenal (HHS). El eje HHS se activa por el estrés y los traumas, y puede permanecer «encendido» durante años.

Las experiencias del pasado pueden afectarnos todavía tanto física como emocionalmente, y minarnos la energía en el presente. Esto puede manifestarse en forma de baja autoestima, adicciones, ansiedad o depresión y en todo tipo de problemas físicos crónicos, desde el sobrepeso al acné rosácea o el síndrome del intestino irritable. Podemos apagar la activación del eje HHS tratando y aceptando las experiencias de nuestro pasado. Escribir es una de las maneras de asimilar estos sentimientos.

Puede echar un vistazo al trabajo de John Sarno y James Pennebaker; ambos han estudiado y escrito acerca de los potentes efectos de la escritura en la recuperación física y emocional. Adquiera el hábito de escribir durante al menos diez minutos (veinte minutos sería ideal) cada día. Escriba sobre todo lo que le emocione; ya sea tristeza, ira o decepción, o sobre cualquier otra cosa. Lea una vez lo que ha escrito y deséchelo. Si no tiene pensado deshacerse del papel, no será capaz de expresar de verdad lo que necesita expresar en caso de que alguien lo encuentre y lo lea.

Experiencias infantiles adversas: EIA

Puede que nuestros padres no nos hayan educado para que nos sintiéramos seguros y queridos. Puede que nos hayan tratado como sus padres los trataron a ellos: con la creencia de que sus padres sabían más que nadie. De pequeños, consideramos a nuestros padres como seres perfectos y si se enfadan con nosotros, nos gritan, nos ignoran, o incluso nos pegan, nos culpamos. En nuestra opinión, son perfectos, así que la culpa debe ser nuestra, nosotros somos los culpables, no ellos. Incluso los niños pequeños saben que los malos deben recibir un castigo y es la previsión de este castigo la que nos mantiene en alerta máxima: nuestro sistema de estrés HHS está activado de manera crónica.

Fue en el curso de PNIc de Leo donde aprendí tanto sobre la escritura como tratamiento, y las «Experiencias infantiles adversas» (EIA). Por desgracia, no tuve una relación demasiado buena con mi padre y aunque murió hace unos años, todavía estoy enfadada con él. No quería estar enfadada; sabía que debía perdonarle por el bien de los dos, pero no sabía cómo. De modo que seguí el consejo de Leo y le escribí una carta. Me sorprendió lo que sucedió, así como las emociones que afloraron. Pero una vez que exterioricé la ira y le acusé, pude empezar a comprenderlo y a perdonarlo. Sentí como si me hubiera quitado un gran peso de encima; me sentía más energética y feliz conmigo misma. Y, ahora, cuando me viene a la cabeza, pienso en las cosas buenas que hizo por mí, y en las lecciones que me enseñó y por las que estoy agradecida. Me encantaría volver a verle, a abrazarle y decirle cuánto le quiero. Nuestra relación se ha curado gracias a una carta que le escribí después de que muriera.

El estrés psicológico es posiblemente el riesgo de salud más difícil de abordar, pero es de vital importancia que lo hagamos. Podemos meditar y usar aplicaciones como Headspace para ayudarnos, podemos escribir de nuestros sentimientos y asimilarlos de esa manera. Podemos practicar yoga o taichí y pasar más tiempo en el sistema nervioso simpático. Podemos hablar con los amigos y los terapeutas. Podemos escuchar a Gabor Mate y leer el libro de David R. Hawkins: *Letting Go: The Pathway to Surrender* (Dejar ir: el camino a la rendición). Y podemos trabajar con un médico de PNIc que nos ayude a comprender y asimilar los acontecimientos traumáticos del pasado que todavía nos están afectando, mediante la activación crónica de nuestra respuesta de HHS incluso hoy en día.

Restablecer nuestro ritmo: ¿qué nos motiva?

Por extraño que parezca, tenemos «genes reloj» que regulan el ritmo circadiano del cuerpo. Ayudan a que regulemos, entre otras cosas, el sueño, la temperatura corporal y la tensión arterial. No solo nos pasa a los seres humanos, todos los organismos de la tierra funcionan con un reloj de 24 horas. Nuestro ritmo es vital para nuestra salud y alterarlo, desincronizarlo, está vinculado con todo tipo de enfermedades, trastornos psiquiátricos, metabólicos e inmunitarios, e incluso con adicciones.

Una manera segura de alterar el reloj corporal es mirar teléfonos y iPads antes de ir a dormir. Estos dispositivos emiten luz azul, la misma que la luz del día, y cuando los miramos por la noche, evitamos que la glándula pineal (un órgano del tamaño de un guisante en el centro del cerebro) produzca melatonina (la hormona del sueño). Definitivamente, no queremos exponernos a la luz azul durante la noche. Se ha observado en algunos estudios que la luz nocturna, procedente de coches, tiendas y señales de tráfico está relacionada con la diabetes, así como con el cáncer, la inflamación y la ganancia de peso.

Los investigadores (Mason, 2022) han descubierto que demasiada luz por la noche da como resultado un aumento de la frecuencia cardiaca y un descenso de la variabilidad de la frecuencia cardiaca (VFC). La VFC es el equilibrio entre el sistema nervioso parasimpático y simpático y queremos que sea más alta (lo que significa que nos encontramos en el modo parasimpático), no más baja. Favorezcamos que nuestras habitaciones sean lo más oscuras posible; las persianas opacas están bien. Cuando Riccardo y yo viajamos y nos alojamos en hoteles, siempre llevamos con nosotros un rollo de cinta aislante y tapamos todos los puntitos de luz roja o verde que emiten los dispositivos electrónicos.

Si nos fijamos en la investigación sobre el ritmo circadiano, la cronobiología, encontramos la palabra «zetigeber», que es el equivalente alemán de «sincronizador». Un «zeitgeber» es un mecanismo que sincroniza nuestro ritmo circadiano humano, tanto con el ciclo terrestre de 24 horas de luz y oscuridad, como con el ciclo de 12 meses del año. En 2017, el premio Nobel de Fisiología o Medicina fue otorgado a Jeffrey Hall, Michael Robash y Michael Young, por su descubrimiento sobre cómo los genes trabajan en equipo para controlar el ritmo circadiano. Algunos de los zeitgebers que nos ayudan a recuperar un ritmo saludable incluyen la hora a la que comemos, la frecuencia con la que comemos y cuándo hacemos ejercicio.

Melatonina: no es solo la hormona del sueño

Al caer la noche, y cuando los niveles de cortisol son bajos, aumenta la melatonina, que nos indica que debemos dormir. Crecimos con las mismas horas de luz que de oscuridad alrededor del Ecuador, sin necesidad de luz artificial. Sin embargo, los inviernos del hemisferio norte, con días cortos y noches largas, exigen el uso de luz artificial, lo que interfiere tanto en la producción de melatonina como en el mismo sueño. El Sol emite luz azul (por eso el cielo es azul), pero también las televisiones, las luces LED y las bombillas, así como los teléfonos y los ordenadores. Esa luz azul dice que «es de día» al cerebro. Si tiene problemas para dormir, pero debe trabajar de noche, puede recurrir a bombillas de luz azul de baja intensidad (o considerar la utilización de gafas que bloqueen la luz azul) para permitir que el cuerpo produzca la melatonina que necesita para dormir y para estar sano.

Pero la melatonina no es solo una hormona del sueño, funciona como antioxidante y también ha mostrado propiedades anticáncer. Sabemos que necesitamos que todas las hormonas actúen de manera armoniosa en equipo como una orquesta, y la melatonina no es una excepción. Las mujeres que presentan desequilibrio hormonal, como el síndrome premenstrual, o una versión extrema de este, el trastorno disfórico premenstrual, sufren perturbaciones del sueño y del ritmo circadiano. Las investigaciones muestran que cuando estas mujeres toman suplementos de melatonina y toman medidas para restablecer su ritmo, esto puede ayudar a disminuir los síntomas desagradables (Shechter, 2010).

Pero aún hay más: la melatonina está relacionada con los adipocitos. La melatonina influye en determinadas células madre y las orienta hacia la producción de células óseas, más que a la de adipocitos. Y nos protege del crecimiento de adipocitos anormalmente grandes, y en cantidades demasiado elevadas. Sin suficiente melatonina, los adipocitos siguen aumentando de tamaño, lo que nos lleva a un estado de inflamación cada vez más notorio.

Quemar grasa mientras dormimos

Durante el día, nos movemos, comemos y almacenamos grasa. Normalmente, cuando dormimos, es de noche, y lo hacemos bajo la influencia de la melatonina y del sistema inmunitario. Y es cuando se descomponen nuestras reservas de grasas. Podríamos pensar que la grasa es solo una sustancia molesta que puede resultar complicada de eliminar; de hecho, la grasa actúa a la vez como un órgano endocrino (hormonal) y como un órgano inmunitario, y tiene amplios efectos sobre el metabolismo. El sistema inmunitario, cuando está activo y en el modo de reparación durante la noche, descompone grasa, y nos levantamos más delgados; pero solo si hemos producido suficiente melatonina y hemos dormido bien.

Asegurémonos de que obtenemos suficiente melatonina yendo a dormir más temprano y evitando las luces brillantes y los teléfonos durante la noche. Es posible comprar melatonina sin receta y tomarla como suplemento en EE. UU., pero los que viven en el Reino Unido no tienen tanta suerte. Algunos de nosotros, debido a la falta de luz diurna en invierno, sufrimos la tristeza invernal, el trastorno afectivo estacional (TAE) y descubrimos que usar negatoscopios durante el día, y melatonina (2,5–3 mg) por la noche, nos ayuda a recuperar el ritmo y la *joie de vivre* (alegría de vivir).

Luz del sol y vitamina D

En la práctica clínica casi siempre analizamos los niveles de vitamina D de los clientes porque esta vitamina es clave para la salud de los músculos y los huesos, la inmunidad, el estado de ánimo y la energía. El 90 % de los resultados estaban por debajo de los niveles óptimos de esta vitamina. Esta deficiencia generalizada de vitamina D se debe a que tememos exponer la piel al sol. Pero sin la luz del sol y los efectos beneficiosos de la vitamina D, los seres humanos no estaríamos aquí.

Me entristece y me preocupa ver a los niños en las playas, en verano, envueltos en mallas de licra con gorras, las caras embadurnadas de crema con un factor de protección solar (SPF) de 50 o más. Esta protección total contra el sol es la forma más fácil de generar deficiencia de vitamina D, incluido el resurgimiento del raquitismo (que fue un trastorno habitual del siglo XIX y que se conoce como «la enfermedad inglesa» debido a la fama del país por sus lloviznas y cielos grises) por no hablar de los trastornos de dolor, la inflamación, la depresión y la osteoporosis. No podemos fabricar vitamina D en la piel si usamos SPF 8 o superior.

En las vacaciones en la playa de nuestra infancia, la protección con Ambre Solaire era muy baja, seguramente con SPF 6, o ninguna. Nuestros padres no nos dejaban estar en la playa entre las 11 de la mañana y las 3 de la tarde. Volvíamos a nuestra habitación del hotel y nos poníamos camisetas, pantalones cortos y gorras para ir de tiendas e ir a comer. No nos portábamos como los perros rabiosos y los ingleses (es una referencia a una frase popular de Rudyard Kipling que dice que solo los perros rabiosos y los ingleses toman el sol a mediodía). Aprovechábamos el sol de la mañana y de la tarde, y no nos quemábamos nunca. Como adultos jóvenes, mis amigas y yo nos embadurnábamos con aceite Mazola o aceite de bebé, era la época del culto al sol. Pasábamos los veranos tostándonos al sol, y cuanto más morenas nos poníamos, mejor. Ni que decir tiene que ya no hago esto y que siempre evito el sol de mediodía.

Imaginemos esto: antiguamente nos pasábamos el verano cazando y recolectando (o trabajando la tierra, un poco más adelante en nuestra historia). Estábamos todo el día al aire libre, no llevábamos demasiada ropa, y el colesterol de la piel fabricaba vitamina D. La comida era relativamente abundante y, tras la prolongada escasez de los meses invernales, comíamos todo lo que podíamos y engordábamos un poco. La vitamina D que habíamos producido se almacenaba en la grasa.

A medida que el verano llegaba a su fin y llegaba el otoño, nosotros, como los erizos, comíamos más fruta, lo que nos generaba más hambre y nos hacía acumular un poco más de grasa. Por supuesto, no podíamos permitirnos el lujo de hibernar y teníamos que seguir buscando alimentos durante los meses del invierno. Y la poca grasa que habíamos acumulado durante el feliz verano se descomponía y, al hacerlo, la vitamina D se liberaba y nos ayudaba a evitar las infecciones durante el invierno. Ahora, sin embargo, adelgazamos todo lo que podemos antes del verano y, una vez al sol, nos ponemos las cremas y lociones con el mayor SPF, por lo que no es de extrañar que muchos de nosotros tengamos déficit de vitamina D.

La luz del sol derrite nuestra grasa

No solo dormimos más y nos sentimos más felices y menos estresados en las vacaciones de verano, sino que también estamos más expuestos a la luz y eso podría explicar por qué, a pesar de comer más y hacer menos ejercicio, solemos perder peso cuando estamos fuera de casa. Investigadores de la Universidad de Alberta averiguaron que los adipocitos que hay justo debajo de la piel se contraen cuando se exponen a la luz azul del sol. ¡La luz del sol derrite la grasa! Se trata de un estudio pionero efectuado por científicos que han encontrado otra razón, aparte de mejorar nuestros niveles de vitamina D, para tomar el sol. «Es pronto para decirlo», escriben, «pero no es descabellado suponer que la luz que regula nuestro ritmo circadiano, y que la recibimos a través de los ojos, puede también tener la misma influencia a través de los adipocitos que tenemos cerca de la piel». (Ondrusova, 2018)

También ha descubierto un grupo de científicos que con la exposición a rayos ultravioleta (UV), la piel produce endorfinas, que están muy relacionadas con la morfina y la heroína y otros opioides: todos activan los mismos receptores del cerebro (Kemeny, 2021). Averiguaron que los animales con déficit de vitamina D ansían y se vuelven dependientes de los opioides, y que sus ansias desaparecen cuando se restablecen los niveles normales de vitamina D. Lo mismo vale para los seres humanos. En un estudio realizado en Noruega con 666 personas (Bemanian, 2022) sometidas a tratamiento para las adicciones, se descubrió que más del 50 % de los participantes presentaban déficits en algún grado y casi el 20 % de ellos tenían un déficit grave de vitamina D. Existen muchos motivos que nos llevan a pensar que es importante comprobar los niveles de vitamina D y a tomar suplementos cuando es necesario.

Programación de las comidas y Zeitgebers

La Dra. Gerda Pot, experta en nutrición, estaba intrigada por la buena salud de su abuela, que vivió sana e independiente hasta los 90 años, así como por su estricto horario de comidas. Se preguntó si ambas cosas estaban conectadas y se propuso encontrar la respuesta: «Mi investigación demostró que las personas que seguían unos patrones alimentarios regulares tenían menos riesgos de padecer obesidad, aunque consumieran más calorías» (Pot, 2016). Los autores de un estudio de 2014 llegaron a conclusiones similares y afirmaron, sin tanta concisión, que: «El consumo de componentes alimentarios beneficiosos, como polifenoles, ácidos grasos insaturados y fibra, en los momentos adecuados podría favorecer la salud, del mismo modo que la medicación que se administra a horas determinadas en la cronofarmacología. No solo la calidad y la cantidad son importantes para la nutrición, también lo es el momento» (Oike, 2014).

La liberación de señales y hormonas que produce el cuerpo se rige mediante los relojes circadianos. La hora a la que vamos a la cama, la hora a la que hacemos ejercicio y la frecuencia con que comemos son algunos de los zeitgebers vitales que podemos controlar y que nos ayudan a recuperar el equilibrio y el ritmo. Por ejemplo, hacer un desayuno, que es una norma imprescindible con la HBD, es un zeitgeber: les explica a nuestros relojes internos que el día ha comenzado. Este tipo de ritmo y de costumbres es muy apreciado por las glándulas suprarrenales, que realmente merecen un poco de cuidados y mimos. Las glándulas suprarrenales, que se sitúan encima de los riñones, puede que sean pequeñas, pero son esenciales para nosotros: producen hormonas que regulan el sistema inmunitario, la tensión arterial, el metabolismo y la respuesta al estrés; además, también producen una parte de las hormonas sexuales.

Un resumen del pasado y una mirada hacia el futuro

Nuestro extraordinario cerebro, así como el metabolismo y el sistema inmunitario han evolucionado junto a nosotros a lo largo de cientos de miles de años y han permitido a nuestros antepasados adaptarse a la exigente y peligrosa vida al aire libre. Nos adaptamos para sobrevivir a períodos de hambruna y deshidratación, así como a temperaturas extremas. El ejercicio era una parte fundamental del día a día: hacíamos ejercicio para conseguir comida, agua y protección. Vivíamos en tribus, y en armonía con el ritmo circadiano de 24 horas del día.

Ahora, por primera vez en nuestra historia, no solo consumimos demasiadas calorías, sino que, al mismo tiempo, estamos desnutridos. Muchos de nosotros vivimos sedentariamente. Estamos expuestos a miles de sustancias químicas y contaminantes ambientales. Muchos de nosotros sufrimos la sensación de aislamiento o soledad y estrés crónico. El sistema inmunitario, que protegía a nuestros antepasados de heridas e infecciones mortales a lo largo de milenios, ahora está activo de manera crónica a causa de nuestra dieta y del estilo de vida. No tenemos ningún recurso en el sistema inmunitario que nos pueda proteger de nuestro estilo de vida. Es la inflamación, que el sistema inmunitario usaba en el pasado para protegernos, lo que nos está perjudicando la salud hoy en día.

Tenemos la capacidad de revertir esta inflamación y optar por una vida saludable y llena de vitalidad: literalmente, lo tenemos en nuestras manos. Podemos empuñar el cuchillo y el tenedor y comer los alimentos naturales que aportarán beneficios a nuestra salud. Podemos elegir levantarnos del sofá y ponernos a caminar. La HBD va a ayudarnos a recuperar el ritmo de nuestras vidas, dormiremos mejor y también notaremos que tenemos más energía. Controlaremos la inflamación de baja intensidad. Una vez recuperado el equilibrio de todos estos factores, notaremos los beneficios interiormente y los veremos en el exterior.

«El secreto del cambio es centrar toda su energía no en luchar contra los hábitos anteriores, sino en construir los nuevos».
— *Way of the Peaceful Warrior: A Book that Changes Lives* (El camino del guerrero pacífico: un libro que cambia vidas),
Dan Millman (1984)

PARTE DOS

La solución de la HBD

La HBD es lo más parecido a un estilo de alimentación saludable que se adapta a todo el mundo y para todo el mundo. Por eso la he llamado: la Dieta del ser humano. Como ya he mencionado, la «dieta» del título del libro se refiere al significado original de la palabra, que es «modo de vida», no en el sentido de dieta para perder peso. La HBD es una manera saludable y sostenible de comer que se puede adaptar a las necesidades de cada uno (con la excepción de deportistas, mujeres embarazadas o madres lactantes o niños en fase de crecimiento, quienes necesitan una nutrición más especializada), en función de si quieren perder peso o no.

Quizás la cuestión más importante sobre la HBD es que aunque mucha gente (aproximadamente un 80 %) se apunta al programa por ser un medio saludable de adelgazar, la pérdida de peso se produce como un efecto secundario de recuperar el equilibrio del cuerpo. Es como si el cuerpo diera un suspiro de alivio y se redujera gradualmente la inflamación que hemos generado sin darnos cuenta. A medida que disminuye la inflamación, también lo hace la grasa almacenada. No hay que contar calorías ni carbohidratos con la HBD. No hay sustitución de comidas ni alimentos ultraprocesados. Todos los ingredientes de las deliciosas recetas del *The HBD Cookbook* (El recetario de la HBD), y de las recetas propias inspiradas en la HBD, se pueden encontrar en su supermercado. No hay trucos, ni barritas ni batidos, solo comida auténtica, sana y llena de nutrientes. Es el tipo de alimentos con los que los humanos hemos evolucionado, el tipo de alimentos que proporciona los nutrientes esenciales que necesitamos para tener energía, salud, y para obtener la fuerza y resistencia inmunitaria necesarias y para la vida misma. Una dieta basada en patatas fritas, galletas y nuggets de pollo nos mantendrá vivos, pero por qué solo mantenernos con vida, si, con una dieta de estilo mediterráneo nutritiva, podemos sentirnos extremadamente bien.

Escribí la HBD teniendo en cuenta a los omnívoros, ya que así es como éramos los seres humanos originalmente. No éramos exigentes con lo que comíamos: comíamos los que encontrábamos, ya fueran plantas o animales. Sin embargo, cada vez son más las personas que siguen una dieta vegetariana que disfrutan de la HBD como patos en el agua. Y están obteniendo unos magníficos resultados. A mí me encanta el pescado y los huevos y la mantequilla y el queso. Tras haber pasado algún tiempo siendo vegana, sé que una dieta omnívora es la que mejor se ajusta a mis gustos. La HBD puede adaptarse a todo el mundo, excepto a los frugívoros (lo siento, frugívoros).

La HBD es un programa de tres meses compuesto de cuatro fases y 10 normas que permiten una transición fluida hacia un nuevo modo de vida. Al final de los tres meses, o cuando entre en la cuarta fase, verá que se encuentra tan bien que no querrá volver nunca más a sus viejos hábitos de alimentación. Comprenderá qué es lo que funciona mejor para usted. Dispondrá de la flexibilidad para hacerse SUYO el programa, aprendiendo a escuchar más atentamente y a comprender el lenguaje de su cuerpo.

Hay dos razones claras por las que tres meses es el periodo crítico para el programa. La primera es que muchos expertos coinciden en que esta es la cantidad mínima de tiempo necesaria para consolidar nuevos hábitos. La segunda es que la vida de un eritrocito es de unos 100 días, lo que significa que ese es el tiempo que tardan en renovarse y reprogramarse estas células. Es así de sencillo. Comer según el método HBD consiste en aportar al cuerpo exactamente lo que necesita para detener el avance de las enfermedades crónicas, y también en maximizar nuestra inmunidad, energía y longevidad.

Los resultados

¿Cree que puede empezar ya? ¿Podrá asimilar el cambio que le espera? ¿La revolución de vida que le aguarda para conseguir y conservar una salud plena y un peso perfecto? ¿Cómo se sentirá, cuánto peso perderá? Además de adelgazar, ¿qué otros beneficios experimentará?

Recibimos una gran cantidad de testimonios no solicitados vía correo electrónico y de seguidores de la HBD a través de Instagram. Nos escriben con alegría sobre los cambios que han experimentado después de iniciar el programa. No pueden esperar a compartir sus resultados con nosotros. Si se une a nosotros en Instagram, encontrará la comunidad más simpática y más solidaria que pueda imaginar, es decir, el clan de la HBD. Aunque la mayoría del clan está formado por mujeres, cada vez hay más hombres, que se animan a empezar la HBD por la transformación que ven en sus parejas y porque vuelven a descubrir la *joie de vivre* (alegría de vivir).

La mayoría de seguidores de la HBD nos suelen escribir sobre:

Pérdida de peso espectacular y sostenible. La pérdida de peso es la motivación que atrae a cerca del 80 % de los seguidores de la HBD. Muchas personas de 40, 50 o 60 años habían abandonado su batalla por adelgazar hasta que descubrieron el poder transformador de la HBD. Cath Weller, imagen de la firma de moda británica Wyse, compartió su triunfo con la HBD en el *Telegraph* (*Creeping Midlife Weight Gain and How to Stop it* [Aumento de peso progresivo en la mediana edad y cómo detenerlo], marzo de 2022). Y otra vez en el *Telegraph* en enero de 2024 (*This is how I lost 3 stone and kept it off* [Así es como perdí 18 kilos y no los recuperé]). Cath, y sus sensacionales fotos del antes y el después, han inspirado a un número infinito de personas a transformar sus vidas con la HBD.

Reequilibrio de las hormonas. Las mujeres, en todas las fases de la vida, informan con alegría de la disminución de los molestos síntomas de la regla asociados con TPM, SOP, endometriosis, menstruaciones molestas e irregulares, perimenopausia y menopausia.

Mejora de la energía. Se acabaron los bajones de energía a media mañana o a media tarde que solían dejarnos desesperados por un té, un café o unas galletas. Incluso hemos tenido noticias de seguidores de la HBD aquejados de enfermedades como la fatiga crónica y la fibromialgia que han descubierto que tienen un nuevo soplo de vida y que, por primera vez en su vida, una vez que han pasado a la Fase 4, tienen energía suficiente para hacer ejercicio. Hay más energía que se puede destinar a la creatividad y la productividad, y más energía para sacar más jugo a su vida.

Sueño más profundo y reparador. En algunas ocasiones, esto ocurre de inmediato, pero en otras tarda un par de semanas, una vez que el cuerpo sale del modo de desintoxicación. Y una vez que los seguidores de la HBD se han adaptado al momento, a veces doloroso, de tener mono de dejar el azúcar, el alcohol, los aperitivos, los cereales y los alimentos procesados y los lácteos (durante los primeros 16 días de la HBD), el sueño es más profundo y reparador, y se sorprenden levantándose más temprano y de manera natural, sin alarmas, y con mucha energía también.

Efectos rejuvenecedores. El famoso brillo de la HBD. Y no nos referimos solamente al brillo en la piel, sino en el interior. Los seguidores de la HBD sienten los beneficios en el interior y también los ven en el exterior.

Una relación saludable con la comida. No es tan solo una *mejor* relación con la comida, sino una verdadera relación *saludable*. La comida libre es parte de la clave en este cambio: una vez a la semana durante la F3 comemos lo que nos apetece y nos damos cuenta de que la comida ya no es el enemigo. Los seguidores de la HBD descubren alimentos que se ajustan a su organismo y que les permiten sentirse más fuertes, más esbeltos y con una energía desbordante. Las personas escriben sobre la pérdida de la sensación de las restricciones y la gratitud que sienten por haber descubierto qué alimentos se ajustan a ellos y a su organismo. El marco saludable de la HBD les hace sentir seguros y que tienen el control. Les encanta cocinar platos saludables y deliciosos para ellos mismos, sus familias y sus amigos.

Piel sana. Hemos recibido muchos mensajes de personas que padecen acné hormonal y quístico, dermatitis, eccema y rosácea cuyos problemas desaparecen gradualmente junto a los kilos cuando empiezan con la HBD. La piel es nuestro órgano más grande: nos protege de las bacterias y las sustancias químicas, tiene su propio microbioma y es, literalmente, nuestra barrera con el mundo exterior. Asimismo, es el primer sitio donde percibimos los signos visibles del envejecimiento; una de las primeras zonas que mejora con la HBD es la piel.

Menos dolor. Resolución, o disminución del dolor, de migrañas, cefaleas y enfermedades como la fibromialgia. Menos dolores asociados con el síndrome del intestino irritable y con determinados trastornos autoinmunitarios, como la artritis reumatoide, así como menstruaciones menos dolorosas que dan como resultado trastornos inflamatorios, como la endometriosis.

Menos hambre y menos ansiedad A pesar de que los seguidores del programa de la HBD comen menos alimentos y con menos frecuencia que lo hacían, se quedan sorprendidos al ver que también tienen menos hambre debido a la reequilibración de su azúcar en sangre y a una mejor nutrición. Se sienten liberados de estar pensando sin parar en la comida, ya que planean sus comidas con antelación, saben que comen sano tres veces al día y que lo único que pueden tomar entre comidas es agua.

La comida intuitiva y qué es un ALIMENTO exactamente

Probablemente, ya sepa todo esto, pero por si acaso..., hay tres grandes grupos de alimentos: hidratos de carbono, grasas y proteínas. También necesitamos vitaminas y minerales (micronutrientes) y nutrientes de procedentes de vegetales, como polifenoles (antioxidantes vegetales). Cuando no obtenemos los nutrientes que necesitamos, tenemos ansiedad y hambre. Cuando comemos una dieta elevada de carbohidratos o de alimentos ultraprocesados, seguimos comiendo porque el cerebro nos impulsa a encontrar los nutrientes que nos deberían suministrar los alimentos. Pero claro, buscamos estos nutrientes en el lugar equivocado.

Cuando se recupera el equilibrio en el organismo, buscamos de forma natural los alimentos que contiene los nutrientes que necesitamos. Ya no tendremos antojo de pasteles, chocolates o patatas fritas. Prometo que es verdad. Una vez que recuperamos el equilibrio, esos alimentos nos atraen cada vez menos. Comenzará a confiar en los mensajes que le lleguen del cerebro y el cuerpo acerca de qué alimentos necesita. Se sustituirán los antojos por tomar hidratos de carbono o azúcar por un deseo de alimentos saludables como el brócoli, las nueces, los arándanos o las sardinas.

Solía llevar a Mini, el perro de mi madre, al parque unas cuantas veces a la semana y me fascinaba la forma en que buscaba pequeñas cantidades de hierba y pastos. Era muy especial y muy exigente, como una pequeña boticaria peluda: sabía exactamente lo que necesitaba para comer. Y lo mismo nos pasa a nosotros. Una vez que recuperamos el equilibrio, escucharemos al cuerpo, y sabremos exactamente lo que *necesitamos* comer.

Carbohidratos

El cuerpo transforma los hidratos de carbono, aparte de la fibra que no podemos digerir, pero que es el maná para los microbios, en azúcar. Los hidratos de carbono incluyen el azúcar, los siropes, la miel, la fruta y los zumos de fruta y las verduras. Y todos los cereales, incluido el trigo, el centeno, la cebada, la espelta, el amaranto, la quinoa y el trigo sarraceno son hidratos de carbono. Y también lo son todas las legumbres, pero las legumbres son hidratos de carbono con beneficios, además de que contienen mucha fibra que sirve para alimentar los microbios. Todos los hidratos de carbono estimulan la liberación de la insulina, pero cuanta más fibra contengan estos alimentos, más tiempo se tardarán en digerir, y menos influencia tendrán en nuestro nivel de azúcar en sangre y en los niveles de insulina. En última instancia, todos se convierten en azúcar.

Las verduras y las legumbres, que contienen fibra, se consideran carbohidratos «buenos». Las legumbres, incluidas las judías, los garbanzos y las lentejas, se denominan proteínas veganas, pero todas, aparte de la soja, son más hidratos de carbono que proteínas. Los hidratos de carbono refinados, como el pan, el arroz, las galletas, los bizcochos y los pasteles, así como los zumos de frutas y muchos cereales para desayunar, han sido desprovistos de fibra y de muchos nutrientes. La falta de fibra significa que se convierten en azúcar mucho más rápidamente y el resultado son niveles más elevados de insulina, lo que genera la sensación de hambre.

Grasas

Las grasas esenciales, las que debemos incluir en nuestra dieta, son las familias del omega 3 y omega 6. Ingerimos estas grasas a través de los huevos, el pescado y los animales, así como de los frutos secos y las semillas y sus aceites. Estas son las grasas vitales para nuestra salud general, para el cerebro y los ojos, para el sistema inmunitario y las hormonas, y regulan la inflamación.

Algunas personas pueden «alargar» el omega 3 contenido en alimentos como las semillas de lino y las nueces hasta convertirlo en ácidos grasos de cadena larga de EPA y DHA necesarios para nuestra salud. Estos ácidos grasos se encuentran de manera natural en el pescado, el marisco y las algas. El proceso de alargamiento no es eficaz y la conversión puede verse aún más perjudicada por la edad, los factores genéticos y el déficit de micronutrientes (incluidas las vitaminas B2, B3, B5, B6, la vitamina C, el zinc y el magnesio). Es imposible obtener el EPA y el DHA necesarios de los alimentos vegetarianos; los necesitamos obtener del pescado, el aceite de pescado o los suplementos de algas. Los vegetarianos y los veganos deben tomar suplementos de algas, ya que no pueden obtener el EPA y el DHA necesarios de su dieta únicamente.

Las grasas omega 3 y omega 6 compiten por las mismas enzimas para este proceso de alargamiento, lo que significa que la importantísima conversión del omega 3 se ve obstaculizada por un exceso de aceites de semillas omega 6 refinados y proinflamatorios en nuestra dieta. Esto también quiere decir que es mejor tomarlos por separado: omega 3 por la mañana y omega 6 por la noche. A diferencia del omega 3, el omega 6 tiene propiedades proinflamatorias y antiinflamatorias. Se puede convertir en GLA, un potente antiinflamatorio, pero solo si están presentes las enzimas para la conversión y funcionan como deben.

Los científicos nos dicen que hasta hace cien años, la proporción de omega 6 y omega 3 en nuestra dieta era inferior a 4:1 y que en una dieta moderna típica hoy en día, la proporción es de 20:1. «La reducción de la proporción omega 6/3, en particular mediante la disminución de la ingesta de aceite de semillas omega 6 refinado, y el aumento de la ingesta de omega 3 marinos, ya sea a través de la dieta o con suplementos, puede ser una estrategia eficaz para reducir la inflamación, las alergias y las reacciones autoinmunitarias» (DiNicolantonio, 2021).

Para conseguir el reequilibrio, asegúrese de ingerir suficiente EPA y DHA comiendo regularmente pescado azul, como sardinas y caballa, o compleméntelo con aceite de pescado o de algas.

Proteínas

Las proteínas son más complicadas. Están compuestas de largas cadenas de aminoácidos, de diferentes longitudes y combinaciones. La proteína que comemos se digiere y se descompone en aminoácidos simples, o en cadenas cortas de estos, que posteriormente se vuelven a organizar en las proteínas que necesitamos: son los componentes básicos de las proteínas. Todas las distintas proteínas que conforman los músculos, la piel, el pelo y todas las hormonas y las células inmunitarias se obtienen de las proteínas que comemos. Así que la expresión «Eres lo que comes» es absolutamente cierta.

De los 20 tipos de aminoácidos que necesitamos, nueve se consideran «esenciales». Debemos obtener estos nueve tipos de nuestra dieta, y a partir de estos podemos elaborar el resto de proteínas que necesitamos. Los alimentos que contienen estos nueve aminoácidos en las proporciones adecuadas se denominan «proteínas completas». Las proteínas completas las suministran los huevos, el pescado, las aves de corral, la carne, los productos lácteos y la soja. Si investiga sobre esto en Internet, es posible que vea que se hace referencia a estas proteínas completas como de «alto valor biológico».

Un huevo entero se puntúa con 100 en la escala del valor biológico que va de 0 a 100. Es el rey y la reina de las proteínas, ya que contiene los nueve aminoácidos esenciales y, además, exactamente en la misma proporción. El 100 % de la proteína del huevo está disponible para nosotros, siempre que la mezclemos con otras proteínas. El pollo tiene un valor de 83 y la soja, de 76. La soja solo tiene una puntuación de 76 porque tres de los aminoácidos que contiene presentan unos valores por debajo de lo óptimo. De manera que arrastran al resto de aminoácidos a su nivel (más bajo). Cuando los aminoácidos no se encuentran en las proporciones adecuadas, absorbemos menos proteínas; el valor proteico global de los alimentos disminuye. Solo podemos obtener las proteínas corporales esenciales que necesitamos de los alimentos que puntúan 75 o más.

Los alimentos proteicos vegetarianos, como las legumbres, incluidos los guisantes, las judías, los garbanzos y las lentejas, así como los frutos secos y las semillas contienen «proteínas incompletas». Aunque la quinoa suele considerarse un alimento proteico, en realidad contiene aproximadamente cinco veces más carbohidratos que proteínas. No es una proteína, es un carbohidrato con buenas relaciones públicas.

La química de los aminoácidos nos dice que mezclar proteínas, ya sea una mezcla de proteínas completas, o una mezcla de proteínas completas e incompletas, siempre da como resultado que el cuerpo absorbe menos proteínas y genera más residuos. Esto se debe a que es el aminoácido más bajo de una proteína alimentaria el que determina el valor global de esa proteína, es decir, la cantidad que podemos utilizar de la misma. Es la combinación de aminoácidos en la proteína de la comida la que determina cuánta proteína se puede usar. Por ejemplo, si combinamos huevos con judías cocidas, reducimos a la mitad el valor de la proteína del huevo.

¿Qué ocurre con los aminoácidos que no podemos usar? Algunos van a parar a la «reserva de aminoácidos» y el resto se descompone en amoníaco tóxico y posteriormente en urea, que finalmente se elimina mediante la orina con la ayuda de los riñones; todo ello aumenta la carga ácida del organismo. Y son los cereales y las judías, porque gran parte de sus proteínas se «desperdician», los verdaderos culpables de la acidificación excesiva del organismo. No soy bioquímica, pero gracias a mi amigo y colega Anthony Haynes, que es experto en proteínas y un profesor brillante, tengo algún conocimiento sobre el metabolismo de las proteínas. Espero haberme explicado de forma comprensible.

Alimento	g/ml	Proteína	Valor biológico
Huevo entero (2)	100	12	100; podemos usar TODA la proteína
Bacalao	100	18	92
Yogur (lácteo)	100	6,4	90
Carne de vaca	100	28	87
Pechuga de pollo	100	31	83
Tofu	100	12,6	75
Yogur (soja)	100	3,5	75
Avena	100	12	60
Nueces	100	15	50

Hoffman 2004. FoodData Central, USDA

No es necesario comer proteínas completas en todas las comidas, una o dos veces al día es suficiente. Con las proteínas, como con muchas otras cosas de la vida, la calidad es más importante que la cantidad, y siempre absorbemos más proteínas cuando comemos solo un tipo de alimento proteico en una comida. Por eso la regla de un tipo de proteína en cada una de las comidas de la HBD, para maximizar la absorción proteica y minimizar el desperdicio metabólico.

¿Por qué hay que comer alimentos ecológicos?

No siempre es posible, pero si hay elección, siempre elijo alimentos ecológicos, incluso aunque cuesten un poco más. Es mejor para los seres humanos y para los animales, e incluso para el entorno. Los alimentos ecológicos, por definición, son organismos no modificados genéticamente. El *Environmental Working Group* (EWG) con sede en EE. UU. publica su valiosa guía *The Dirty Dozen y The Clean Fifteen* (La docena sucia y La quincena limpia) en su página web cada año, con la finalidad de detallar cuáles de los alimentos que someten a pruebas contienen los residuos de plaguicidas más altos y más bajos. Los alimentos que suelen aparecer en la lista *The Dirty Dozen* (La docena sucia) son las fresas, las espinacas, el kale (junto con la berza), los melocotones, las peras, las nectarinas, las manzanas, las uvas, los pimientos, las cerezas, los arándanos y las judías verdes. Así que, al menos, asegurémonos de que estos alimentos son ecológicos.

The Clean Fifteen (La quincena limpia) de 2023 son: los aguacates, el maíz dulce (puede ser transgénico, pero de todos modos no puede comerse con el programa de la HBD, salvo quizás en las comidas libres, en cuyo caso se debe comer, si es posible, ecológico), la piña, las cebollas, la papaya, los guisantes (que son legumbres más que verduras), los espárragos, el melón dulce, el kiwi, la col, los champiñones, los mangos, los boniatos, la sandía y las zanahorias. Se puede encontrar más información al respecto en www.ewg.org.

Al comer productos ecológicos, evitamos el cóctel de residuos de plaguicidas que contienen más del 70 % de frutas y verduras no ecológicas. Y, como establece el EWG, estos plaguicidas no son solo tóxicos para los seres humanos y los animales, sino que muchos de ellos son también tóxicos para nuestras apreciadas abejas. En cuanto a los alimentos de origen animal, consulte la página web de la *Soil Association* del Reino Unido.

La agricultura ecológica garantiza que los animales estén realmente en libertad y que tengan las mejores condiciones de vida posibles. En 2023, y por primera vez en 30 años, el Departamento de Agricultura de EE. UU. (USDA) introdujo una nueva normativa, para mejorar la trazabilidad de la cadena de suministros de los productos etiquetados como ecológicos, y evitar que agricultores y fabricantes se arroguen la condición de «ecológicos» de manera fraudulenta. Todos los productos ecológicos que entran en EE. UU. deben tener un certificado de importación del *USDA's National Organic Program* (Programa Ecológico Nacional del USDA). **Nota:** «campero» o «en libertad» cuando se refiere a huevos y aves de corral no significa que sean productos ecológicos.

Un principio bajo en calorías

Durante demasiado tiempo, nos hemos dejado engañar por el paradigma calorías que consumimos/energía que gastamos. No nos interesa contar calorías en este programa. Nos interesan las proteínas, las grasas y los hidratos de carbono, y obtener las proporciones adecuadas entre estos. Pero cabe decir que los primeros 16 días *son* bajos en calorías, lo que tiene un efecto energizantes en los microbios, que a su vez es bueno para nosotros. No obstante, este no es el único motivo por el que los períodos de limitación de ingesta de calorías son positivos para la salud. Numerosos estudios, entre ellos los de Waziry, 2023, Di Daniele, 2021 y Nicoll, 2018, han constatado los efectos antienvejecimiento asociados, así como los beneficios en la tensión arterial, la longevidad y la salud en general. Lo que ocurre es que una dieta baja en calorías no es demasiado divertida a largo plazo; es aburrida y difícil de cumplir. Además, con la concentración matemática que requiere el recuento de calorías, puede convertir el hecho de comer en un asunto desmoralizador.

Consideremos la ingesta calórica de los primeros 16 días del programa, sin aceite ni alcohol. Los primeros dos días son solamente verduras y muy pocas calorías, y en los siguientes 14 días, solo consumirá entre 700 y 900 calorías al día. Esto significa que se *encuentra* ante una dieta baja en calorías a corto plazo, con todos los beneficios que han mostrado los estudios, y sin tener que estar contándolas. Comerá alimentos frescos y cada una de las calorías que ingiera le proporcionará a cambio una gran nutrición.

Si le preocupa que una pauta hipocalórica pueda reducir su índice metabólico y que provoque otras consecuencias no deseadas, recuerde que los períodos de limitación de ingesta de calorías son *buenos* para nosotros. Pero si mantenemos esta pauta hipocalórica durante demasiado tiempo, sí, nuestro índice metabólico desciende para evitar que nos muramos de hambre. La clave para la sostenibilidad saludable de este programa es la adición del aceite de oliva virgen extra (rico en calorías) y de la comida libre semanal a partir del día 17. También podemos recordarnos a nosotros mismos, en las palabras del brillante Dr. Jason Fung: «La insulina es el principal impulsor de la obesidad y de la diabetes de tipo 2. La clave para revertir ambos trastornos es, por lo tanto, no '¿Cómo reducir las calorías?', sino '¿Cómo reducir la insulina?'.» Exactamente lo que hará si sigue el programa de la HBD.

Hemos cerrado el círculo. Ha llegado el momento de volver a comer los alimentos con los que hemos evolucionado, los alimentos que nos han convertido en seres humanos, los alimentos que hablan con nuestros genes. Es el momento de reiniciar nuestros relojes internos, de recuperar nuestro ritmo, de mejorar la salud de nuestro intestino, de disminuir la inflamación y de cuidar de nuestros microbios amigables. Nuestra vida depende de ello.

Los consejos de este libro nacen de los años de práctica clínica: es lo que he visto que funciona mejor con mis clientes. Ellos me han enseñado tanto como yo a ellos, no solo sobre lo que funciona, sino sobre lo que se puede hacer, y les estoy muy agradecida. Perder peso y aprender a comer para mejorar nuestra salud no tiene por qué ser difícil ni aburrido. No hacen falta superalimentos ni nada exótico, se trata únicamente de comer las cantidades de alimentos adecuadas en las proporciones correctas y en el momento preciso. Crear nuevos hábitos siempre es un reto y, por supuesto, requiere mucha energía cambiar lo que siempre hemos hecho. Pero una vez que supere las primeras semanas de la HBD, ya no volverá a mirar atrás.

El programa de la HBD: las 4 fases y las 10 reglas de oro

La HBD es un programa de tres meses, dividido en cuatro fases, con 10 reglas de oro, que ponen los cimientos para adoptar una nueva forma de alimentarse. También es un método para sentirse mejor, para toda la vida. Aquí le presentamos un breve resumen de las cuatro fases:

Fase 1 (F1). Dos días de verduras solamente. Sin alcohol, fruta, cereales, legumbres, alimentos proteicos, aceite, lácteos, azúcar ni edulcorantes. El aguacate y el tomate, aunque técnicamente son fruta, se pueden incluir aquí. Los puristas de la HBD, los que siguen el programa al pie de la letra y obtienen los mejores resultados, eliminan las verduras solanáceas (y los lácteos) durante al menos los primeros 16 días. Esto es especialmente importante si padece algún tipo de dolor o una enfermedad autoinmunitaria. Las verduras solanáceas incluyen pimientos, guindillas, tomates, berenjenas y patatas, aunque las patatas no entran en el menú de ningún modo hasta las comidas libres de la Fase 3. En todas las fases del programa se puede incluir vinagre de sidra de manzana (VSM) sin filtrar y ecológico, así como sal y pimienta, además de hierbas frescas, secas o congeladas con las comidas.

Fase 2 (F2). 14 días de pesar todos los alimentos, con cinco horas de ayuno entre comidas y beber mucha agua. No se permite tomar aceite, cereales, azúcar, edulcorantes ni alcohol. Pero se reintroducen legumbres, fruta, frutos secos o semillas y otros alimentos proteicos. Y una manzana al día. Los puristas de la HBD siguen evitando las verduras solanáceas y los lácteos (tanto si son de oveja, de cabra como de vaca), incluidos el queso y el yogur hasta la Fase 3. La leche también es un producto lácteo, pero como la patata, la leche no entra en el menú por ahora, aparte de las comidas libres de la Fase 3. Las primeras dos fases del programa las denominamos El reinicio. El reinicio solo se debe practicar una vez al año, como máximo dos.

Fase 3 (F3). Comienza el día 17 y debe seguir por un mínimo de 10 semanas. Es la continuación de la Fase 2, se seguirán pesando las porciones de alimentos, pero gradualmente se introducirían a ojo, para depender menos de la báscula. Se mantiene el ayuno de cinco horas entre cada comida. Se introduce el aceite de oliva virgen extra. De manera opcional, se puede incluir pan de centeno de vez en cuando en las comidas, además de las proteínas y las verduras. Se introduce la comida libre semanal obligatoria, y aquí es donde comienzan las comilonas.

Fase 4 (F4): para siempre. La F4 comienza al final de la semana 10, a menos que deba perder más peso, en cuyo caso se debe seguir en la F3 hasta que se alcance el peso objetivo.

Y estas son las 10 reglas de oro:

1. Hacer tres comidas al día y ayunar durante al menos cinco horas entre cada una de ellas.
2. Comenzar cada comida con proteínas, y comer un tipo de proteína por comida.
3. No consumir aceite ni alcohol durante los primeros 16 días.
4. No consumir trigo ni ningún otro tipo de cereal durante los primeros 16 días.
5. No realizar ejercicios cardiovasculares durante al menos los primeros 16 días.
6. Beber la cantidad adecuada de agua: 35 ml por kilo de peso corporal.
7. Comer una manzana, con una comida, una vez al día desde la F2.

8. No comer durante más de una hora (excepto en las comidas libres de la F3).
9. Acabar de comer a las 21 h.
10. Sin azúcar (y sin miel, estevia ni sustitutos del azúcar), excepto en las comidas libres.

Regla 1: comer tres veces al día, ayunar al menos cinco horas entre cada comida, y beber agua solo entre comidas

Este es el punto y final a comer poco y con mucha frecuencia. Es la regla más importante de todas. Recuerde que la insulina es la hormona de almacenamiento de la grasa y el glucagón es la que quema la grasa. Lo saludable y normal para nosotros, cuando ayunamos entre comidas, es tener niveles menores de insulina y mayores niveles de glucagón. Y cuando nos sentamos a comer, debemos sentirnos relajados, de esa manera la digestión y la absorción funcionarán mejor.

Glucemia, insulina y glucógeno

Imaginemos que las células son como fábricas de ladrillos; necesitamos conductores de camiones para llevar la arena a la fábrica y que se puedan elaborar los ladrillos. Sin embargo, si no deja de llegar arena a la fábrica y esta se queda sin espacio de almacenamiento, deberá cerrar las puertas. La arena quedará amontonada en el exterior. Lo mismo sucede con el azúcar en sangre: las células tienen receptores, como las puertas, en su superficie y, una vez que la célula está llena de azúcar, cierra las puertas y no deja entrar más. Esto es la resistencia a la insulina; esta es el conductor del camión que transporta la arena. El capataz que está a cargo de la fábrica llama a los propietarios y obtiene el visto bueno para crear depósitos de almacenamiento en el exterior de la fábrica. Los depósitos de almacenamiento son los adipocitos; el exceso de azúcar se guarda como grasa.

Pero cuando los niveles de azúcar en sangre son demasiado bajos, es decir, cuando llevamos sin comer unas cuantas horas (la fábrica se está quedando sin arena y tiene que fabricar los ladrillos), se libera una hormona llamada glucagón y empezamos a descomponer las reservas de grasa para que nos aporte energía. El glucagón es el capataz gritando «necesitamos más arena y la necesitamos AHORA. Volved al trabajo».

Después de cuatro horas de no comer nada, en función de lo que ingerimos en la última comida, el nivel de insulina es tan bajo como para que el cuerpo libere glucagón, la hormona que quema la grasa. Siempre que terminemos de comer antes de la 21 h (las 20 h sería incluso mejor), los niveles de insulina estarán en su pico más bajo durante la noche; ese es el motivo por el que estamos en modo quema de grasas mientras dormimos.

¡No saboteé la quema de grasa!

No debemos tomar café ni té entre las comidas. Después de una comida de proteínas y verduras, aumentan los niveles de insulina y azúcar moderadamente hasta alcanzar un punto máximo antes de comenzar a retroceder de nuevo. Aunque ni el café negro ni el té contienen muchas calorías, sí tienen cafeína. Y la cafeína repercute en el sistema nervioso y puede llevarnos al modo lucha o huida; el azúcar se libera en el torrente sanguíneo desde los lugares de almacenamiento y se detiene la quema de grasa. Debido al efecto que la cafeína puede tener en el nivel de azúcar en sangre, algunos expertos en diabetes prohíben a sus pacientes tomar café, incluso descafeinado. Pero para la mayoría de las personas sanas parece que una taza o dos de té negro o verde o de café con la comida o justo después, tiene un efecto mínimo sobre el nivel de azúcar en sangre y no interfiere en la quema de grasa.

Lo mismo ocurre con las infusiones (cualquier cosa que no sea agua pura puede afectar al nivel de azúcar en sangre). La menta, por ejemplo, puede ser alergénica, lo que quiere decir que activa el sistema inmunitario, que a su vez activa la respuesta de lucha o huida. Este es el motivo de tomar solamente agua entre comidas.

Si pica con frecuencia, sin quererlo, ha entrenado al cerebro y al cuerpo a esperar alimentos cada dos o tres horas más o menos. La insulina nunca está tan baja como para que aparezca el glucagón. Este proceso va a llevar unos días hasta que se pueda estabilizar el nivel de azúcar en sangre de nuevo. Mientras adquiere el nuevo hábito del ayuno entre comidas, probablemente sentirá hambre e ira: hambrira. Pero sea constante, mantenga la fe, el cuerpo se adaptará y muy pronto podrá hacer el cambio vital que le llevará de quemar carbohidratos a quemar grasa.

La sensación de quemar grasa

Debe reformular los sentimientos negativos de hambre en sensaciones positivas: «Me encanta esta sensación, estoy quemando grasa, esta es la sensación cuando pasa». Es normal sentirse hambriento cuando empezamos. Si sigue la regla de las cinco horas y combina la cantidad adecuada de proteínas y verduras, muy pronto dejará de sentir hambre entre comidas, ya que el nivel de azúcar en sangre se estabilizará y los niveles de insulina se reducirán.

Otro beneficio del ayuno entre comidas, en lugar de picar entre horas, es el efecto que tiene en la salud digestiva. Cuando ayunamos entre comidas, se inicia una especie de proceso de barrido, que va desde el estómago hasta los intestinos, y que cumple la función de limpieza. Se barren los alimentos indigestos, las fibras y las bacterias a través del sistema digestivo en un barrido de limpieza que se produce cada hora y media o dos horas, pero que solo pasa cuando estamos ayunando; este barrido recibe el nombre de complejo motor migrante.

Mi hermana me hizo esta pregunta y me imagino que esta misma pregunta se la debe preguntar mucha gente: «¿Por qué debemos ayunar un mínimo de cinco horas en lugar de cuatro o cuatro y media».

Parte de la respuesta tiene que ver con la temporización de las comidas de la HBD. Lo ideal es tomar el desayuno en el plazo de una hora después de habernos levantado para reiniciar la sensibilidad de la leptina y nuestros relojes interiores. Si una persona normal se levanta a las 7 de la mañana, eso significa que el desayuno, como tarde, sería a las 8 h. Si se acaba de comer (y beber el café) hacia las 8:30 h, se podría comer hacia la 13:30 h. Si la comida se acaba hacia las 14:30 h, se puede empezar la cena a las 19:30 h, lo que deja suficiente tiempo (es recomendable acabar de cenar al menos dos horas antes de ir a la cama) para ir a dormir a las 22:30 h o las 23 h (y disponer aún de ocho horas para dormir).

Queremos que el complejo motor migrante, mencionado antes, esté activo varias veces al día: cuanto más tiempo haya para el barrido, mejor. Y los microbios amigables solo se ponen manos a la obra cuando ayunamos. Así que ayunar cinco horas, en lugar de cuatro, maximiza nuestro tiempo de quema de grasa y de limpieza interna y minimiza la inflamación. Es mejor para nosotros y para los microbios.

Comer de esta manera, y combinar la proteína con las verduras, nos lleva a un ritmo y unos hábitos con niveles de azúcar en sangre estables. La estabilización del nivel de azúcar en sangre y la recuperación del ritmo tiene efectos beneficiosos en las glándulas suprarrenales y en la tiroides también: mejoran nuestra energía y el estado de ánimo. En la F4 está bien omitir alguna comida de manera ocasional. Pero mientras estemos tratando de que el cuerpo recupere su ritmo circadiano natural y disminuya la inflamación (cada vez que comemos, se activa el sistema inmunitario, lo que da como resultado inflamación), las tres comidas diarias con al menos cinco horas de ayuno entre ellas es lo que mejor funciona.

En resumen, ayunar durante al menos cinco horas entre comidas es beneficioso porque:

- Se reducen los niveles de insulina, lo que significa que podemos quemar grasa para conseguir energía

- Permite a los microbios llevar a cabo sus tareas domésticas
- Da descanso al sistema digestivo, incluido el páncreas
- Se reduce la inflamación
- Estimula el proceso de desintoxicación del tubo intestinal

Regla 2: comenzar cada comida con proteínas, y comer un tipo de proteína por comida

Si hemos estado acostumbrados a comer muchos hidratos de carbono, como azúcar, fruta y cereales, el páncreas, que segrega insulina y enzimas digestivas, se dispara feliz como una perdiz y, a la primera señal de hidratos de carbono, aumenta la producción de insulina. La hiperglucemia es peligrosa y el páncreas no espera a ponerse en marcha para asegurarse de que hay suficiente insulina para sacar el azúcar de la sangre y llevarlo a las células. Y sabemos que toda esa insulina no nos hará adelgazar porque es una hormona muy eficaz para almacenar grasa.

Algunas de las enzimas producidas por el páncreas son la amilasa para el azúcar y la digestión de carbohidratos, la lipasa para digerir grasas y las proteasas para la digestión de proteínas. Hasta aquí todo bien. Pero como ya se ha mencionado, los carbohidratos en la boca (incluso carbohidratos vegetales buenos como las zanahorias) envían otro mensaje al páncreas: transmiten el mensaje de liberar insulina. Si empezamos una comida con algún tipo de proteína, un par de bocados de huevo, carne, pollo o pescado, tofu o algunos frutos secos o semillas, y, *a continuación*, tomamos el carbohidrato, el páncreas produce menos insulina y eso nos va bien.

Puede leer más sobre este tema en un artículo titulado: *A Review of Recent Findings on Meal Sequence: An Attractive Dietary Approach to Prevention and Management of Type 2 Diabetes* (Una revisión de los hallazgos recientes sobre la secuencia de las comidas: un enfoque dietético atractivo para evitar y tratar la diabetes de tipo 2; Kubota, 2020).

Los autores escriben: «El consumo de proteínas y/o grasas antes de los carbohidratos, favorece la secreción de péptido-1 similar al glucagón (GLP-1) desde el intestino, mejora la secreción de insulina y glucagón y retrasa el vaciado gástrico, lo que mejora la excursión posprandial de la glucosa. Se sabe que la hormona GLP-1 suprime el apetito actuando sobre el hipotálamo a través del nervio vago aferente». En otras palabras: comer algún tipo de proteína antes de los carbohidratos (verduras) propicia la mejora de la sensibilidad de la insulina, mejora el control del nivel de azúcar en sangre y nos mantiene con la sensación de saciedad más tiempo.

Recuerde los motivos por los que es importante evitar mezclar proteínas en el apartado *La comida intuitiva y qué es un alimento*. Queremos obtener la máxima nutrición posible, el máximo rendimiento de los alimentos que comemos. Comer un tipo de proteína por comida significa que vamos a extraer la mayor cantidad de proteína de dicho alimento, con menos desperdicios y menos trabajo para los riñones.

En mi trabajo clínico con *Metabolic Balance*™ (MB), mis clientes veganos/vegetarianos no conseguían los mismos resultados que los omnívoros: no consumían suficientes proteínas. Muchos de ellos están acostumbrados a comer alimentos veganos muy procesados que no están permitidos en MB, y que yo tampoco recomendaba. Fue una sorpresa agradable descubrir (a través de Instagram) que algunas personas vegetarianas habían escogido la HBD y que habían conseguido muy buenos resultados. Eran aquellos que estaban comiendo la mayor cantidad de tofu y tempeh (soja), lo que significa que estaban obteniendo la proteína de alto valor que es tan importante en la HBD. El yogur de soja ecológico y sin endulzar se incluye ahora como opción para el desayuno (solo si es vegetariano), pero es mucho mejor empezar el día con tofu o tempeh ricos en proteína (siempre ecológico).

Intente consumir un alimento proteico diferente en cada comida. Si, por ejemplo, toma huevos para el desayuno, evite comer huevos en la comida o la cena el mismo día. Pero si es vegetariano, asegúrese de que al menos una de sus comidas diarias es tofu o tempeh para cerciorarse de que ingiere suficiente proteína de valor alto.

En resumen, comenzar cada comida con una proteína y comer un tipo de proteína por comida es beneficioso porque:

- Se produce menos insulina
- Sc absorbc más protcína
- Creamos menos ácidos y los riñones no trabajan tanto

Regla 3: ni aceite ni alcohol durante 16 días

La regla de no tomar aceite ni alcohol no es solo por mantener la ingesta de calorías baja durante las dos primeras semanas, sino también para darle unas vacaciones al hígado. El hígado (vuelva a consultar el aparado de la fructosa y el hígado) es un órgano extraordinario; puede parecer una babosa gigante, pero su función es muy importante para la salud y para la capacidad de quemar grasa. El hígado pesa un kilo y medio, que es casi lo mismo que el cerebro y, curiosamente, más o menos lo mismo que la flora intestinal (las bacterias saludables que viven en el intestino).

Algunas de las tareas de las que el hígado es responsable son: la quemar grasa, conseguir el equilibrio de la glucemia, elaborar y descomponer proteínas y hormonas, almacenar vitaminas y eliminar toxinas, como el alcohol, y fármacos como el paracetamol. El hígado limpia todo tipo de toxinas, desde el humo de los cigarrillos hasta los gases de los tubos de escape o los productos químicos que nos ponemos en la piel. Y también necesitamos el hígado para la digestión de la grasa, ya que genera bilis, que se almacena en la vesícula biliar. La bilis se libera cuando comemos grasas y aceites y actúa de una manera similar al líquido lavavajillas descomponiendo o emulsionando las grasas de nuestra dieta para que podamos digerirlas y absorberlas junto con la vitaminas solubles en grasas, las vitaminas A, D, E y K.

¡Son las vacaciones para el hígado!

Durante la Fase 1 y la 2, los primeros 16 días, no se debe ingerir ni aceite ni alcohol. Se puede decir que esto supone unas vacaciones para el hígado, lo que le permite a este órgano ponerse manos a la obra en la tarea de quemar grasa. Uno de los signos de un hígado perezoso es la acumulación de grasa alrededor de la cintura, junto con la aparición de la panza. El pequeño (o gran) michelín de grasa que se desarrolla alrededor del abdomen superior se conoce cariñosamente como «michelín del hígado». Es difícil perder esta grasa abdominal hasta que se mejora la función del hígado. Pero si se le concede un tiempo de descanso a este y algunos cuidados y mimos, puede volver a quemar grasa de manera eficaz y acabar con la grasa que envuelve la cintura. Las comidas ligeras y nutritivas, a base de un tipo de proteína y una mezcla de verduras, harán que el hígado se muestre agradecido.

Pueden surgir problemas hepáticos, como la «esteatosis hepática». Se produce cuando el hígado se vuelve perezoso por la acumulación de demasiada grasa, y ya no realiza sus tareas con entusiasmo. La esteatosis hepática puede ser la consecuencia de comer demasiado azúcar y demasiados carbohidratos y/o beber mucho alcohol o incluso comer demasiada fruta. La fructosa, el azúcar de la fruta, está bien en pequeñas cantidades, como por ejemplo una manzana al día, pero demasiada fruta no es buena para nosotros.

Los alimentos grasos nutritivos, como el pescado azul (la caballa), el aguacate, los frutos secos y las semillas, se incluyen a partir de la Fase 2, pero no se debe añadir grasa ni aceite hasta la Fase 3. Saque la grasa visible de la carne y no coma la piel de las aves de corral hasta que empiece la Fase 3, pero puede comer piel de pescado (si le gusta). La alcachofa, la manzana, la berza y el kale, además de todas las verduras del género Brassica, las hojas de diente de león, el ajo, el jengibre, el té verde, el limón, la cebolla, el perejil y la rúcula son alimentos especialmente apreciados por el hígado.

Nota: si está tomando suplementos de aceite de omega 3 (pescado o algas) con el desayuno y omega 6 (GLA o aceite de borraja) con las comidas de la tarde, puede continuar tomando estos suplementos en todas las fases del programa.

En resumen, la regla de no tomar aceite ni alcohol durante 16 días sirve para:

- Dar un descanso al hígado y demostrarle amor
- Permitir que el hígado continúe con sus tareas de desintoxicación y quema de grasa

Regla 4: ni trigo ni cereales durante los primeros 16 días (y también es recomendable que evite los lácteos al menos hasta la F3)

Cuando ejercía la práctica clínica, a menudo pensaba que si todo el mundo dejara de comer trigo, yo no tendría mucho trabajo. El trigo nos da hambre a todos y nos provoca flatulencias; además, también altera la química del cerebro y nos convierte en adictos. El gluten del trigo también hace que el intestino sea permeable, lo que activa el sistema inmunitario. Incluso aunque piense que no le causa ningún problema, debe eliminarlo (así como todos los cereales) de su dieta completamente, al menos 16 días. Puede tratar de volver a introducirlo en la Fase 3, si lo desea, y ver cómo se siente a partir de ahí.

Piense en los alimentos que le apetecen, que come en exceso o incluso con los que se da un atracón. ¿Está entre ellos el pan? ¿Le encanta el pan? ¿O la pasta, la pizza, los bizcochos o las galletas? ¿Se siente satisfecho cuando come estos alimentos? La barrera hematoencefálica está diseñada para que el cerebro esté seguro, a salvo de toxinas, pero los compuestos similares a los opioides, que se forman a partir del gluten, pueden atravesar esta barrera y unirse a los receptores opiáceos. Este es el motivo por el que el gluten actúa como una droga para algunos de nosotros. Puede leer más acerca de este efecto en el Glosario, en *Estreñimiento*.

Las sustancias similares a los opioides procedentes de la caseína, la proteína de la leche, pueden atravesar la barrera hematoencefálica. Y cuando la gliadina y la caseína activan los receptores de opiáceos, es como si recibieran una inyección de morfina, que sienta bastante bien. Cuando eliminamos estos alimentos de nuestra dieta, algunas personas experimentan síntomas de abstinencia, como pasa con la morfina, incluidas cefaleas. Según William Davis (autor de *Adicto al pan*) aproximadamente un 30 % de sus pacientes sufrían síntomas de abstinencia. Los síntomas incluyen cansancio, confusión mental, irritabilidad o estado de ánimo bajo, y por lo general duran entre dos y cinco días. (Vuelva a leer la historia sobre una tarea que me asignaron para casa relacionada con el trigo en el apartado *La digestión y todas las enfermedades comienzan en los intestinos*).

Una historia de la adicción a la caseína: *una joven de unos treinta años vino a verme; no había manera de perder peso y sufría problemas de los senos paranasales, úlceras en la boca, ansiedad y lo que ella describía como «bajones terribles» e insomnio. También padecía frecuentes ataques de diarrea. Su diario alimentario incluía avena y leche desnatada para el desayuno, así como café con leche y queso. Tenía apetitos de queso y de café con leche y azúcar. Al preguntarle qué le parecería suprimir los lácteos durante dos semanas, se le llenaron los ojos de lágrimas. Sin embargo, aceptó con valentía y los dejó por completo. Tres semanas más tarde, como habíamos acordado, probó un poco de queso. A los pocos minutos, sufrió violentos retortijones de estómago y diarrea. Volvió a su pauta de alimentación sin lácteos, pero probó el queso dos veces más, con el mismo resultado, antes de abandonarlo para siempre. Perdió el peso que se había planteado y empezó a dormir profundamente. Las infecciones en los senos paranasales y las úlceras de la boca desaparecieron y, lo mejor de todo, la ansiedad y el estado de ánimo bajo, también.*

¡Desenmascarar al diablo!

Hasta que no hemos eliminado por completo un alimento concreto durante al menos dos semanas antes de reintroducirlo, no sabemos con certeza si nos causa problemas o no. Por lo general, los dos alimentos más problemáticos son los cereales, en particular los cereales que contienen gluten, y los lácteos. He oído hablar de muchos seguidores de la HBD que eliminaron obedientemente los lácteos durante los primeros 16 días y que se sorprendieron por la reacción de su cuerpo al reintroducirlos en la Fase 3. Entre las reacciones que se han notificado, tenemos náuseas, dolor, ardor de estómago o úlceras en la boca/aftas bucales. Pero le recuerdo otra vez que es posible que a usted le sienten bien. La HBD es un viaje de autodescubrimiento; se trata de encontrar lo que mejor se adapte a usted personalmente como sujeto bioquímicamente único.

En resumen, la regla de no ingesta de trigo ni cereales durante los primeros 16 días es importante porque:

- Los cereales se descomponen en azúcar, que se suele guardar como grasa
- El trigo es alergénico y facilita la permeabilidad del intestino
- El trigo nos hace sentir hambrientos

Regla 5: no realizar ejercicio cardiovascular durante al menos los primeros 16 días

Para algunos será una buena noticia, mientras que para otros puede suponer una de esas reglas que es tentador romper o ignorar. El ejercicio cardiovascular y la HBD son mutuamente excluyentes hasta la F4. Se tiene que elegir o lo uno o la otra, las dos al mismo tiempo no puede ser. Lo mismo ocurre con el entrenamiento intensivo con pesas: solo se puede hacer un entrenamiento de resistencia leve hasta la F4. Mientras tanto, siga caminando, haciendo estiramientos, taichí y yoga suave.

Si ya está en forma y entrena habitualmente, continúe haciendo una versión reducida de su entrenamiento normal. Una «versión reducida» significa que puede hacerlo mientras mantiene una conversación y no le falta el aliento. Pero si todavía no hace ejercicio, este no es el momento para empezar. Evite cualquier ejercicio que acelere el corazón (como *spinning*, saltar a la cuerda o correr) y que le haga sudar y perder el aliento.

¿Por qué no hacer ejercicios cardiovasculares? Porque estos ejercicios provocan que el sistema nervioso se ponga en modo lucha o huida: es un factor estresante. Piense en las dos partes del sistema nervioso como el acelerador y los frenos de un coche. El acelerador, que aumenta las hormonas del estrés, la adrenalina y el cortisol, es el sistema simpático, es decir, el que nos dice lucha o huye, y ¡ACCIÓN! Los frenos son el parasimpático, es decir, el que nos invita a descansar y reparar, y a ¡PARAR! Si quitamos los pies del acelerador y usamos el pedal del freno más a menudo, permitiremos que se relaje el sistema nervioso.

Cuando restauramos los niveles normales de insulina y azúcar en sangre, mediante la HBD, las hormonas puede recuperar su ritmo natural. El cortisol, como todas las hormonas, sigue un ritmo circadiano. Cuando estamos sanos, los niveles de cortisol son de manera natural más altos por la mañana y más bajos por la tarde. Pero cuando los ritmos del cortisol están fuera de control, se ven afectadas el resto de las hormonas, lo que tiene efectos muy diversos en el peso, el sueño, el estado de ánimo, la energía, la piel y la digestión. Un nivel de cortisol alto también puede afectar de manera negativa a la menstruación, el equilibrio de las hormonas sexuales y la fertilidad (Brundu, 2006).

Si nos sentimos agotados o estresados, significa que hemos perdido el ritmo y la capacidad de adaptarnos a los factores estresantes, ya sean fisiológicos o psicológicos. Esa conocida sensación de «cansancio, pero sin poder desconectar» (demasiado conectado por la noche para dormir bien y demasiado cansado durante el día para concentrarnos y funcionar como deberíamos) se debe a que los ritmos del cortisol han dejado de estar controlados. Es un signo de que hemos perdido nuestro ritmo natural.

Hace unos años, vi a una mujer de unos cuarenta y pocos años que se torció un tobillo justo un poco antes de comenzar este programa. La verdad es que se vio obligada a estar tumbada en el sofá durante los primeros 16 días. Vino a verme cojeando antes de empezar la Fase 3 y, a pesar de no haber hecho nada de ejercicio, había ganado músculo y había perdido grasa, simplemente como resultado del cambio de dieta. Ella, al igual que muchas otras personas, demuestra que podemos quemar la grasa y generar músculo con un cuchillo y un tenedor, sin necesidad de chándal ni deportivas.

Ejercicio para reducir músculo

El periodista del *Sunday Times*, Matt Rudd, escribió un fascinante artículo para el periódico en 2017 en el que expone con elocuencia argumentos en contra del ejercicio extremo para la salud general y la pérdida de peso. Su pauta de entrenamiento, en su búsqueda de la forma perfectamente musculada, consistió en 18 meses de «entrenamiento de alta intensidad. Cintas de correr. Boxeo. Ejercicio duro. Y correr mucho».

Escribió sobre sus resultados después de someterse a una exploración diagnóstica del cuerpo: «el resultado neto de los últimos 18 meses de sudor, trabajo y náuseas es que he perdido 8 kg de peso corporal, y al menos una gran parte parece ser músculo. La gran mayoría de las nuevas clases a las que he acudido son de las que imponen ejercicios de ritmo cardíaco máximo. Esta es la tendencia de moda en un sector obsesionado con la pérdida de peso. El foco se pone en quemar calorías, y por eso suelo ser el único tío de la sala... He quemado más calorías de las que he consumido. He desarrollado el físico de un corredor de larga distancia desnutrido». Rudd, triste y desanimado, descubrió consternado que el resultado más visible de su plan de entrenamiento de alta intensidad era que había perdido parte de la musculatura.

De manera parecida, en la clínica, algunos clientes, devotos discípulos del dogma que dice que perder peso es imposible sin ejercicio cardiovascular, se sentían incapaces de seguir esta regla. A pesar de su inicial falta de energía al principio del programa, continuaron con su plan de entrenamiento. Con mi analizador de composición corporal, constatamos semana a semana no solo una *disminución* de la masa muscular y del índice metabólico, sino también un *aumento* de la grasa corporal y, en ocasiones, incluso también de la grasa visceral. La grasa visceral es la grasa peligrosa que se acumula alrededor de los órganos. Finalmente, cuando se dieron cuenta y dejaron de hacer su riguroso plan de entrenamiento, vieron que podían quemar grasa y regenerar la musculatura de nuevo.

Quemar lentamente

Stu Mittleman, un atleta de pruebas de resistencia, que corrió 5000 km desde San Diego a Nueva York, escribió un excelente libro a dos manos, *Slow Burn – Burn fat faster by exercising slower* (Quemar lentamente: quemar grasa rápido mediante ejercicios más lentos, 2000). Como explica, para quemar grasa necesitamos que el corazón lata a un ritmo lento. Si el ejercicio es demasiado duro, solo quemamos azúcar para obtener energía. Cuando el ejercicio que hacemos es demasiado duro, el cuerpo descompone las proteínas de los músculos y las convierte en azúcar para que podamos seguir.– El tipo de ejercicios al que se someten algunos es contrario a la supervivencia: los músculos están bien para hacer algunos esprints de vez en cuando y para escalar, y se han adaptado bien, evolutivamente hablando, para largas caminatas, y para levantar y transportar objetos pesados como troncos.

Caminar como actividad de ocio, en contraposición con una marcha rápida, y especialmente hacerlo en medio del bosque, es bueno para nosotros de una forma casi mágica y reduce los niveles de cortisol. Echc un vistazo a la reseña: *Shinrin-Yoku (Forest Bathing) and Nature Therapy* (Shinrin-Yoku [baño en el bosque] y tratamiento natural), Hansen, 2017 y Muro, 2023, para que le inspire a caminar por la naturaleza;

un parque en la ciudad también serviría, pero las coníferas son mágicas. Solíamos dar paseos maravillosos por Battersea Park, en Londres, mientras mirábamos la transformación de las plantas y las flores según las estaciones, y dábamos de comer a los pájaros.

¿Qué debería comer antes de hacer ejercicio?

¡Nada! En la época de las cavernas, si teníamos hambre o sed, nos veíamos obligados a caminar para poner remedio a esto. Y cuando caminamos con el estómago vacío no solo nos ponemos en modo quema de grasa y mejorar la digestión, sino que también reducimos la inflamación y hacemos que el cerebro esté más receptivo. Puede que le venga bien leer el extraordinario artículo de 2015 de Pruimboom, *Physical Activity Protects the Human Brain against Metabolic Stress Induced by a Postprandial and Chronic Inflammation* (La actividad física protege al cerebro del ser humano frente al estrés metabólico inducido por una inflamación posprandial y crónica) para tener más información sobre este punto.

Caminar eleva el nivel de acidez estomacal, que es necesario para digerir los alimentos; sin embargo, el ejercicio extremo hace que disminuya. Para reducir el estrés, lo que nos permitirá conseguir el reseteo hormonal que deseamos, es necesario pasar más tiempo en el modo parasimpático. Caminar, además de ser una actividad antiinflamatoria y de mejorar la digestión, también estimula el crecimiento de los microbios amigables en el intestino. Dé un paseo antes de comer, aunque sean solo 10 minutos, y si puede hacerlo antes de cada comida, mucho mejor.

Si sigue tentado de ignorar esta regla, recuerde que el tipo de ejercicio equivocado, al igual que el exceso de estrés, puede provocar que engordemos, no que adelgacemos. El ejercicio duro e intenso es un factor de estrés, y el enemigo de la quema de grasa. Debe evitarse hasta la F4. ¿El viejo mantra que relaciona la pérdida de peso con el recuento de calorías y el ejercicio intenso para quemar calorías? Simplemente, es falso. Y está a punto de demostrarlo.

Es evidente que el ejercicio es bueno, no hace falta ni decirlo. Pero por ahora, mientras volvemos a buscar el equilibrio e intentamos que el cuerpo reduzca la inflamación y siga quemando grasa, debemos evitar el ejercicio que nos lleva a elevar el nivel de cortisol al ponernos en el modo lucha o huida. Queremos tener niveles de cortisol más bajos y pasar más tiempo en el modo parasimpático. ¿Cuál es el mejor ejercicio para reducir los niveles de cortisol? Caminar.

En resumen, evitar hacer ejercicios cardiovasculares es importante porque:

- El ejercicio duro o cardiovascular es un factor estresante que da como resultado niveles más elevados de cortisol
- Estamos pidiendo al cuerpo que pase de quemar carbohidratos (azúcar) a quemar grasa
- El ejercicio intenso o duro sin suficientes proteínas puede tener como consecuencia la pérdida de músculo
- El ejercicio duro puede darnos más hambre y, en especial, nos puede generar ganas de comer carbohidratos

Regla 6: beber la cantidad correcta de agua

El consejo es beber 35 ml de agua por kilo de peso corporal. Así que alguien que pese 60 kg debería beber unos dos litros al día y alguien que pese 100 kg o más, entre tres litros y medio y cuatro. Lo único que se puede añadir al agua son gotas de electrolitos sin sabor ni edulcorantes (normalmente compuestas por sodio, potasio, cloro y magnesio). Los electrolitos no solo hacen que el agua sepa mejor, también mejoran nuestra hidratación. El agua es muy importante; es como la bujía de una máquina que transmite energía a todo el cuerpo.

La deshidratación es otra señal de peligro (como el estrés, la soledad, los niveles altos de insulina o de azúcar en sangre) y esta señal le dice al cuerpo que conserve energía. La falta de agua se percibe como un problema mucho más serio que la falta de alimentos.

Cuando estamos deshidratados, nuestro índice metabólico cae y quemamos menos calorías. Algunas veces estamos preocupados por si bebemos demasiado, pero a menos que salga de fiesta, es complicado beber demasiada agua. **Nota:** si está tomando algún tipo de medicación, consulte a su médico sobre la ingesta segura de agua. Es mucho más probable que nuestro problema sea que bebemos poca agua, y no demasiada. Un buen termómetro para saber el grado de hidratación es el color del pipí. Debería tener un color claro, más parecido al de Pinot gris que al dc la paja.

La grelina, el gremlin del hambre

Cuando tenemos el estómago vacío, es decir, cuando no hay alimentos en el interior, se encoge, y al hacerlo, el estómago libera la hormona del hambre, la grelina. Y la grelina le dice al cerebro: «No hay nada aquí, lo mejor será que comas algo». Pero, como ha leído antes, si bebe un gran vaso de agua, más o menos medio litro, el estómago se ensancha y la grelina se esfuma. Antes de que viera la investigación con ratas (Eweis, 2017) que sugiere que el agua con gas/gasificada aumenta los niveles de grelina, solía decir que era mejor beber agua gasificada que no beber agua, pero ahora no estoy tan segura: para conseguir los mejores resultados, bébala sin gas.

Eche un vistazo al artículo de Peta Bee para *The Times*, de marzo de 2016. Escribió sobre el efecto del agua en la pérdida de peso: *Here's the Water Diet (yes really)* (Aquí está la dieta del agua [sí, de verdad]). Los resultados de un estudio observacional (An y McCaffrey, 2016) establecieron que las personas que bebían de uno a tres vasos adicionales de agua al día se sentían menos atraídas por el azúcar y la sal, y que consumían menos calorías. Y en un estudio (Parretti, 2015) de 84 adultos obesos, se averiguó que los que bebían medio litro de agua treinta minutos antes de cada comida perdían casi 1,5 kilos más que los que no bebían. De hecho, perdieron unos cuatro kilos y medio a lo largo del ensayo de 12 semanas de duración.

La mejor manera de beber agua no es a sorbos, sino al estilo cavernícola: medio litro de una vez. Beba el primer medio litro nada más levantarse por la mañana. Es el momento más importante para rehidratarse. Para animarse, piense en expulsar del cuerpo todas esas toxinas que liberan los adipocitos durante la noche. Como mínimo, beba otro litro y medio antes de la comida. Convierta la ingesta de agua de manera regular en su nuevo hábito más importante. Como se comenta en el artículo de Peta Bee, mucha gente se ha burlado de la idea de que beber mucha agua sea beneficioso, ya sea para perder peso o para cualquier otra cosa. Sin embargo, desde el punto de vista clínico, he visto una y otra vez que las personas que beben suficiente agua, y que la beben temprano, son los que consiguen una pérdida de peso más rápida. Además, es bueno para la piel: piense en «ciruela», no en «ciruela pasa». Es una gran fuente de energía y un antiinflamatorio natural también.

En resumen, es importante que bebamos suficiente agua, porque el agua nos ayuda a:

- Que no aparezca la grelina, la hormona del hambre
- Acelerar la pérdida de peso y a reducir la inflamación
- Eliminar las toxinas
- Estar alerta y con energía
- Recuperar un cutis rosado

Regla 7: comer una manzana, con una comida, una vez al día

Una manzana al día es la única fruta obligatoria del programa. La manzana siempre es un añadido a las proteínas y las verduras, no sustituye a nada. Como extra opcional, puede comer hasta 100 g de un tipo de fruta según la lista de alimentos siguiente, pero si la pérdida de peso es su objetivo principal, evite añadir fruta extra con demasiada frecuencia y limítese a comer una manzana diaria.

En noviembre de 2013, se publicó un artículo irónico en el BMJ. Los autores del estudio se propusieron descubrir los efectos que tenía la prescripción de la ingesta de una manzana o una estatina al día en los mayores de 50 años. Llegaron a la conclusión de que «un mensaje de promoción de la salud de hace ciento cincuenta años está a la altura de la medicina moderna y es probable que tenga menos efectos secundarios» y que «una manzana al día o una estatina tienen las mismas probabilidades de mantener a raya al médico». Además, saben bien. Según Caroline Taggart, autora de *An Apple a Day: Old fashioned proverbs and why they still work* (Una manzana al día: proverbios antiguos y por qué funcionan todavía, 2011), el proverbio original era en realidad «Comer una manzana antes de ir a dormir y el médico no se ganará la vida contigo».

En cualquier caso, no la tomaremos antes de acostarnos, sino con el desayuno, la comida o la cena. «Pero ¿qué pasa con la fructosa» Me pregunto. Buena pregunta. Las manzanas, como toda la fruta, contienen fructosa, pero los beneficios positivos en la salud de comer una manzana al día compensan con mucho a los negativos de la fructosa.

La magia de la pectina de la manzana

Las manzanas contiene un tipo especial de fibra llamada pectina y los estudios han mostrado que beneficia a la salud en muchos aspectos, desde la reducción del colesterol hasta la disminución de los niveles de radiación en niños en Chernóbil (Nesterenko, 2004). También han mostrado que reducen el cáncer de colon (en ratas) y que inhiben bacterias como el estafilococo (Martinov, 2017). La pectina se une a las toxinas en el intestino y ayuda a aumentar el volumen de heces, lo que favorece la regularidad. También es importante porque nos hace sentir más llenos. Las manzanas son una buena fuente de polifenoles, antioxidantes vegetales. Se ha descubierto que las dietas ricas en polifenoles protegen contra el desarrollo y la progresión de varios trastornos crónicos como el cáncer (Nezbedova, 2021), la diabetes, problemas cardiovasculares y que también tienen propiedades antienvejecimiento. A los microbios les encanta la combinación de polifenoles y pectina, la cual favorece su crecimiento. Eche un vistazo al maravilloso artículo de Nezbedova, que puede encontrar escribiendo pmc8618396 en el navegador.

Vinagre de sidra de manzana para los antojos

El vinagre de sidra de manzana (VSM) se ha utilizado durante generaciones por las mujeres para perder peso, a pesar de que no hay evidencias científicas de que sea útil. Hay varios estudios con ratas y ratones que sugieren que ayuda a reducir los antojos e incluso puede mejorar los niveles de colesterol. En 2017, por fin, se publicó un metaanálisis (una revisión de todos los estudios publicados) que sugería que el vinagre/VSM también beneficia a los seres humanos: «Los resultados sugieren que el consumo de vinagre (alrededor de 1–2 cucharadas) con una comida puede reducir la glucosa posprandial y las respuestas de la insulina tanto en participantes sanos como en aquellos con resistencia a la insulina o diabetes» (Shishehbor, 2017). En 2021, los autores de otro metaanálisis escribieron: «Descubrimos que el consumo de VSM ayuda a disminuir significativamente las concentraciones séricas totales de colesterol, glucosa plasmática en ayunas y HbA1c» (Hadi, 2021).

En la práctica clínica, la gente suele decir que ayuda a reducir los antojos de azúcar y se sienten menos hinchados después de comer. El VSM contiene ácido málico, que tiene propiedades antibacterianas y antifúngicas. A menudo nos preguntan si beber VSM es perjudicial para el esmalte dental. La respuesta es que siempre que solo lo tome con las comidas, ya sea con ensaladas o diluido en agua, todo irá bien. Así que, a partir de la F2, coma una manzana con cada comida todos los días. Y añada vinagre de sidra de manzana a las ensaladas, o añada una o dos cucharadas soperas al agua tibia o fría y bébala a sorbos con la comida (Launholt, 2020).

Si se está preguntando si puede sustituir la manzana por un zumo de manzana, aunque sea fresco, la respuesta es no. En el zumo no estará la maravillosa fibra que contienen las manzanas.

En resumen, una manzana al día es importante porque:

- Contiene la fibra pectina que nos ayuda a la desintoxicación
- Contiene antioxidantes vegetales, polifenoles, que nos protegen de las enfermedades
- Alimenta los microbios buenos del intestino
- Puede mantener alejado al médico

Regla 8: no comer durante más de una hora (excepto en las comidas libres semanales)

Esta regla está pensada para maximizar el tiempo dedicado a quemar grasa, y para la salud del sistema digestivo, así como para reducir la inflamación. Tenemos que hacer tres veces al día y necesitamos ayunar cinco horas entre cada una de ellas. Además, debemos acabar de comer a las 21 h, pero no podemos comer demasiado rápido: puede favorecer que engordemos también. En un estudio japonés (Hurst, 2018) de la Universidad de Kyushu se descubrió que en comparación con aquellos que tendían a engullir la comida, las personas que comían a una velocidad normal tenían un 29 % menos de probabilidades de ser obesas, porcentaje que aumentaba hasta un asombroso 42 % para los que comían más despacio.

Sabemos que cuando comemos, los niveles de insulina y azúcar en sangre aumentan. Es lo normal. El cuerpo dice: «Bien, la comida nos aporta energía y alimenta los músculos y, si es suficiente, podemos almacenar parte de esa comida como grasa para la próxima vez que no tengamos ningún tipo de aportación». Por eso se puede tomar té negro o café con la comida: el nivel de azúcar en sangre aumenta de todos modos como consecuencia de la ingesta y no se dispara porque la comida anula el efecto de la cafeína.

Esta regla significa que no podemos volver a nuestras viejas costumbres de picotear: comemos, tomamos té negro o café si queremos y, una vez se han procesado los alimentos, comienza la quema de grasa. Si seguimos comiendo, la insulina sigue aumentando sus niveles, lo que significa que estamos en el modo de almacenamiento de grasa, más que en la de quema, y, en consecuencia, en un estado de inflamación.

Comer de este modo no solo nos da más tiempo para quemar la grasa, también nos conduce a tener un ritmo y unos hábitos que tienen muchos efectos positivos en nosotros. Uno de estos efectos positivos es que estabiliza la glucemia y reduce la insulina, lo que significa que tendremos menos hambre entre comidas. Recuerde que el ayuno de cinco horas entre comidas comienza cuando acaba la comida (no cuando se empieza). Si comprende que un simple aperitivo, o una taza de café o una infusión, saboteará esa ventana de quema de grasa de cinco horas, y del reinicio hormonal, será más fácil evitar la tentación.

En resumen, que las comidas no duren más de una hora es beneficioso porque:

- Ayudan a recuperar el ritmo y los hábitos que son buenos para nosotros
- Evitan que picoteemos y permiten que la insulina disminuya entre comidas
- Nos da más tiempo para quemar grasa

Regla 9: dejar de comer a las 21h

Después de cenar y mientras estamos haciendo la digestión, los niveles de insulina comienzan a disminuir y deberían situarse en su nivel más bajo durante la noche. Cuanto más bajo sea el nivel de insulina antes de ir a dormir, más grasas se podrán quemar. Comer y beber bien entrada la noche provoca que la insulina tenga niveles altos y, en consecuencia, el resultado es que nos ponemos en el modo almacenamiento de grasa, más que en el de quema de grasa. Algunos nos burlábamos de nuestros primos del otro lado del Atlántico por cenar a las 18–19h, pero tenían razón: un intervalo de al menos dos horas (tres sería aún mejor) entre la comida y la hora de dormir es perfecto y aumenta al máximo el potencial para quemar grasa.

Quemamos más grasa cuando estamos dormidos que cuando estamos despiertos. Uno de los motivos es porque el sistema inmunitario está activo durante la noche y descompone grasa para alimentarse. No deja de estar en modo de vigilancia en busca de bacterias que puedan haberse colado durante el día. Y, al mismo tiempo, durante la noche, el cuerpo se coloca en el modo de reparación; arreglar tejidos es otra de las tareas del sistema inmunitario. Ese terrible dolor que experimentamos con la gripe se debe en parte a que el sistema inmunitario se centra en matar bacterias o virus y no tiene la oportunidad de ponerse en el modo de reparación.

El otro motivo por el que quemamos más grasa cuando dormimos es porque la insulina, en individuos sanos y no diabéticos, tiene niveles bajos durante la noche. Esa es la razón por la que nos despertamos literalmente más delgados por la mañana. Por eso, si estuviéramos digiriendo y absorbiendo alimentos que hemos comido demasiado tarde, o en demasiada cantidad, y no durmiésemos suficiente, no tendríamos el tiempo adecuado para quemar grasa. Cuando dormimos seis horas o menos, el resultado es una disminución de la leptina y un aumento de los niveles de grelina; una combinación indeseable, que favorece que tengamos más hambre.

En resumen, es importante acabar de comer antes de las 21h porque:

- El tiempo de dormir es tiempo para quemar grasa, pero solo si la insulina tiene niveles bajos durante la noche
- Tener niveles bajos de insulina y azúcar durante la noche significa menos inflamación

Regla 10: sin azúcar (ni miel ni estevia ni sustitutos de azúcar excepto en las comidas libres)

La mayoría hemos experimentado la montaña rusa de sensaciones que suponen los altibajos del nivel de azúcar en sangre. Cuando estamos un poco cansados y necesitamos un chute de energía, es tentador inclinarse por tomar algo dulce, que rápidamente nos da esa energía y aumenta el azúcar en sangre. Los niveles de azúcar se disparan y se producen grandes cantidades de insulina; esta lleva a cabo una gran tarea extrayendo el azúcar de la sangre y llevándolo a las células, donde se puede quemar para obtener energía o almacenarse como grasa. Necesitamos vitaminas B para producir ácido estomacal, pero también las necesitamos (junto con la vitamina C, el magnesio y el zinc) para gestionar el azúcar que comemos. Comer azúcar merma las cantidades de estos nutrientes, que son precisamente los que necesitamos para obtener energía. Además, el azúcar nos agota.

Sin embargo, a veces, la insulina lleva a cabo una tarea demasiado buena y el nivel de azúcar en sangre disminuye muy rápidamente; puede descender a un nivel inferior al que teníamos antes de tomar el aperitivo azucarado: a este fenómeno se le llama hipoglucemia reactiva. Con la bajada del nivel de azúcar en sangre aparece el hambre (y con ello se reinicia todo el ciclo de nuevo), y comenzamos a buscar nuestra siguiente dosis de azúcar. Pero si comemos en horarios regulares y combinamos verduras con proteínas, la sensación de hambre desaparece y los picos y bajones de energía pasan en un abrir y cerrar de ojos a ser cosa del pasado. Si seguimos comiendo carbohidratos y azúcar, no podremos esperar que el organismo sea capaz de cambiar de quemar azúcar a quemar grasa para obtener energía.

El cerebro egoísta

Cuando nos llevamos algo dulce a la boca hay dos órganos que se ven afectados: el cerebro y el páncreas, que, como sabemos, libera insulina. El hipotálamo, en el cerebro, equipara este sabor dulce con la energía. Y en nuestra historia evolutiva, eones antes de que pudiéramos sintetizar edulcorantes falsos como el aspartamo, el dulzor era una señal al cerebro de que podría liberar energía de manera segura al resto del cuerpo porque sus propias necesidades energéticas estaban a punto de satisfacerse. Cuanto más dulce era el sabor, más fuerte era la señal de que el cerebro esperaba energía.

Una de las razones por las que las personas que toman bebidas sin calorías son más propensas a engordar es el efecto que esos edulcorantes falsos tienen en el cerebro. El cerebro, a veces denominado «cerebro egoísta», capta el sabor dulce y se deja engañar para asignar energía al resto del cuerpo (Peters, 2011). Pero cuando el cerebro no consigue la energía esperada, nos envía a buscar comida. Eso significa que esos sustitutos del azúcar aumentan el apetito y provocan que engordemos. Además, también tienen un efecto devastador en los microbios amigables y preparan el escenario para la resistencia a la insulina, el cáncer (la investigación sobre esto está en curso) y el intestino permeable. La *Splenda* (sucralosa) saltó a los titulares el año 2023, cuando determinadas investigaciones sugirieron que no solo afecta al revestimiento del intestino y aumenta la inflamación, sino que también provoca daños en el ADN, lo que puede llevarnos a desarrollar cáncer (Schiffman, 2023).

La controversia sobre el aspartamo, el edulcorante artificial, y sobre si es cancerígeno o no, ha hecho estragos durante décadas. Pero en 2021, el artículo de Landrigan y Straif *Aspartame and cancer – new evidence for causation* (Aspartamo y cáncer: nuevas pruebas de la causalidad) pedía una reevaluación urgente de los riesgos de salud causados por el aspartamo y una «reevaluación de la carcinogenicidad del aspartamo en humanos». Los vínculos entre el aspartamo y las migrañas, las cefaleas, la diabetes tipo 2, la obesidad y la ansiedad también se han documentado en varios estudios.

Sara Jones y su equipo de investigación en el College of Medicine de la Universidad de Florida State estudiaron la asociación entre el aspartamo y la ansiedad, en ratones, en 2022. El aspartamo redujo los niveles del neurotransmisor GABA en el cerebro de los ratones y la baja actividad de GABA está relacionada con la depresión, la ansiedad, los ataques de pánico y el insomnio. También hicieron el escalofriante descubrimiento de que los efectos adversos del aspartamo en el sistema nervioso se transmitían de generación en generación. Los *nietos* de los ratones tratados con aspartamo sufrían ansiedad.

Gorda y arrugada

Personalmente, si me tienta algún dulce, me digo a mí misma: «Sí, claro que te lo puedes comer, pero recuerda que te engordará y tendrás más arrugas». Por lo general, me funciona... y digo: «No, gracias». No solo es el azúcar lo que nos engorda y nos hace tener más arrugas: los otros culpables son el pan, el arroz, la pasta, los bizcochos, las galletas, los pasteles y las patatas, porque todos estos alimentos se descomponen en azúcar en el cuerpo. Dicho azúcar no solo se almacena como grasa, sino que también da lugar a una piel «más rígida», de ahí las arrugas. Las arrugas y las manchas oscuras aparecen en el proceso de glucación, en el que el azúcar cambia la estructura de las proteínas y las grasas, lo que da lugar a «productos finales de la glucación avanzada» (AGE) que dañan los tendones, las arterias, los huesos, los músculos y la piel. AGE es un acrónimo fácil de recordar.

El erizo: un cuento con moraleja

Imaginemos a un erizo saliendo de la madriguera durante la primavera. Está delgado y tiene hambre después de haber pasado todo el invierno hibernando. Sale a buscar sus alimentos favoritos, ricos en proteínas: insectos, babosas y gusanos, y alguna que otra cría de ratón. La primavera y el verano le van estupendamente: se casa y tiene unas crías. Todo va bien hasta que llega el otoño; los días más fríos suponen que su suministro de comida habitual prácticamente desaparezca. No obstante, algunas frutas (manzanas y bayas) comienzan a caer al suelo y, como tiene hambre, cae en la tentación y da un par de mordiscos.

El azúcar de la fruta llega rápidamente al torrente sanguíneo y, a continuación, se libera una gran cantidad de insulina. El nivel de azúcar en sangre se desploma y el erizo siente hambre y puede que incluso algunos temblores. Le da un par de bocados más a la fruta; el nivel de azúcar en sangre vuelve a subir, se genera más insulina y vuelve a disminuir el nivel de azúcar en sangre. El ciclo se puede repetir infinitas veces.

Y todos sabemos lo que ocurre. Con los niveles elevados de azúcar en sangre e insulina, el erizo engorda cada vez más y, finalmente, una vez ha acumulado suficiente grasa para hibernar, se mete en la madriguera para pasar el invierno. Esta es una gran estrategia para la supervivencia del erizo, pero no es tan buena para nosotros. No queremos tener picos de azúcar ni un hambre voraz; comemos tres veces al día y combinamos proteínas con verduras, lo que da lugar a que el nivel de azúcar en sangre se estabilice y se reduzcan los niveles de insulina, lo cual nos permite quemar grasa y reiniciar las hormonas.

En resumen, los motivos para que exista la regla de no consumir azúcar/miel/edulcorantes artificiales es porque nos ayudará a:

- Mantener estable los niveles de azúcar en sangre e insulina
- Mantener el hambre bajo control
- Mantener a raya la inflamación y el envejecimiento
- Proteger los microbios
- Ayudar al cuerpo a dar el paso de quemar azúcar a quemar grasa

La mentalidad y sus 'porqués'

Ahora que ha leído las normas y comprende por qué existen, casi está listo para empezar. No hace falta decir que para conseguir el éxito en cualquier nuevo proyecto, la preparación es fundamental, además del compromiso. Cuanto más reflexione sobre el programa antes de empezarlo, y mejor lo planee, más probabilidades tendrá de que le vaya bien. Y los seguidores de la HBD a quienes mejor les va son los que han leído este libro al menos dos veces y vuelven a consultarlo una y otra vez. La lectura y la relectura del libro estructura la información en el cerebro: se trata del aprendizaje profundo al que nos referíamos al principio.

Empiece por pensar sobre todos los motivos por los que le gustaría sentirse mejor y perder peso o solucionar sus problemas de piel o digestivos. ¿Cuáles son sus porqués? ¿Qué insatisfacciones le llevaron a interesarse por la HBD? Nunca se insistirá la suficiente en la importancia de responder estas preguntas. Son sus porqués los que le llevan a que seguir la HBD sea real, relevante y personal para USTED. ¡Este documento está escrito solo para usted! Tenga en cuenta la posibilidad de copiar lo que ha escrito en su teléfono y convierta en un hábito leerlo cada día antes del desayuno. Sea muy claro consigo mismo acerca de lo que quiere cambiar y por qué es importante para usted. ¿Cómo se sentirá cuando tenga la piel sana, el estómago plano o ya no tenga migrañas ni cefaleas, o cuando consiga su peso ideal? ¿De qué modo le cambiará la vida?

Cuando se trata de la pérdida de peso, un objetivo temporal puede ayudarnos a centrarnos en el mismo: una boda, un cumpleaños, o unas vacaciones en las que se quiera sentir y ver bien. O, quizás, tenga un armario lleno de vestidos que le van demasiado pequeños. Anote cómo se sentiría si alcanzase el peso objetivo; incluya todos los detalles posibles y sienta de nuevo que tiene toda la confianza, la ligereza y el orgullo de tener el control. Imagínese con la ropa que le gustaría ponerse, de pie frente al espejo y sonriéndose a sí mismo, encantado con su reflejo. Puede parecer una tontería, pero esta visualización es clave.

Ponga en práctica esa sensación fabulosa *ahora mismo*, no dentro de tres meses. Nuestro subconsciente es muy poderoso. Si seguimos diciéndonos: «Estoy muy gordo, parezco un bruto o no tendré nunca la piel sana», etc., le estamos diciendo indirectamente al subconsciente que el mensaje de que eso es lo que más deseamos, porque es en lo que nos estamos centrando. Cuando miramos en el espejo y criticamos lo que vemos (y a menudo de un modo muy energético), estamos reforzando esa imagen en el subconsciente. Debemos dejar de centrarnos en lo que no nos gusta, y nos hace infelices, y recordarnos que hemos decidido cambiar lo que no nos gusta.

Así que mire su agenda y busque 16 días sin compromisos, sin actos sociales o laborales que impliquen comer o beber. Obviamente, quedar con amigos para cenar no es una posibilidad, pero echar unos tragos es mucho más sencillo. Si se siente presionado para beber en situaciones sociales y prefiere no tener que estar dando explicaciones a todas horas, el agua gasificada, hielo y una rodaja de limón (esta será la única ocasión en que pueda añadir una rodaja de limón o cualquier otra cosa, sin contar los electrolitos no endulzados, al agua) es perfecta y da el pego estupendamente como gintónic. Si no le queda más remedio que salir a comer durante los primeros 16 días, dígale a los camareros que está siguiendo unas pautas médicas y que debe evitar el aceite; solo alimentos a la plancha.

Comer por ansiedad

Hay mucha gente que come por ansiedad; comemos para cambiar lo que sentimos, ya sea aburrimiento o desolación. Comer por ansiedad no es tener hambre de alimentos, sino de otra cosa. En la HBD, sin poder recurrir a aperitivos ni a nuestra antigua táctica de utilizar la comida para distraernos, tenemos que enfrentarnos a nuestras emociones cara a cara, y eso puede ser doloroso. Es completamente normal que sienta emociones diversas a lo largo del proceso. Perder peso se parece un poco a pelar cebollas, a medida que adelgazamos, las emociones que experimentábamos cuando comíamos en exceso o ingeríamos azúcar pueden resurgir. En el pasado, cuando comíamos para cambiar el modo en que nos sentíamos, literalmente nos tragábamos esos sentimientos como si fueran comida. En última instancia, debemos procesar los sentimientos, y una de las mejores formas de hacerlo no es comiendo, sino escribiendo. Puede sopesar la posibilidad de trabajar con un preparador para conseguir apoyo adicional para su mentalidad y ayuda emocional.

Consejo práctico

Casi todo el mundo, cuando empieza el programa, teme pasar hambre. Aunque suene extraño, es probable que volver a sentir hambre le resulte satisfactorio. Seguir el programa nos obliga a ser comedores más conscientes. La primera vez que seguí el programa MB, me sentía como un perro guardián que guardaba celosamente su comida. Durante las horas de las comidas, no quería hablar con nadie. Solo quería centrarme en comer. En las clínicas Mayr, animan a sus pacientes a sentarse, en silencio, como monjas carmelitas, mientras comen. Y creo entender el porqué: cuando engullimos la comida, charlamos o vemos la televisión mientras comemos, apenas la degustamos.

En este programa, las raciones probablemente le parecerán pequeñas cuando empiece, y como solo va a comer tres veces al día, más vale que sea consciente de lo que estás haciendo y, de paso, disfrute un poco.

Dese un homenaje a usted mismo. Siéntese a la mesa y haga que todo parezca atractivo y apetecible. Sobre todo, recuerde que cuando estamos comiendo, para conseguir una mejor digestión y absorción de todos los nutrientes, tenemos que sentirnos relajados. Tómese su tiempo para comer y disfrute de cada bocado.

Muchos estamos acostumbrados a cuidar de los demás y a dar prioridad a sus necesidades. Pero si iniciamos este programa, tenemos que cuidarnos a nosotros mismos sí o sí. Recuerdo que un día volví a casa de trabajar muerta de hambre y muy cansada. Me quedé de pie, delante de la encimera de la cocina, picando de las sobras del pollo asado y de las verduras frías. Mientras estaba allí, pensé: «¿Qué haría si Riccardo llegara de trabajar cansado y hambriento». ¿Le diría: «Ahí tienes un pollo, sírvete tú mismo, puedes picotear un poco»? No, claro que no. Se lo cortaría a trozos y lo calentaría en un plato junto con las verduras para que tuviese un aspecto apetitoso. Eso es lo que tenemos que hacer por nosotros mismos.

Una de mis seguidoras de la HBD favoritas, veterinaria y sabia más allá de su edad, reveló en un directo de Instagram que compartimos, que se había dado cuenta de que cuidarse a sí misma era un acto de amor hacia su marido y sus hijos. Una preciosa redefinición: cuidarse a uno mismo como un acto de amor. Comemos por nuestra salud actual y por la futura: queremos estar en todas parte durante mucho tiempo por las personas que amamos, y sentirnos tan bien como sea posible.

Es absolutamente normal que en el fondo le preocupe que, aunque la HBD haya funcionado en sus amigos, puede que no sea así con usted, o quizás dude de que tenga la fortaleza necesaria para acometer esta especie de reinicio del sistema. También es normal. Encontrar apoyo tiene un valor incalculable: comparta sus pensamientos con un amigo o un familiar, o con el grupo de amigos, o considere unirse al clan de la HBD en Instagram, donde encontrará la comunidad más solidaria que pueda imaginar. La HBD funciona, de eso no hay duda, y funciona para todo el mundo. Así que, como dicen los yoguis, defina su intención y active la «mula bandha» (llave raíz), y ya estará listo para volar.

Equipo necesario, estas son las cosas de las que necesita proveerse antes de empezar:

- Básculas digitales para pesar las raciones de comida
- Cinta métrica para registrar los cambios en las medidas del cuerpo
- Recipientes tipo táper y un termo para la sopa por si come fuera de casa
- Jarra con filtro de agua, destilador o unidad de ósmosis inversa
- Vasos de medio litro para saber el agua que bebe
- Diario de comidas (por supuesto, también puede usar su teléfono u ordenador)
- Un espiralizador para que las verduras sean más divertidas
- Sal de Higuera
- Sartén no tóxica, cerámica o de acero inoxidable

Sus estadísticas vitales y el peso

Tome sus medidas. Mídase la cintura alrededor del ombligo y, después, mídase la parte más ancha de las caderas. Por último, mídase la parte más ancha del muslo izquierdo y anote todas las mediciones. Es importante porque puede que en algún momento el peso no cambie durante una semana o dos, pero sí lo harán sus medidas. No se ciegue con las básculas, confíe en el proceso, que funciona. Su materia grasa disminuirá porque está siguiendo el programa. Si ingiere proteínas de buena calidad, es posible que esté desarrollando músculo, y este es menos voluminoso, pero más pesado que la grasa: es más denso. Si no toma las medidas y no dispone de un analizador de composición corporal preciso en casa, para comprobar los porcentajes de grasa, músculo y agua, es probable que se desanime si parece que no está cambiando nada, que no está funcionando. Porque sí que lo está haciendo. Siempre que esté siguiendo las reglas, por supuesto.

No se pese todos los días. Elija un día a la semana para hacerlo. Por supuesto, no se pese al día siguiente de una comida libre. Es probable que haya retenido agua y pese más. No hace falta obsesionarse con el peso, deje que la ropa sea su guía. El peso fluctúa de un día para otro, en función de las hormonas, cuánta agua hayamos bebido y cuánta sal hayamos consumido. Incluso aunque no añada sal a la comida, recuerde que alimentos como el queso y el salmón ahumado la contienen en grandes cantidades. Un factor más que se debe tener en cuenta es si es «regular». Ni siquiera mis sofisticadas básculas pueden determinar qué parte de su peso total se debe al estreñimiento (consulte *Estreñimiento* en el Glosario si esto le preocupa).

Lista de comprobación antes de empezar:

1. ¿Ha tomado las mediciones necesarias?
2. ¿Se ha pesado (con la salvedad que hemos mencionado)?
3. ¿Ha buceado en su interior y ha anotado sus porqués?
4. ¿Ha conseguido el equipamiento que necesita?
5. ¿Ha encontrado un amigo, un grupo de amigos, con quien compartir sus dudas o recibir el apoyo necesario?

Las 4 fases del programa

A modo de recapitulación, el programa se divide en 4 fases. Recuerde que aunque gran parte de la información se refiere a la pérdida de peso, nuestro objetivo es el reinicio metabólico, la resolución de la inflamación y el reequilibrio de las hormonas y el ritmo. El efecto secundario de todo ello es la pérdida de peso.

Fase 1 **Preparación:** 2 días
Fase 2 **Reinicio:** 14 días
Fase 3 **Quemar:** 10 semanas como mínimo
Fase 4 **Para siempre:** ¡para siempre!

¡Los primeros 16 días, las fases 1 y 2, son sagradas!

Los primeros 16 días son duros, las reglas son rígidas, y este período debe ser sagrado, ya que es clave para el reinicio metabólico. En la Fase 2, recordamos al cuerpo cómo usar la grasa almacenada en lugar del azúcar o los carbohidratos como fuente de energía. En la práctica, me he dado cuenta de que cuando se interrumpe el tiempo de inducción o no se completa en el período de 16 días consecutivos, no funciona como debería y no se obtienen los resultados deseados. Por eso asusto un poco a la gente con la idea de que tendrán que volver a empezar de nuevo si no cumplen las reglas. Son 16 días exigentes, pero sabiendo que si se completan satisfactoriamente, se sientan las bases para un éxito posterior, se facilitan mucho las cosas.

Como he mencionado antes, una buena ayuda para uno mismo puede ser escribir y, por supuesto, estar preparado a conciencia. Recuérdese a menudo por qué ha empezado el programa. Vuelva a revisar sus «porqués».

La pérdida de peso más evidente suele ocurrir durante los primeros 16 días y esto está muy bien, porque le ayuda a superar la parte más dura del programa. Este éxito rápido al principio es inspirador y gratificante. Aunque gran parte de esta pérdida de peso puede ser agua, la diferencia que verá en la báscula y en el espejo le inspirará y animará. Aunque pasa raras veces, en alguna ocasión esta pérdida de peso es moderada, de solo 1,5–2 kg en las primeras dos semanas. Pero no sufra, que no será durante demasiado tiempo. Por lo general, a todos nos gusta saber qué debemos esperar: cuánto vamos a perder y en cuánto tiempo. La respuesta es que cada persona pierde peso a ritmos diferentes, pero la media en tres meses es de un kilo o kilo y medio a la semana.

La Fase 3 empieza el día 17 y aquí es cuando la vida empieza a ser mucho más fácil y más normal de nuevo. Dado que durante los pasados 16 días ha estado pesando las raciones, ya tiene una idea bastante clara del tamaño adecuado de una ración. Como, además, en ese momento se reintroduce el aceite, ya puede salir a comer a restaurantes y cumplir las reglas sin problemas. Y, lo mejor de todo, es que puede disfrutar de una comida libre semanal rompiendo todas las reglas y darse un festín. Incluso aunque no esté haciendo el programa para adelgazar, cumpla con esta fase para conseguir los mejores resultados durante las 10 semanas, antes de pasar a la Fase para siempre.

La Fase 4 comienza cuando se alcanza el peso objetivo, o si no sigue el programa para adelgazar, cuando llega a la duodécima semana del método. Puede que se sorprenda al descubrir que algunos de los alimentos de los que creía que nunca podría prescindir, como el azúcar, las patatas fritas o el trigo, ya no le interesan, bien porque ha descubierto que no le sientan tan bien, bien porque sus papilas gustativas han cambiado. Pero si todavía le siguen apeteciendo, no hay problema, puede disfrutar de ellos de vez en cuando.

Una cosa más antes de empezar. Lea todo el libro y vuélvalo a leer. Sumérjase en el proceso de «aprendizaje profundo». Cuando esté leyendo el libro, se estará comunicando con su subconsciente. Cuando esté leyendo el libro y comprenda por qué funciona el programa, ya estará preparado para los cambios que le esperan. Se estará preparando para el compromiso, los cambio y el éxito que le aguardan. Y cuando entendemos de verdad la HBD, cumplir las reglas es sencillo.

La explicación de las 4 fases

Fase 1 (F1): Preparación

Cómo se hace

Para muchos, los dos primeros días son la parte más complicada del programa, principalmente porque pasan el mono del trigo, los lácteos, el alcohol y el azúcar, y el cuerpo entra en el modo desintoxicación total. Podría padecer cefaleas o síntomas parecidos a la gripe; podría sentirse cansado y dolorido. Pero también podría pasar que no tuviera ninguno de estos síntomas, y que lo supere sin más, simplemente, con ganas de comer algo más sabroso el tercer día. No obstante, es una buena idea que estos primeros dos días sean cuando esté en casa, en lugar de trabajando.

La preparación es un ayuno de verduras de dos días: sin aceite, alcohol, azúcar, fruta ni cereales, solo verduras. Las verduras proporcionan minerales y la maravillosa fibra, que no solo es muy apreciada por los microbios amigables, sino que también nos ayuda a sentirnos saciados durante más tiempo. Durante estos dos días, céntrese en comer verduras que crezcan en la superficie: judías verdes, brócoli, coliflor, col, alcachofas, espárragos, calabaza, calabacín, apio, pero también están bien puerros, zanahorias y cebollas.

Empiece el primer día con tres cucharaditas de sal de Higuera, 30 minutos o más antes del desayuno. Tiene un sabor horroroso, pero solo debe tomarlas una vez. Agítela en medio vaso de agua caliente hasta que se disuelvan, añada agua fría y bébasela. A continuación, beba más agua para quitarse el regusto. La sal actúa como un laxante (otro motivo para hacer esto en casa y no en el trabajo) y es beneficiosa para la vesícula biliar también. Tenga en cuenta que puede provocar que tenga que evacuar rápidamente, pero no afecta a todo el mundo de la misma manera. Seguro que no querrá tomar la sal antes de ir al colegio o subir al transporte público. Felizmente, lo peor suele pasar a la hora de comer. Estará bien cualquier sal de Higuera, siempre que sea 100 % sulfato de magnesio/sulfato sin aditivos.

Una dosis suele ser suficiente, pero si no le hace efecto la primera, repítala antes del desayuno del segundo día. Hay veces que no funciona, aunque no suele ocurrir. No se preocupe si es así, tan solo cíñase al programa. La sal de Higuera no es obligatoria, pero sirve para minimizar los efectos secundarios de la desintoxicación. Los naturópatas hace mucho que usan la sal de Higuera para los pacientes que sufren estreñimiento y problemas en la vesícula biliar, incluidos cálculos biliares. La sal aumenta el flujo biliar y dilata los conductos biliares, lo que permite expulsar los cálculos biliares (Inoue, 1983).

Nota: tanto yo como la mayoría de seguidores de la HBD tomamos las 3 cucharaditas de sal de Higuera, tal y como se recomienda, durante el primer día del Reinicio. Si tiene alguna duda sobre la seguridad de la sal de Higuera por algún rumor que haya oído, o visto en Internet, no la tome sin consultar primero a su médico. No tome sal de Higuera ni ningún otro suplemento de magnesio si sufre alguna nefropatía.

Recuerde beber mucha agua. También puede beber té verde o negro, café o infusiones con las comidas o entre las mismas durante los dos primeros días. No tiene que preocuparse de las cinco horas de ayuno entre comidas hasta el tercer día. A partir del tercer día, el café o el té solo se toman en las comidas.

Verduras solanáceas: se recomienda que todo el mundo evite las verduras solanáceas durante los primeros 16 días, a menos que sepa con total seguridad que no le generan problemas. Evítelas del todo desde el primer día, y de manera continuada, si padece algún trastorno inflamatorio o autoinmunitario. Las verduras solanáceas, entre ellas las berenjenas, la cayena, las guindillas, el pimentón, los pimientos y los tomates (además de las patatas, que no se deben tomar en cualquier caso hasta las comidas libres de la Fase 3) pueden avivar el fuego de la inflamación. Pruebe volver a introducirlas en la F3 si quiere y compruebe cómo le reacciona el cuerpo a estas verduras. En *The HBD Cookbook* (Recetario de la HBD), que contiene deliciosas recetas para todas las fases, podrá ver que muchas recetas de las Fases 1 y 2 incluyen tomate o guindillas. Si prefiere evitar las verduras solanáceas, sustituya los tomates, las berenjenas o los pimientos, por otras verduras de la lista y omita la guindilla. Si echa de menos el toque picante de la guindilla, puede sustituirla por jengibre rallado.

Se puede utilizar aguacate y tomate, ambos clasificados como frutas (con la salvedad de las verduras solanáceas referida al tomate). El maíz dulce y las legumbres (guisantes, lentejas, edamame, alubias, garbanzos, etc.) no son verduras y no deben comerse en la F1. La patata y el boniato también están prohibidos. Los corazones de alcachofa, envasados en salmuera en lugar de aceite, son deliciosos y saciantes, y las setas son carnosas y satisfactorias. Puede usar jengibre y ajo, si le gusta el sabor, así como hierbas frescas, congeladas o secas, sal marina y pimienta.

Intente comer medio kilo de verduras por comida, pero la cantidad no es importante en esta fase. Si le parece demasiado, coma menos, y si no le parece suficiente, coma más. Pruebe el aguacate y las zanahorias ralladas en el desayuno con unas hojas de albahaca, sal y pimienta y un poco de vinagre de sidra de manzana. No debe comer frutas hasta el tercer día.

No importa cómo prepare las verduras, siempre y cuando no use ni aceite ni grasa. Es probable que la combinación de una sopa (véanse las *Recetas* en la parte final de este libro y *The HBD Cookbook* [Recetario de la HBD]), verduras al vapor y ensaladas con aguacate y vegetales crudos como el hinojo, y montones de hierbas, haga que las comidas sean más apetitosas. No haga zumo de verduras, porque la fibra es importantísima para los microbios y para la desintoxicación.

Lista de alimentos para la Fase 1: si no está en esta lista, está prohibido.

Verduras *Con advertencia para las verduras solanáceas	Unos 500 g por comida como pauta orientativa
Ni maíz dulce ni guisantes: no son verduras. Ni patatas ni boniatos tampoco. Intente incluir al menos 3 tipos distintos de verduras con cada comida	Aceitunas (4 como máximo por comida), achicoria, aguacate, alcachofas (frescas o envasadas en salmuera), alcaparras (en salmuera y sin azúcar), algas, apio, berenjenas*, berro, brócoli, calabacín, calabaza, cebollas, cebollino, chalotas, chucrut, col de mil tallos, col rizada, coles de Bruselas, coliflor, colirrábano, escarola, espárragos, espinacas, hinojo, hinojo marino, judías verdes, kimchi*, lechuga (todos los tipos, incluida la iceberg, la romana y los canónigos), lechuga china, okra, pak choi, pepinillos/pepinillos avinagrados (sin azúcar), pepino, pimientos*, puerros, rábanos, romanesco, rúcula, salsifí, setas, tomates*, zanahorias

Extras opcionales para la Fase 1	
Café solo Té negro/verde/blanco Infusión	Se pueden beber sin problemas durante ambos días. No se puede añadir leche de ningún tipo ni azúcar o edulcorantes. No tés de fruta
Condimentos	Cualquier hierba fresca, seca o congelada y especias, como el chile*, el ajo, el jengibre o la cúrcuma. Sal marina, sal del Himalaya, pimienta. Asegúrese de que no contienen aditivos las mezclas de condimentos/hierbas

Vinagre de sidra de manzana	Sin pasteurizar y ecológico, con 'la madre'. Añádalo a la comida o mézclelo con agua para beber con las comidas
Caldo claro de verduras o pollo	Solo líquido (ecológico/alimentos integrales, etc.), ni pastillas de caldo ni caldo en polvo.

El tomate* y el aguacate están limitados en la F2/F3, pero puede comerlos sin problemas en la F1 (con la salvedad de las verduras solanáceas).

No alimentos de laboratorio

Las verduras se pueden hacer en forma de sopa con caldo fresco, que puede ser casero o comprado en el supermercado, pero las pastillas de caldo están prohibidas. ¿Por qué no pastillas de caldo? Aquí tiene los ingredientes de unas pastillas de caldo de verduras de una empresa de renombre: *sal, grasas vegetales (palma, karité, mantequilla con sal), fécula de patata, extracto de levadura, azúcar, polvo de cebolla, zanahorias, hierbas, especias, polvo de tomate, pimienta roja, sirope de caramelo, saborizantes, puerro, maltodextrina.* Lo que buscamos en la HBD es la ingesta de comidas integrales mínimamente procesados, no queremos añadir azúcares ni aromas artificiales creados en un laboratorio. Aquí tiene los ingredientes de un caldo líquido de una reconocida marca: *agua, cebolla, brócoli, zanahoria, apio, espinacas, perejil, estragón, salvia seca, puré de ajo, laurel molido, tomillo molido, pimienta blanca molida.* Mucho mejor.

Verduras: el paraíso de los microbios

Las verduras alimentan a los microbios amigables, que son vitales para nuestra salud, y lo mejor es que necesitamos un gran número y una gran diversidad de estos. Cada microbio tiene una fibra preferida, de modo que si solo comemos zanahorias y brócoli, solo alimentaremos a unas cuantas especies. Así que sea valiente, pruebe verduras que nunca ha comido antes: los microbios le adorarán por esto y trabajarán aún más duro para que esté bien. Espero que la lista de verduras le inspire de verdad. Incorpore tantas hierbas y especias como pueda; p. ej., albahaca, salvia, romero, tomillo, ajo, estragón, cebollino, jengibre y chile (salvo verduras solanáceas), para que sus comidas sean más apetitosas y más nutritivas.

Las verduras fermentadas, como el chucrut, son especialmente buenas para los microbios, pero a menos que ya esté acostumbrado a comer estos alimentos, introdúzcalos poco a poco. Demasiadas en poco tiempo pueden ocasionar gases dolorosos y flatulencias. Empiece con una cucharadita al día y aumente la cantidad progresivamente. Consulte *Alimentos fermentados* en el Glosario para saber más.

¡Comerse el arco iris! Comer de forma habitual una amplia variedad de plantas de los colores más diversos, incluidas frutas, hierbas, especias y verduras, tiene efectos positivos en todos los aspectos de la salud. Los diferentes colores de estas plantas significan que contienen diversos elementos, que aportan una gran variedad de beneficios. Estos compuestos vegetales beneficiosos suelen denominarse fitonutrientes o fitoquímicos; algunas veces, simplemente se denominan antioxidantes vegetales e incluyen los polifenoles. Véase Cory en *Bibliografía*, si quiere obtener más información.

Nota: recuerde que no puede tomar fruta hasta la F2.

Solución de problemas de la Fase 1

¿Qué debe hacer si no ha «evacuado» lo suficiente el primer día a la hora de comer? Es poco habitual, normalmente, es bastante espectacular. Si es necesario, repita la ingesta de sal de Higuera antes del desayuno del día siguiente. Si sigue sin hacer efecto, no es necesario volver a ingerirla, simplemente debe seguir con el programa.

Si toma algo que no sean las verduras permitidas, o cualquier otra cosa que no esté en la lista «por error», debe empezar de nuevo.

Fase 2 (F2): Reinicio

Cómo se hace

Como ya se ha mencionado, los primeros 16 días deben tener el estatus de sagrados. En este período se da salida al reinicio metabólico del cuerpo. Cuando no se completan los primeros 16 días de manera consecutiva, no se obtienen los resultados deseados. Tendrá días particularmente duros y por eso es tan importante escribir sus porqués y volver a revisarlos a menudo. Comer alimentos proteicos, como huevos, pescado o tofu, supone un alivio el primer día de la F2, y es probable que en los primeros días note que las papilas gustativas han cambiado: todo sabe más apetitoso y más vivo a la vez.

Recuerde que durante 14 días más seguirá sin ingerir cereales, aceite, alcohol y azúcar (y lo ideal es que tampoco se tomen productos lácteos). Durante esta fase, hay una comunicación metabólica con el cuerpo y se produce el cambio de quemar azúcar a quemar grasa. La energía puede decaer durante los primeros días de la F2, es como si el cuerpo dijera: «Dame comida; no tengo combustible aquí». Y usted dice: «Vamos a quemar grasa para obtener energía ahora, ya está bien de quemar azúcar». Pero el cambio se produce y, cuando lo hace, se pueda casi palpar, y, de ese modo, la energía vuelve. Y podremos decir que no es una vuelta a la normalidad, porque será mejor de lo que ha sido en años. En algunas ocasiones, aunque no es habitual, pueden pasar más de dos semanas para recuperar la energía.

Es en los primeros días, mientras el cuerpo busca combustible, cuando es habitual que descienda su índice metabólico. El suministro usual de carbohidratos se ha agotado, y el cuerpo se ha olvidado de acceder a los almacenes de grasa para obtener energía, así que es posible que quememos un poco de músculo. Las proteínas del músculo se pueden descomponer en azúcar para que el cuerpo las utilice como energía. Además, si estamos haciendo ejercicio en ese momento, la pérdida muscular se amplifica. De ahí la regla de no hacer ejercicio durante la F2: quiere conservar los músculos intactos y centrarse en la quema de grasa, no de músculo, para obtener energía.

Hará tres comidas al día. Con un lapso de cinco horas como mínimo entre la finalización de una y el inicio de la siguiente. Para obtener los mejores resultados, desayune proteínas por la mañana en el plazo de una hora después de despertarse. Lo único que puede tomar entre comidas es agua, sin ningún añadido, salvo, opcionalmente, electrolitos sin sabor y sin endulzar. Las infusiones (no los tés de frutas) y el té negro o el café solo se toman con las comidas, y sin leche ni edulcorantes de ningún tipo.

Alimentos potencialmente problemáticos que se deben considerar excluir durante los 14 días de la F2

Si padece alguna enfermedad autoinmunitaria o trastorno gastrointestinal, como el síndrome del intestino irritable, los alimentos que debe excluir, al menos hasta que llegue a la F3, y posiblemente después, son los lácteos, las legumbres y las verduras solanáceas. Es recomendable que todo el mundo evite los productos lácteos y las verduras solanáceas durante los primeros 16 días del programa, antes de volverlos a introducir y probarlos uno por uno en la F3 (para obtener más información, véase la sección de la F3 *Verduras solanáceas*).

Lácteos

Todos los productos lácteos están estrictamente prohibidos, ya sean de vaca, oveja o cabra, si sufre:

Problemas cutáneos o de los senos paranasales: si, cuando vuelva a introducir el yogur o el queso en la F3, nota que se le vuelven a taponar los senos paranasales o goteos posnasal, o manchas o erosiones cutáneas, esto quiere decir que debe evitar los productos lácteos durante más tiempo. Indica que los lácteos contribuyen a la inflamación y que no le gustan a su organismo.

Estado de ánimo bajo, ansiedad o energía baja: los productos lácteos o el gluten podrían ser culpables, elimínelos durante un mes (es decir, hasta la Fase 3) antes de volver a probarlos de nuevo.

Estreñimiento: y todo el resto de problemas relacionados con el intestino, incluido el síndrome del intestino irritable.

Dolor articular: y/o migrañas.

Si está preocupado por la falta de calcio en caso de eliminar los productos lácteos, quédese tranquilo, no necesitamos productos lácteos para conseguir el calcio para la salud ósea: es otro mito. Muchos alimentos, incluidas las verduras de hojas verdes y los frutos secos y las semillas, aportan calcio y otros minerales saludables para los huesos, como el magnesio. Puede que se encuentre bien tomando productos lácteos, pero tenemos dos posibles problemas: uno es la lactosa y el otro, la caseína.

- La lactosa es el azúcar de la leche. Sin la enzima lactasa, no podemos digerirla: gases, flatulencia y diarrea pueden ser los síntomas de lactasa insuficiente, es decir, de 'intolerancia a la lactosa'.
- La caseína, la proteína principal en los productos lácteos (la otra es la del suero de la leche), comparte algunos parecidos con el gluten:

es difícil de digerir, es alergénica (a diferencia de la lactosa, puede implicar al sistema inmunitario) y, como el gluten, también puede actuar como opioide en el cerebro, lo que la convierte en adictiva.

Tanto la caseína como el gluten se pueden utilizar para elaborar pegamento. Los albañiles suizos usaban tradicionalmente pegamento de caseína para mantener unidos sus chalés. ¿Recuerda sus días de infancia cuando mezclaba harina y agua, que se convertían en pegamento? La palabra «gluten» procede de la que utilizaba el latín para pegamento.

No todos los productos lácteos son iguales

Hay dos tipos de leche para elaborar yogur y queso, lo que las diferencia es la caseína (la proteína láctea principal) que contienen. En la leche de las vacas de las razas Ayrshire, Shorthorn británica, Holstein y Frisona (las negras y las blancas que pueblan la campiña británica) encontramos una mezcla de caseína A1 y A2 La otra proteína de la caseína, la A2, procede de las vacas Jersey, Guernsey, Charolesa y Limousin. La leche de oveja, cabra y búfala, así como la de la mujer, también contiene caseína A2. Ciertas personas sufren efectos secundarios con la caseína A1, pero toleran sin problemas la A2 (Jianqin, 2016). Por este motivo, cuando intente reintroducir los productos lácteos en la F3, compruebe su reacción al yogur de oveja o cabra o al queso antes de probar los lácteos de vaca.

Si está absolutamente seguro de que no tiene problemas con los lácteos (aunque no puede estarlo si no los ha eliminado de la dieta con anterioridad), puede optar por 160 g de yogur entero de oveja, vaca o cabra sin endulzar y no de sabores con 100 g de un tipo de fruta; p. ej., 100 g de bayas o una manzana rallada (véase la lista de frutas permitidas). Si elige tomar yogur, asegúrese de que al menos contiene 5 g de grasa (el yogur y el queso desnatados no son muy amigos de la HBD) y, como mínimo, 9 g de proteína y 4 g (o menos) de carbohidratos por cada 100 g. El yogur y el queso no se incluyen en el gráfico del planificador de comidas de la F2 porque espero que, si no ha intentado nunca antes dejar los lácteos, lo pruebe ahora. Puede que se sorprenda cuando los reintroduzca. Si los ha eliminado antes y sabe que le sientan bien, puede incluir el yogur y la fruta como una opción de desayuno, si lo prefiere.

Verduras solanáceas

Ya hemos hablado de las solanáceas en la F1; siga evitándolas estrictamente si padece:

Dolor articular e inflamación: eliminar las verduras solanáceas puede ayudar con el dolor, pero no necesariamente será así. Espere hasta la F3 antes de reintroducirlas y controlar cómo reacciona a estas. Coma pescado azul (p. ej., sardinas frescas y caballa ahumada o fresca) por los aceites omega 3 antiinflamatorios que contienen y considere la opción de tomar suplementos con aceite de pescado o algas.

Problemas digestivos (como por ejemplo, el síndrome del intestino irritable, flatulencia, estreñimiento y diarrea): tenga en cuenta la posibilidad de evitar las verduras solanáceas (incluso en las comidas libres en la F3) durante al menos un mes antes de probarlas. Consulte más información sobre la reintroducción y prueba de alimentos en la sección de la Fase 3, Usar el cuerpo como laboratorio humano.

Las legumbres no son buenas para todo el mundo

Si padece algún trastorno autoinmunitario, o si tiene problemas gastrointestinales, además de evitar los lácteos y las solanáceas, también debería evitar (o intentar reducir al mínimo) los alimentos con niveles altos de lectina. Y debe hacerlo de manera continuada, no solo en la F2. En todas las verduras solanáceas se hallan grandes cantidades de lectina, así como en todas las legumbres y los cereales. También se encuentran en los cacahuetes y los anacardos (que son de la misma familia que la hiedra venenosa).

Las lectinas son proteínas que se adhieren a las células intestinales que recubren el intestino, lo que produce inflamación y permeabilidad del intestino. Las plantas utilizan las lectinas para protegerse a sí mismas, para no ser devoradas por insectos y animales. Las lectinas tóxicas actúan matando al depredador (por ejemplo, los insectos) o haciendo que se encuentren muy mal (por ejemplo, los mamíferos, incluidos los humanos). Tan solo cuatro o cinco alubias rojas crudas o poco cocidas pueden provocar vómitos, retortijones, dolores y diarreas violentos. De todas las legumbres que comemos, las alubias rojas contienen la concentración más alta de lectinas. Por eso no están incluidas en las listas de alimentos de la HBD (Rodhouse, 1990).

Dado que las legumbres contienen lectinas, además de saponinas y otros antinutrientes vegetales, a algunas personas les va mejor no comerlas. Por otro lado, las legumbres son una magnífica fuente de fibra y almidón resistente, que nos alimenta los microbios, y contienen algunas proteínas también. De todos modos, cada persona es un mundo, y puede que comer estos alimentos no le cause ningún tipo de problema.

Si le gusta comer legumbres, y toma la variedad seca, la cocción a presión es la mejor manera de reducir el contenido de lectina. Si no dispone de una olla a presión, ponga las legumbres a remojo toda la noche en agua abundante hasta cubrirlas. Escúrralas y enjuáguelas antes de cocerlas. Siempre con más que suficiente agua para cubrirlas. Llévelas a ebullición y añada una hoja de kombu al agua.2 El kombu es un alga que mejora la digestibilidad de las judías descomponiendo algunas de las toxinas que contienen. Hierva las judías durante 10 minutos como mínimo y, a continuación, para obtener el mejor resultado, déjelas cocer de dos a tres horas. Las legumbres envasadas, como ya se han cocinado a presión, no precisan de más cocción (Adamkova, 2021). Puede leer más información sobre las lectinas en la sección de la F2, *Hormesis*, y en el Glosario, en *Antinutrientes*.

2 Gracias a Roger Green, fundador de la *Academy of Healing Nutrition* (Academia de la nutrición sanadora) por este consejo.

Hablando de legumbres, recuerde que la soja es la única clasificada como proteína de alto valor, y cuando fermenta, como en el caso del tempeh, el miso o el nattō, se digiere con facilidad y es buena para el organismo. La soja en forma de salchichas u otro tipo de sucedáneo de carne, o sustitutos del queso, está muy procesada: evítela.

Flexibilidad metabólica: ¿cuánto peso puede perder?

Como ya he mencionado, si su principal preocupación es adelgazar, es probable que se pregunte cuánto peso puede perder en los primeros 16 días. Lo normal es perder entre 2,5 y 6,5 kg o más, es decir, una media de 1 a 1,5 kg por semana durante el programa de 12 semanas.

En la clínica, he visto personas pasar directamente a quemar grasa si ningún tipo de pérdida muscular en la primera semana. Esta transición sin problemas es resultado de la «flexibilidad metabólica», que es la capacidad para permutar con facilidad entre las fuentes de energía y es un signo de buena salud. Pero, para la mayoría, la quema de grasa comienza en algún momento de las primeras dos semanas. Y no se pierde más músculo, siempre y cuando el único ejercicio que se haga sea caminar, pilates, taichí o yoga. Es posible que sea difícil mantener la fe mientras el cuerpo cambia a quemar grasa, con una energía temporalmente más baja y más sensación de hambre durante el primer par de días, pero, en mi experiencia, todo el mundo ha podido hacer el cambio.

Desayuno: ¿la comida más controvertida del día?

Una vez que estemos sanos y equilibrados, en la Fase 4, no pasa nada si omitimos el desayuno. De hecho, es positivo para la salud ampliar el ayuno nocturno hasta bien entrado el día siguiente. Solía creer que el desayuno era opcional para todo el mundo. Ahora sé, sin embargo, que si estamos desequilibrados y nuestros relojes internos no están sincronizados, el desayuno actúa como un 'zeitgeber'. En otras palabras, tomar el desayuno (idealmente en el plazo de una hora después de despertarse) nos ayuda a recuperar nuestro importantísimo ritmo interno. Asimismo, nos ayuda a recuperar la sensibilidad a la leptina. Una vez recuperado el equilibrio, durante la F4, puede probar a prescindir del desayuno, o de cualquiera de las otras comidas, y comprobar cómo se siente.

Verá que todos los desayunos de los planificadores que aparecen a continuación (aparte de las semillas, las nueces y el yogur) combinan proteína con verduras: no tome la una sin la otra. Recuerde que el yogur de soja solo es para veganos. Es la proteína *y* la verdura la que dan consistencia a la comida. Si siente que tiene mucha hambre, podría tomar 100 g de verduras, aparte de la manzana con el desayuno de semillas o nueces. Pero dudo que lo necesite, además, las semillas con una manzana rallada, sal, pimienta y canela es una combinación celestial y que a los microbios les encantará. Aparte de los desayunos con manzana y nueces o semillas, en los que puede elegir tomar fruta o verduras, o en el desayuno con yogur y fruta de la F2 (en el que la fruta es parte de la comida), la fruta es un extra opcional en las comidas, ¡pero las verduras no!

El aguacate y el tomate, que técnicamente son frutas, cuentan como verduras en la HBD. Son deliciosos y, además, no hay que cocinarlos. En los siguientes planificadores de comida verá que el peso de las verduras para el desayuno es de 100 g. Puede tomar hasta 80 g de aguacate por comida. Si desea consumir la cantidad máxima permitida de aguacate, debe mezclarlo con 20 g de otra verdura de la lista para llegar a comer la cantidad correcta de verduras en el desayuno. Lo mismo para las comidas principales.

El aguacate está limitado en peso porque es calórico y queremos mantener una ingesta de calorías baja en esta fase, pero no es necesario contar calorías. Los tomates están limitados porque contienen más fructosa que las verduras verdes y mucha menos fibra; además, son solanáceas. Hay que centrarse en las verduras verdes, pero hay que evitar una monodieta de verduras; recuerde que a los microbios les encanta la variedad de verduras y hierbas, lo que aumenta su diversidad. Intente combinar tres o más verduras (la ensalada cuenta como verdura) por comida para que los microbios se activen.

Comer proteínas a primera hora pone en marcha nuestro metabolismo y nos hace quemar grasa. Algunas investigaciones (Baum, 2015) han hallado que comer proteínas durante el desayuno reducía el hambre y los antojos más tarde durante el día. A las personas que tomaban proteínas durante el desayuno les pareció más fácil perder peso: esta es la conexión de la leptina. ¡No se salte el desayuno o no obtendrá los resultados que está buscando! Comer proteínas en el plazo de una hora después de despertarse es como avivar el fuego metabólico: le pone en modo quemar grasa.

Las nueces son el único fruto seco permitido hasta la F4 porque contienen los niveles más altos de grasas omega 3 antiinflamatorias; de hecho, contienen un 90 % más de omega 3 que las pecanas, que ocupan el segundo lugar en esta clasificación. Las almendras solo contienen trazas y las nueces de Brasil también tienen muy poca cantidad. De todos los frutos secos, se ha documentado que las nueces, son los frutos secos más beneficiosos para la salud del corazón (Guasch-Ferré, 2017) y para reducir la presión arterial (Domènech, 2019).

Cambie su desayuno preferido

Aunque no crea que los lácteos le están perjudicando, y le gustaría continuar tomando yogur y fruta en sus desayunos, considere la opción de probar algo más durante un par de semanas para ver cómo le sienta. Si no desea suprimir el yogur, anote en su diario de comidas la hora a la que ha desayunado y a qué hora ha sentido hambre de nuevo. Si después de un par de horas ya tiene hambre, quiere decir que ha sufrido un bajón del nivel de azúcar en sangre. El azúcar ha subido demasiado rápido, ha producido demasiado insulina y, ahora, el nivel de azúcar en sangre es demasiado bajo. El yogur y la fruta tiene este efecto en algunas personas, yo incluida, así que tomo semillas y manzana, y esto me mantiene con energía durante mucho tiempo.

Verá que en los planificadores del desayuno no hay ni rastro de gachas ni de granola. Eso no significa que no pueda volver a comer cereales nunca más. Por supuesto, pruebe la avena, si lo desea, una vez que haya llegado a la F3 y haya alcanzado su peso objetivo. Compruebe cómo le sienta. La avena (véase el Glosario para más información) es una gran fuente de fibra, que alimenta los microbios, y a algunas personas les sienta muy bien. Las preguntas que debe hacerse (al igual que para el yogur y la fruta) tres o cuatro horas después de comerla son: ¿Cómo está mi energía? ¿Me mantiene activo o tengo hambre después de un par de horas? ¿Me hincha? Esa es una de las razones por las que llevar un diario de alimentos y síntomas es muy valioso.

Una nota sobre la fruta: recuerde no mezclar diferentes frutas en una misma comida: es un tipo de fruta por comida. Si su principal objetivo con la HBD es perder peso, simplemente tome una manzana diaria y evite comer demasiada fruta extra, ya que eso, sin duda, frenará el adelgazamiento. Si las manzanas le producen picor en la boca o en la garganta, pruebe a pelarlas y rallarlas. O incluso las puede hornear o escalfar, en lugar de comérselas crudas (véase *Alergia a las manzanas* en el Glosario).

Planificación

Los seguidores de la HBD que obtienen los mejores resultados son los que planifican las comidas con antelación y los que se aseguran de que disponen de lo necesario, para disponer de, al menos, tres días de comida en sus frigoríficos. Debe dejar claro a su familia que un compartimento del frigorífico le pertenece exclusivamente a usted. Si tiene reuniones fuera y no está seguro de si podrá volver a casa a comer o a cenar, llévela consigo. Un par de huevos duros, unos dados de tofu marinados en casa y algunas crudités son excelentes opciones. Evite caer en la trampa de pensar que podrá encontrar una comida compatible con la HBD cuando esté fuera de casa.

Lista de alimentos para la Fase 2: si no está en esta lista, está prohibido.

Alimentos proteicos	**Recuerde la regla de las proteínas:** un tipo de proteína por comida. Evite repetir la misma proteína dos veces en un día; p. ej., si toma huevos para desayunar, no vuelva a cocinarlos también para comer o cenar.
Pescado: fresco o ahumado, o envasado en agua o salmuera	Puede ser cualquiera, como el atún, bacalao, besugo, caballa, eglefino, fletán, kipper (arenque o salmón), lenguado, lubina, pargo, raya, rodaballo, salmón, salmonete, sardinas (frescas), solla, tilapia, trucha.
Aves de corral: solo pechuga; sin piel	Pollo, pavo, faisán o pechuga magra de pato.
Marisco	Almejas, calamares, cangrejos, gambas, langostas, mejillones, vieiras.
Carne roja: elimine la grasa visible	Dos veces a la semana como máximo: carne fresca y no procesada de ternera, cordero, cerdo o venado (y cualquier carne fresca y magra de caza silvestre). A ser posible, alimentada con pasto y ecológica. **No carnes de filete de cerdo (gammon), beicon, salchichas o jamón, o carnes secas.**
Legumbres (las legumbres son carbohidratos, pero una fuente de proteínas para los vegetarianos)	Lentejas, garbanzos, alubias Cannellini/garrofones/alubias blancas: evite las alubias edamame. **Todas las legumbres** (a menos que se compren precocinadas/envasadas) **deben cocinarse muy bien.**
Soja	Tofu, tempeh o nattō (proteína de soja fermentada)

Semillas: solo para el desayuno	Semillas de girasol y calabaza: molidas o enteras.
Frutos secos: solo para el desayuno	Solo nueces, no otros frutos secos
Huevos	Hasta 14 a la semana (puede tomar dos huevos para comer o cenar, siempre y cuando no haya comido durante el desayuno).
Yogur** Solo para el desayuno	Entero, de oveja, vaca o cabra, sin edulcorantes y sin sabor añadido. O yogur de soja, solamente para veganos. Asegúrese que el yogur lácteo contiene como mínimo 9 g de proteínas y 5 g de grasa (5%) por cada 100 g y un máximo de 4 g (4%) de carbohidratos
Verduras *Con advertencia para las verduras solanáceas	El objetivo es comer 3 verduras distintas con cada comida
Ni maíz dulce ni guisantes: no son verduras. Ni patatas ni boniatos. La remolacha, el apio nabo, la chirivía, el boniato y el colinabo se pueden reintroducir en la F3.	Aceitunas (4 como máximo por comida), achicoria, aguacate **(máx. 80 g por comida)**, alcachofas (frescas o envasadas en salmuera), alcaparras (en salmuera y sin azúcar), algas, apio, berenjenas*, berro, brócoli, calabacín, calabaza y todos los tipos de calabaza, cebollas, cebollino, chalotas, chucrut, col de mil tallos, col rizada, coles de Bruselas, coliflor, colirrábano, escarola, espárragos, espinacas, hierbas frescas (todas), hinojo, hinojo marino, judías verdes, kimchi*, lechuga (todos los tipos, incluida la iceberg, la romana y los canónigos), lechuga china, okra, pak choi, pepinillos/pepinillos avinagrados (sin azúcar), pepino, pimientos*, puerros, rábanos, romanesco, rúcula, salsifí, setas, tomates **(máx. 30 g por día)***, zanahorias
Fruta	De manera opcional, un tipo de fruta por comida de esta lista: sin mezclar y no otro tipo de fruta.

1 manzana con una comida al día. El limón se puede exprimir en el pescado o el pollo, siempre y cuando no haya más frutas en esa comida.	Arándanos, moras, cerezas, uvas, mango, papaya, ciruelas, granada, frambuesas, fresas hasta un máximo de 100 g por comida. La **fruta se incluye como un extra opcional, no sustituye a la proteína ni a la verdura de la comida.**

Extras opcionales para la Fase 2	
Café solo, té negro, verde, blanco y rooibos, infusiones (no té de frutas) **con las comidas solamente.**	No se puede añadir leche de ningún tipo ni azúcar o edulcorantes.
Condimentos: p. ej., chile*, jengibre, ajo, cúrcuma. Sal marina, sal del Himalaya, pimienta. Mostaza en polvo, rábano de caballo fresco. Hierbas frescas, secas, congeladas y especias.	Los puristas de la HBD evitan la salsa tamari hasta la F3 para permitir que las papilas gustativas revivan.
Vinagre de sidra de manzana: sin pasteurizar, ecológico y con 'la madre'	Añádalo a la comida o mézclelo con agua para elaborar una bebida refrescante: **solamente con las comidas.**
Caldo claro de pollo o verduras	Solo líquido. Ni pastillas de caldo ni caldo en polvo.

**Véanse los alimentos para considerar cuál excluir (entre los cuales el yogur) para la F2 de 14 días.

Planificador de desayuno de la Fase 2 para omnívoros

Desayuno 1	Desayuno 2	Desayuno 3
2 huevos***	35 g de semillas de girasol y de calabaza o 35 g de nueces	100 g de pechuga de pollo o pavo (sin piel)
100 g de verduras	1 manzana y/o 100 g de verduras****	100 g de verduras
Desayuno 4	**Desayuno 5**	**Desayuno 6**
75 g de salmón ahumado	100 g de tofu o tempeh	100 g de salmón fresco (u otro pescado)
100 g de verduras	100 g de verduras	100 g de verduras

**** La fruta, aparte de la manzana diaria, es un extra opcional con las comidas. No es nunca un sustituto para las verduras en el desayuno, ni en ninguna otra comida. La excepción es para desayunos con nueces o semillas, cuando puede elegir si tomar una manzana o cualquier otra fruta de la lista, en lugar de verduras (y lo mismo vale para los desayunos con yogur en la F3).

¡Pese siempre los alimentos antes de cocinarlos!

***Si pesa menos de 65 kg**

También puede elegir tomar**1 huevo** para el desayuno, en lugar de 2 en la F2 y 3.

Si pesa más de 65 kg

Coma **2 huevos** para el desayuno.

Planificador del desayuno de la Fase 2 y la Fase 3 vegana

Desayuno 1	Desayuno 2	Desayuno 3

100 g de tofu o tempeh	35 g de semillas de girasol y calabaza	160 g de yogur de soja ecológico sin sabor añadido
100 g de verduras	1 manzana y/o 100 g de verduras****	1 manzana rallada o 100 g de 1 tipo de fruta de la lista****
Desayuno 4	**Desayuno 5**	**Desayuno 6**
6 cucharaditas (35 g) de semi-llas de girasol y calabaza	35 g de nueces	120 g de legumbres (60 g de peso en seco)
1 manzana y/o 100 g de verduras****	1 manzana y/o 100 g de verduras****	100 g de verduras

**** La fruta, aparte de la manzana diaria, es un extra opcional con las comidas. No es nunca un sustituto para las verduras en el desayuno, ni en ninguna otra comida. La excepción es para los desayunos con nueces, yogur de soja o semillas, cuando puede elegir tomar una manzana, o cualquier otra fruta de la lista, sin necesidad de verduras.

Si sigue el programa para perder peso, y quiere conseguir resultados lo más rápidamente posible, es mejor que coma alimentos con proteínas «completas» para el desayuno: pescado, huevos, tofu o pollo con verduras, más que yogur o semillas. El yogur de leche entera es una proteína completa, pero contiene menos de 9 g de proteína por ración, en comparación con los 12 g de los dos huevos, los 17 g del tofu o los 24 g de la pechuga de pollo. Los habitantes de los Países Escandinavos desayunan habitualmente pescado, carne o queso, mientras que la mayoría de ciudadanos del Reino Unido y Estados Unidos prefieren lo que se conoce como alimentos del «desayuno tradicional», como cereales, zumo de frutas y tostadas. Pero esos desayunos ricos en carbohidratos y azúcar son la peor manera de empezar el día. Comer proteínas para el desayuno, junto con algunas verduras, mantiene estable durante horas el nivel de azúcar en sangre y la energía.

Una nota para los desayunos basados en verduras: recuerde que quiere conseguir proteínas buenas en el desayuno, de manera que la mejor elección sería el tofu, que proporciona 17 g de proteína por ración, más que el yogur de soja, que contiene menos de 6 g de proteína. Pero desayunar yogur de vez en cuando también está bien.

Una nota para los desayunos vegetarianos: como en la nota anterior, la mejor elección para el desayuno serían huevos o tofu.

Pesos para las comidas principales: no se olvide nunca de pesar los alimentos antes de cocinarlos

Si pesa menos de 65 kg

Puede elegir entre comer 120 g de proteína y 120 g de verduras para la comida y la cena (siempre son 2 huevos para las comidas principales).

Si pesa entre 65 y 80 kg

Coma 130 g de proteína y 130 g de verduras para la comida y la cena.

Si pesa más de 80 kg

Coma 140 g de proteína y 140 g de verduras para la comida y la cena.

(Los pesos del desayuno son los mismos para todo el mundo).

Planificador de comidas para la comida y la cena de la Fase 2 para omnívoros

Comida/cena 1	Comida/cena 2	Comida/cena 3
130 g de marisco	130 g de pescado (o 100 g de salmón ahumado)	130 g de pechuga de pavo o pollo (sin piel)
130 g de verduras	130 g de verduras	130 g de verduras
Comida/cena 4	**Comida/cena 5**	**Comida/cena 6**
130 g de carne o tofu	160 g de legumbres cocidas o envasadas u 80 g pesadas en seco	2 huevos
130 g de verduras	130 g de verduras	130 g de verduras

Planificador de comidas para comida y cena de las Fases 2 y 3 para veganos

Comida/cena 1	Comida/cena 2	Comida/cena 3
130 g de tempeh o tofu	160 g de legumbres (80 g de peso en seco)	130 g de tempeh o tofu
130 g de verduras	130 g de verduras	130 g de verduras
Comida/cena 4	**Comida/cena 5**	**Comida/cena 6**
160 g de legumbres (80 g de peso en seco)	130 g de tofu o tempeh	160 g de legumbres (80 g de peso en seco)
130 g de verduras	130 g de verduras	130 g de verduras

Nota: recuerde comer una manzana al día con el desayuno, la comida o la cena.

Consejos culinarios/preparación de comidas

Utiliza un espiralizador para hacer linguini de calabacín: es un buen sustituto de la pasta y hace que las verduras sean más divertidas. Puede que se pregunte por qué las verduras, que tienen tan pocas calorías y son tan buenas para el organismo, se puedan comer con limitaciones.

La respuesta es que son hidratos de carbono y recuerde que estos carbohidratos se descomponen en azúcar y que, después, se almacena como grasa.

Es importante pesar las comidas antes del cocinado durante la F2 y la F3, así como consultar los planificadores de comidas para recordar cómo combinar los alimentos. Pero hacia el final de la Fase 2, empiece a probarse a usted mismo. Calcule el peso de los alimentos y, a continuación, péselos. Es una buena manera de entrenar el ojo.

No necesita un libro de recetas para seguir el programa y la mayoría de las recetas se pueden adaptar mediante sopa o caldo de verduras o pollo, en lugar del aceite en la F2. Pero *The HBD Cookbook* (Recetario de la HBD) es fantástico y probablemente le hará la vida mucho más fácil y más sabrosa. Entre tanto, al final del libro hemos incluido un par de recetas para que pueda iniciarse. No hace falta que cocine nada del otro mundo. Sencillamente, puede hacer un filete de pescado o pollo a la plancha y cocinar verduras al vapor. Estos alimentos se pueden condimentar con hierbas y especias. Y si no está de humor para cocinar, puede abrir un paquete de gambas para comérselas con una bolsa de ensalada. Puede comprar pescado en conserva o listo para cocinar, o bacalao o salmón ahumado en el supermercado y comerlo con una ensalada o verduras para ensalada, como por ejemplo, hinojo, rábanos y pepino. Compruebe siempre la etiqueta y evite los paquetes en que se enumeren ingredientes que no sean pescado y sal. Lo mismo podemos decir para la carne, el pollo o el pavo precocinados.

Los pesos en todas las tablas se refieren a alimentos crudos. En el caso del pescado, la carne y las aves de corral ya cocinados, reste 10 g de su ración: el peso para el desayuno sería de 90 g y para la comida y la cena, de 120 g. Cuando las verduras son congeladas, añada 10 g a su ración. El salmón ahumado es el único pescado ahumado que tiene un peso diferente al fresco; para el resto de pescados ahumados, como la caballa ahumada, utilice el mismo peso que para el fresco.

En la F2, para cocinar sin aceite, utilice paellas no tóxicas, de cerámica antiadherente o de acero inoxidable. Asegúrese de tener suficiente caldo o sopa líquida de verduras o pollo que pueda utilizar para hacer casi salteados; puede poner el caldo o la sopa en cubiteras y congelarlo para tenerlo siempre a mano. Se puede utilizar el caldo o la sopa líquida de verduras o pollo en todas las fases, no así pastillas de caldo ni caldo en polvo.

Piloto automático

A algunos nos resulta más fácil seguir una dieta monótona porque no queremos pasar mucho tiempo pensando en lo que vamos a comer: no pasa nada por comer pollo a la hora de comer o pescado a la hora de cenar todos los días, siempre que mezcle las verduras, mientras se adapta a la F2. Intente ser más aventurero en la F3.

Plantéese crear un planificador de comidas para las primeras dos semanas. De este modo, no estará pensando «es martes, ¿qué me apetece comer». Sabrá que los martes, por ejemplo, comerá huevos, aguacate y un par de tomates cherry o espinacas para desayunar, salmón con judías verdes, col y brócoli para comer y tofu o pechuga de pollo con alcachofas, setas y ensalada para cenar. Y eso es muy cómodo.

Para que sea más fácil llevar la comida al trabajo, las mejores opciones son los huevos duros hervidos, el salmón ahumado, tofu a dados o gambas cocinadas con ensalada, judías verdes cocidas e hinojo. Para ahorrar tiempo, cocine verduras de más que puedan comerse en frío y hierva algunos huevos mientras esté preparando la cena la noche anterior. Cuando haga frío, llévese al trabajo sopa casera en termos, de manera que pueda tener una deliciosa comida caliente.

Recuerde que la regla de «un tipo de proteína por comida» se basa en maximizar la absorción de proteínas de la comida. Eche un vistazo a la lista de alimentos, donde puede ver todos los alimentos proteicos. Por ejemplo, no coma semillas con yogur porque son dos tipos diferentes de proteína. Evite comer la misma proteína en cada comida: no importa tanto en el caso del pescado, porque es bueno para el organismo, pero comer pollo tres veces al día no es tan bueno. El pescado y el marisco se encuentran en categorías separadas, de modo que salmón para la comida y gambas para la cena, por ejemplo, sería correcto. Si no ha tomado huevos para desayunar, podría comer dos huevos y 130 g de verduras para comer o cenar. Se trata de tomar un tipo de proteína por comida e, idealmente, un tipo diferente de proteína en cada comida.

Llevar un diario de alimentos y síntomas es importante:

1. Le ayuda a hacer un seguimiento de las comidas; ¿se está estancando en la rutina y come la misma verdura cada día o cada semana? Varíe las verduras que come tanto como sea posible.
2. Le ayuda a saber qué combinaciones de alimentos le mantienen activo durante más tiempo, especialmente útil para el desayuno.
3. Le ayuda a saber qué alimentos no le sientan bien y cuáles pueden provocar flatulencias, cansancio o dolores.

Anote la hora a la que come, el peso de los alimentos por separado y cómo se ha sentido ese día.

Solución de problemas de la F2

La causa más común para el estancamiento de la pérdida de peso durante la F2 es el estreñimiento. Consulte *Estreñimiento*. Si al cabo de unos días de haber iniciado el programa, todavía se siente hambriento, intente comer la manzana una diaria a mitad de la comida, para que el primer bocado y el último de la comida sea un alimento proteico. Evite tomar cualquier otra fruta, ya que podría darnos más hambre. Si quiere reducir la fruta al mínimo, desayune una manzana diaria rallada con una mezcla de semillas de girasol y calabaza molidas. Esta mezcla está deliciosa con una cucharadita de canela. Siempre que tenga hambre, recuerde ensanchar el estómago con un gran vaso de agua para que la grelina siga su camino.

Seguramente, habrá días que le resulten especialmente duros. Vuelva a revisar sus «porqués» para que le ayuden a mantenerse motivado y en el buen camino: recuerde por qué empezó la HBD y qué deseaba conseguir o cambiar. Recuerde lo importante que es esto para usted, lo importante que es lograr estos cambios en cómo se siente. Tómese la HBD como un reto día a día: evite pensar en mañana o en la semana siguiente. Relájese sabiendo cada día completado con éxito es otro paso hacia sus objetivos y su mejora de salud.

En los días complicados, los seguidores de la HBD han encontrado consuelo en las bolsas de agua caliente, los baños de sal de Higuera y en ir a dormir temprano. Y ordenar y clasificar los armarios: cualquier cosa que nos mantenga lejos de la cocina. Únase a nosotros en Instagram si no lo ha hecho ya. La generosidad y la ayuda que le brindaremos son insuperables y hará nuevos amigos, que no solo lo ayudarán, sino que también le ayudarán a ser responsable con el programa.

No es raro experimentar energía baja o mareos en los primeros días de la F2. Puede que la simple actividad de subir unas cuantas escaleras le parezca extenuante. Si esto le resulta familiar, quiere decir que el cuerpo está luchando por encontrar energía ahora que ha eliminado de su dieta el azúcar y los cereales. Muy pronto hará el cambio y empezará a quemar grasa para obtener energía; después de esto volverá a tener energía. Conserve la fe (su nuevo mantra) y siga adelante... pasará, como siempre lo hace.

Los fines de semana, antes de poder disponer de la comida libre para disfrutar, pueden ser duros. Planifique actividades para el fin de semana o distracciones divertidas que no tengan que ver con comida. Así no se sentirá tan agobiado. Las actividades pueden ser ir de compras, al cine o al teatro, o ir a pasear a un lugar que le guste especialmente. Incluso regalarse un ramo de flores para felicitarse por haber superado la primera semana.

Si al final de la F2 ya ha perdido el peso que quería, y quiere evitar perder más, consulte la sección Solución de problemas de la F3 *Ya se ha alcanzado el peso objetivo* para saber cómo afrontarlo.

Si no cumple con la F2 porque come azúcar o cereales, o cualquier otra cosa que no esté en las listas de alimentos, tendrá que empezar de nuevo la F2. Seguro que no quiere volver a pasar por eso. Manténgase fuerte y adopte una visión más general. Lo puede hacer, y podrá sentir mucho orgullo de alcanzar la F3. ¡Puede hacerlo, sé que puede hacerlo!

Fase 3 (F3): Quemar

Cómo se hace

Es el día 17 y se siente estupendamente. Has superado la parte más difícil del programa, ¡has TRIUNFADO! Ya ha notado mejoras en la energía, la digestión y el sueño. Sus ropas le quedan más anchas y tiene un aspecto más radiante y optimista. Vuelve a tener el control. Algunos se sienten tan eufóricos después de superar los 16 días que desean continuar con la F2. A veces dicen que se han acostumbrado a las comidas sin aceite y no quieren volver a introducirlo.

Pero si no empieza la F3 el día 17, ¡no estará siguiendo la HBD! Las calorías extra, y los efectos antiinflamatorios saludables del aceite de oliva virgen extra (AOVE) son de vital importancia, y añadir AOVE a nuestras comidas mejora también la absorción de las vitaminas solubles en grasa en ensaladas y verduras también. Las calorías extra, suministradas por el AOVE y por la comida libre semanal, evitan que descienda nuestro índice metabólico y nos mantiene en la zona de quema de grasa. Al mismo tiempo, no es inusual que la pérdida de peso se ralentice temporalmente o que incluso se detenga en la primera semana o dos de la F3 (véase a continuación *Solución de problemas*). No se preocupe si esto ocurre, solo tiene que seguir cumpliendo el programa. En poco tiempo, volverá a adelgazar. Esta fase es para 10 semanas como mínimo. Continúe siguiendo las reglas de la F2. Si está haciendo la HBD para perder peso, siga con la F3 hasta que alcance su peso objetivo.

¿Qué más puede añadir, además de las comidas libres y el AOVE, en la F3? ¿Por qué no reintroducir el yogur y/o el queso, y algunos tubérculos comestibles? Véase *Usar el cuerpo como laboratorio humano* a continuación para saber cómo hacerlo de la mejor manera posible. Ahora, el pan de centeno una o dos veces a la semana también es una opción: hasta 100 g con una comida. Asegúrese de que es centeno 100 %, sin más tipos de cereales ni semillas. El pan de centeno no sustituye la proteína o las verduras de la comida, es un extra opcional. Si su objetivo principal es perder peso, reduzca al mínimo el consumo de pan de centeno, de más fruta y de tubérculos comestibles. Si no, ralentizaran la pérdida. Si ha alcanzado el peso objetivo antes de finalizar la F3, no dude en seguirañadiendo más tubérculos comestibles, como boniatos, apio nabo, remolacha, etc.; véase *Solución de problemas* a continuación.

Como ha estado pesando los alimentos de las comidas durante las dos últimas semanas, habrá desarrollado la capacidad de pesar a ojo y sabrá qué aspecto tendrá una ración: ¡ahora ya puede volver a comer fuera! Sin embargo, como es poco probable que encuentre un restaurante que utilice AOVE (Riccardo's en Chelsea [Londres], es una excepción poco frecuente), la mejor opción sería pescado, carne o pollo a la plancha con sus verduras, a menos que se trate de la comida libre. Aunque no sea una comida libre, puede estar bien tomar una copa de vino con la cena por ahí de manera ocasional; pero solo si es capaz de beber solamente una copa.

El aceite con estatus de superalimento: aceite de oliva virgen extra

En términos de superalimentos, el aceite de oliva virgen extra (AOVE) está evidentemente en la lista por sus polifenoles (antioxidantes vegetales), que son antimicrobianos (asesino de bacterias) y antiinflamatorios, y que también son muy queridos por nuestros microbios amigables. No hay nada malo con el aceite de coco, el aceite de aguacate, la mantequilla o el ghee, y puede reintroducirlos si así lo decide en la F4 (y puede consumirlo en las comidas libres), pero mientras tanto el AOVE es el único aceite que debe usar.

Hace unos años, se solía escuchar que cocinar con aceite de oliva era desaconsejable porque cuando se calentaba se volvía tóxico. Eso no es cierto, de ninguna manera. El AOVE es uno de los mejores aceites con el que cocinar porque sus altos niveles de antioxidantes lo protegen contra los daños que puede provocarle el calor. Tiene sentido si piensa en ello. Si cocinar con aceite de oliva fuera poco saludable, la dieta mediterránea tampoco lo sería. Ninguna que «nonna» (abuela) que se precie usaría aceite de colza o girasol en lugar del maravilloso superalimento que es el aceite de oliva. El mejor AOVE tiene un sabor más picante que afrutado y se presenta en botellas de vidrio oscuro o latas. Utilice una cucharada sopera (15–20 ml) con cada comida en la F3. En la F4 podrá consumir más. No es necesario utilizar aceite si desayunas yogur con fruta, o frutos secos o semillas con fruta, pero si lo echa de menos en el desayuno, evite añadir más cantidad en las comidas del resto del día. (Véase *Hierbas en tarros* en Recetas, en la parte final del libro).

Usar el cuerpo como laboratorio humano

Si no ha tomado lácteos en la F2, ahora es el momento de probar el yogur y el queso si le apetece, para ver cómo reacciona su organismo. Si quiere probarlos, la manera de hacerlo es reintroducirlos de uno en uno, y de manera ideal con tres días de diferencia. Pruebe el yogur y la fruta para desayunar una sola vez y esté atento los siguientes dos días a los mensajes que le mande el cuerpo. ¿Le ha animado? ¿Le ha inflado? ¿Tiene más energía o menos? ¿Han reaparecido los antojos? ¿Ha notado algo más, como senos paranasales taponados o secreción nasal? Haga lo mismo con el queso en el tercer día y esté atento otra vez (podría ser en la comida o la cena: no es necesario que pruebe durante el desayuno). Espere dos días más antes de tomar productos lácteos de nuevo. Si prueba el yogur y el queso de esta manera, obtendrá una respuesta clara y el cuerpo le dirá si sí o si no. Puede testar las verduras solanáceas de la misma manera.

Por los motivos expuestos en la sección de la F2 *Alimentos potencialmente problemáticos*, en caso de que esté pensando en reintroducir los productos lácteos, puede considerar la opción de probar primero con yogur o queso elaborados con leche de cabra u oveja. No obstante, si se encuentra bien y ha comprobado que está mejor sin tomar estos alimentos, no se moleste en probarlos.

Si no ha reaccionado a los lácteos (o las solanáceas) después de probarlos, no dude en incluirlos desde ya mismo si así lo desea, según los siguientes planificadores de alimentos.

La grasa entera nos adelgaza

¿Por qué yogur entero? La grasa nos mantiene con menos hambre durante más tiempo y, además, tiene una consistencia cremosa fantástica. Por cierto, si un yogur desnatado está cuajado, en lugar de líquido, es que se le ha añadido algún tipo de almidón (aunque no ponga nada en la etiqueta), cosa que no queremos. A menudo, la gente pregunta si se puede sustituir el yogur por skyr o kéfir. Sí, puede, siempre y cuando contenga como mínimo 9 g de proteína y 5 g de grasa por 100 g, y 4 g o menos de carbohidratos. Estas cantidades también se aplican a cualquier yogur que elija. El yogur griego habitualmente es la mejor opción, pero compruebe las etiquetas: no todos los yogures tiene el suficiente contenido alto de proteína o el equilibrio adecuado de grasas y carbohidratos que se requiere en la HBD. El requesón no está en el menú permitido por ahora, pero se puede reintroducir en la F4.

En un estudio de 2013 (Holmberg) en los Países Escandinavos se hizo un seguimiento de la ingesta diaria y de los índices de obesidad de 1782 hombres de mediana edad. Los que consumían mantequilla, leche entera y crema eran más delgados que los que eligieron las opciones desnatadas. «En función de mi propia investigación y en la de otros, creo que los lácteos enteros es menos probable que contribuyan a la obesidad que los desnatados», dijo Holmberg.

En otro estudio, que incluía personas con diabetes T2 (Oliveira, 2023), se descubrió que un desayuno bajo en carbohidratos estaba vinculado con un pico posterior más pequeño de azúcar en sangre (lo que es un buen indicador) que el del desayuno bajo en grasa. Los desayunos bajos en grasa contenían el 27–35 % de calorías de la grasa, mientras que los desayunos bajos en carbohidratos contenían el 60–70 % de calorías de la grasa. Tomar un desayuno bajo en carbohidratos, con más grasa y más proteína, como huevos y verduras cocinados con AOVE, da como resultado niveles de azúcar en sangre más estables durante todo el día. «En diabetes de tipo 2, consumir hidratos de carbono da lugar a un aumento de la glucosa en sangre, en particular, por la mañana, cuando la intolerancia a la glucosa es más alta», escribieron los autores.

Evite comer quesos procesados como el queso de crema, que tiende a ser bajo en proteínas y es probable que esté compuesto con algunos ingredientes cuestionables. ¿Cómo puede saber si un queso está procesado? Solo tiene que mirar los ingredientes que consten en la etiqueta. Aquí tiene un ejemplo de la etiqueta de un queso procesado: *leche, aceite de colza, concentrado de proteína de la leche, fosfato de sodio, almidón alimentario modificado al 2 %, concentrado de proteína de suero de leche, maltodextrina, suero de leche, sal, fosfato de calcio, ácido láctico, ácido sórbico, grasa de la leche, alginato de sodio, citrato de sodio, enzimas, apocarotenal y anato, cultivo de queso.* ¡No, gracias! La etiqueta del queso debería parecerse más a este. Ingredientes del queso azul Stilton: *leche*; queso Parmigiano Reggiano PDO: *leche*; queso Cheddar: *leche, sal.*

Lista de alimentos para la Fase 3: si no está en esta lista, está prohibido.

Alimentos proteicos	**Recuerde la regla de las proteínas:** un tipo de proteína por comida. Evite repetir la misma proteína dos veces en un día; p. ej., si toma huevos para desayunar, no vuelva a cocinarlos ese mismo día. **Nota:** el yogur y el queso cuentan como la misma proteína, si tiene yogur para desayunar, no coma queso el mismo día.
Pescado: fresco o ahumado, o envasado en AOVE, agua o salmuera	Cualquiera, incluidos anchovas, atún, bacalao, besugo, caballa, eglefino, fletán, kipper (arenque o salmón), lenguado, lubina, pargo, platija, raya, rodaballo, salmón, salmonete, sardinas frescas o envasadas en AOVE, solla, tilapia, trucha
Aves de corral: con piel si lo desea	Muslos y alas de pollo, pavo, faisán o pato, **ahora ya puede comer carne oscura**
Marisco	Almejas, calamares, cangrejo, gambas, langosta, mejillones, vieiras
Carne roja	Carne fresca y no procesada de ternera, cordero, cerdo o venado (o cualquier carne fresca y magra de caza silvestre). A ser posible, alimentada con pasto y ecológica. **No carnes de filete de cerdo (gammon), beicon, salchichas, jamón, ni carnes secas en comidas que no sean de comida libre.**
Legumbres	Lentejas, garbanzos, alubias Cannellini/garrafones/alubias blancas/poroto blanco. Evite las alubias edamame. **Todas las legumbres** (a menos que se compren precocinadas o envasadas) **deben cocinarse muy bien.**
Soja	Tofu, tempeh, miso, nattō
Semillas: solo para el desayuno	Semillas de girasol y calabaza molidas o enteras

Frutos secos: solo para el desayuno	Solo nueces, no otros frutos secos
Queso (vaca, cabra u oveja. No queso de soja ni de frutos secos)	Quesos tradicionales, incluidos Brie, Cheddar, Edam, feta, Gorgonzola, Gouda, Gruyere, Halloumi, manchego, mozzarella, parmesano, Stilton (no quesos ultraprocesados)
Huevos	Hasta 14 a la semana (puede tomar 2 huevos para comer o cenar, siempre y cuando no haya comido durante el desayuno).
Yogur: solo para el desayuno	Entero, de oveja, vaca o cabra, sin edulcorantes y sin sabor añadido. O yogur de soja, solamente para veganos. Asegúrese de que el yogur lácteo contiene como mínimo 9 g de proteína y 5 g de grasa, y como máximo 4 g de carbohidratos por 100 g
Verduras *Con advertencia para las verduras solanáceas	El objetivo es comer 3 verduras distintas con cada comida.
Se pueden reintroducir la remolacha, el apio nabo, la chirivía, el colinabo y el boniato. Sin patatas, excepto en las comidas libres.	Aceitunas (4 como máximo por comida), achicoria, aguacate **(máx. 80 g por comida)**, alcachofas (frescas o envasadas en salmuera o AOVE), alcaparras (sin azúcar), algas, apio, apio nabo, berenjenas*, berro, boniato, brócoli, calabacín, calabaza y todos los tipos de calabaza, cebollas, cebollino, chalotas, chirivía, chucrut, col de mil tallos, col rizada, coles de Bruselas, coliflor, colinabo, colirrábano, escarola, espárragos, espinacas, hierbas frescas (todas), hinojo, hinojo marino, judías verdes, kimchi*, lechuga (todos los tipos, incluida la iceberg, la romana y los canónigos), lechuga china, okra, pak choi, pepinillos/pepinillos avinagrados (sin azúcar), pepino, pimientos*, puerros, rábanos, remolacha, romanesco, rúcula, salsifí, setas, tomates **(máx. 30 g por día)***, zanahorias

Aceite de oliva virgen extra	1 cuchara sopera (15-20 ml) con cada comida
Fruta	1 tipo de fruta por comida de esta lista, como opción. Evite mezclar diferentes frutas en una misma comida.
1 manzana con 1 comida al día. El limón se puede exprimir en el pescado o el pollo, siempre y cuando no haya más frutas en esa comida.	Arándanos, moras, cerezas, uvas, mango, papaya, ciruelas, granada, frambuesas, fresas hasta un máximo de 100 g por comida. **La fruta se incluye como un extra opcional, no sustituye a la proteína ni a la verdura de la comida.**

Extras opcionales para la Fase 3	
Café solo, té negro, verde, blanco y rooibos, infusiones (no té de frutas) con las comidas solamente.	No se puede añadir leche de ningún tipo ni azúcar o edulcorantes, excepto en las comidas libres.
Condimentos: p. ej., chile*, jengibre, ajo, cúrcuma. Sal (del Himalaya o marina). Pimienta. Mostaza en polvo, rábano de caballo fresco	Hierbas frescas, secas, congeladas y especias. Se puede añadir el miso a las comidas con base de soja. El tamari se puede añadir a todas las comidas. También puede utilizar tabasco*
Vinagre de sidra de manzana: sin pasteurizar, ecológico y con 'la madre'	Añádalo a la comida o mézclelo con agua para elaborar una bebida refrescante: solamente con las comidas.
Caldo claro de pollo o verduras	Solo líquido. Ni pastillas de caldo ni caldo en polvo

*Con advertencia para las verduras solanáceas

Desayuno de la Fase 3 para omnívoros (los desayunos veganos de la F3 son como los de la F2 con el añadido del AOVE)

Desayuno 1	**Desayuno 2**	**Desayuno 3**
2 huevos	35 g de semillas de girasol y de calabaza o 35 g de nueces	100 g de pollo o pavo (muslos o pechuga)
100 g de verduras	1 manzana y/o 100 g de verduras****	100 g de verduras
Desayuno 4	**Desayuno 5**	**Desayuno 6**
75 g de salmón ahumado	160 g de yogur entero (oveja, cabra o vaca)	60 g de queso (oveja, cabra o vaca)
100 g de verduras	100 g de 1 tipo de fruta de la lista o 1 manzana****	100 g de verduras

**** Recuerde que la fruta, aparte de la manzana diaria, es un extra opcional con las comidas. No es nunca un sustituto para las verduras en el desayuno, ni en ninguna otra comida. La excepción es para desayunos con nueces o semillas, cuando puede elegir si tomar una manzana o cualquier otra fruta de la lista, en lugar de verduras (y lo mismo vale para los desayunos con yogur en la F3).

Pesos para las comidas principales: no se olvide nunca de pesar los alimentos antes de cocinarlos:

Si pesa menos de 65 kg

Puede elegir entre comer 120 g de proteína y 120 g de verduras para la comida y la cena (siempre son 2 huevos para las comidas principales, pero puede elegir tomar 1 en el desayuno).

Si pesa entre 65 y 80 kg

Coma 130 g de proteína y 130 g de verduras para la comida y la cena.

Si pesa más de 80 kg

Coma 140 g de proteína y 140 g de verduras para la comida y la cena.

(Los pesos del desayuno son los mismos para todo el mundo).

Planificador de comidas para la comida y la cena de la Fase 3 para omnívoros (las comidas y cenas de los veganos en la F2 son las mismas que en la F2 con el añadido del AOVE)

Comida/cena 1	**Comida/cena 2**	**Comida/cena 3**
130 g de marisco u 80 g de queso	130 g de pescado (o 100 g de salmón ahumado)	130 g de pavo o pollo o 100 g de salmón ahumado
130 g de verduras	130 g de verduras	130 g de verduras
Comida/cena 4	**Comida/cena 5**	**Comida/cena 6**
130 g de carne o tofu	160 g de legumbres cocidas o envasadas u 80 g pesadas en seco	130 g de pescado o 2 huevos
130 g de verduras	130 g de verduras	130 g de verduras

Extras que puede incluir ahora que está en la F3

Verá que se han añadido más tubérculos comestibles para la F3, incluido el boniato. Cuando me visitaban en la clínica, por lo general, pedía a los pacientes que empezaran un diario de alimentos para que pudieran identificar aquellos que podían haber contribuido a generar problemas articulares o intestinales. El boniato no solía estar en la lista de culpables; pero sí que aparecía más a menudo de lo esperado. Espero que le siente bien y que descubra maneras deliciosas de incluirlo en las comidas de la HBD de vez en cuando. Es un excelente alimento reconfortante.

Ahora, se encuentra en la F3 y puede probar a reintroducir el pan de centeno, si le apetece. Asegúrese de que es centeno 100 % (la masa madre es la mejor si puede encontrarla) sin trigo añadido ni semillas ni otros cereales. Y, en cuanto al consejo anterior sobre los lácteos, escuche qué le dice el cuerpo. Si no nota ningún efecto adverso, no dude en tomarlos de vez en cuando: hasta 100 g dos veces a la semana y, por supuesto, solo con las comidas. El centeno es una buena opción para la proteína y las verduras, pero no es un sustituto.

Si es intolerante al centeno, puede probar el pan de trigo sarraceno. A pesar de su nombre, el trigo sarraceno está más relacionado con el ruibarbo que con el trigo, y no tiene gluten. No opte por el pan de supermercado sin gluten. Está muy procesado y tiene un índice glucémico elevado, es decir, se descompone con rapidez y eleva nuestros niveles de azúcar en sangre e insulina). Añada el pan únicamente a la comida como un capricho especial y sea especialmente precavido con esto, es decir, evítelo el máximo de veces posibles, si su objetivo número uno con la HBD es adelgazar. Existe otro motivo para no comer centeno o trigo sarraceno de forma habitual: puede haber días del programa que le resulten más difíciles. Si come habitualmente estos tipos de panes, no tendrá ningún as bajo la manga cuando se le compliquen las cosas; una rebanada de pan de centeno, untada con aguacate y AOVE y cubierta con espinacas y huevos pochados, es una imagen realmente agradable.

En la F3, también puede añadir miso a una comida o tofu o tempeh (o nattō, aunque yo admito que nunca he probado este alimento a causa de su complicada textura, muy pastosa). Para conservar mejor sus cualidades nutritivas, lo mejor es no sobrecalentar el miso; añádalo una vez que la comida esté ya cocinada.

¡Una cosa más! Ahora que está en la F3, puede tomar una onza o dos de chocolate negro después de una comida una vez al día. El chocolate negro (80 % o más de cacao) es rico en polifenoles, muy apreciados por los microbios intestinales y que, además, favorecen su crecimiento. Tenga mucho cuidado con comer azúcar o chocolate de nuevo si tiene dudas de si podría sobrevivir sin él (véase *El monstruo del azúcar* a continuación).

Carne roja y vísceras

A menos que sea una granja ecológica, el ganado no se alimenta con su dieta natural de hierba o heno, sino de cereales y soja transgénicos. Esta alimentación, junto con los antibióticos, provoca que las vacas aumenten de peso muy rápidamente, lo que significa que los granjeros puede ganar más dinero en el mercado. La soja y los cereales que constituyen el pienso transgénico se fumigan con herbicida tóxico: el glifosato.

¿Es descabellado sospechar que esta toxina se acumula en los animales que comemos y que cuando lo hacemos esta pasa a nuestros organismos? La exposición al glifosato se ha relacionado con la esteatosis hepática no alcohólica, los trastornos hormonales y con muchos tipos distintos de cáncer, así como con enfermedades autoinmunitarias y el intestino permeable. Para cargarse de razones contra los alimentos transgénicos, busque información sobre el Dr. Zach Bush (su página web es www.zachbushmd.com) y vea su vídeo en YouTube: *Chemical Farming & The*

Loss of Human Health (Agricultura química y los problemas de salud del ser humano). Es muy revelador.

Existe otro problema con los cereales, sean ecológicos o no. Son una fuente de grasa omega 6, que cambia el equilibrio de las grasas en la carne de los animales. La carne de vacuno alimentado con cereales tiene una proporción 9:1 de omega 6 y omega 3, mientras que en las vacas que se alimentan con hierba esta proporción es mucho más saludable, 2:1 (Daley, 2010). Yo ya no he vuelto a comer con frecuencia carne roja ni vísceras, pero cuando lo hago, por las razones anteriores, debe ser ecológica y que se alimenten con hierba. Para más información sobre las vísceras, consulte el Glosario.

La comida libre semanal y el monstruo del azúcar

Si sentía que había perdido el control con el azúcar o el chocolate, y pensaba que nunca se iba a librar de ellos, ¡enhorabuena!: lleva 16 días sin catarlos.

Si *ha estado* en las garras del monstruo del azúcar, sea precavido y evite comer nada dulce en la comida libre. De todos los cientos de personas con las que he trabajado en este programa, hay una que recuerdo con pesar. En aquella época no sabía que el azúcar podía llegar a ser tan adictivo. La señora, digamos que se llamaba Gilly, estaba a punto de pasar a la F3. Le expliqué por qué debía reintroducir el AOVE y hablamos sobre la importancia de la comida libre semanal. Gilly me preguntó si podía tomar azúcar o postres en su comida libre: le encantaba el merengue. Y, lamentándolo mucho, le dije: «Sí, por supuesto. Puedes comer lo que quieras». Después de haber estado sin tomar azúcar durante más de dos semanas, algo que ella pensaba que no podría conseguir nunca, se comió los merengues. Y el monstruo del azúcar volvió como una venganza y se vio atrapada de nuevo: abandonó la F3 casi antes de empezar. El gusto por lo dulce es como un monstruo que, cuanto más azúcar comemos, más hambriento y grande se vuelve, hasta acabar convirtiéndose en insaciable.

He recibido infinidad de mensajes de gozo de personas que dudaban de que alguna vez fueran capaces de librarse del monstruo del azúcar. Sin embargo, descubrieron, y usted también lo hará, que cuando se le corta el suministro y se le hace pasar hambre durante unas semanas, el monstruo pierde su poder poco a poco. Pero, por favor, tenga cuidado. Si dudaba, como Gilly, de que pudiera sobrevivir sin azúcar antes de empezar la HBD, y superó las dos primeras semanas sin tomar ni un gramo, espere más tiempo antes de reintroducirlo: quizás un par de semanas, o quizás deberá dejar más tiempo todavía. El azúcar es uno de los motivos más habituales que hace que la gente abandone la HBD, por lo que a veces es preferible evitarlo por completo. No tomar azúcar será también un gran favor para las hormonas, el intestino, la piel y el sistema inmunitario.

Si el azúcar ha supuesto un problema para usted en el pasado, extreme las precauciones y no coma tampoco la fruta extra opcional demasiado a menudo; es decir, si pensaba que no podría lograrlo nunca (pero ¡lo ha hecho!). La mayoría de seguidores de la HBD se guardan como un as en la manga toda la fruta, excepto la manzana (y el pan de centeno), para animarse los días en que sienten que el proceso es muy complicado: no consumen ninguno de estos dos alimentos de manera habitual.

Por supuesto, la comida libre se puede hacer en cualquier momento y cualquier día de la semana, pero la mayoría de la gente lo hace el viernes o el sábado por la noche. De hecho, se podría hacer la primera comida libre cuando empiece la F3, el mismo día 17. Hágala el día que prefiera de la primera semana de la F3. Huelga decir que reunirse para comer y beber con los amigos y la familia es uno de los grandes placeres de la vida. Una comida libre semanal es parte de este programa. Una vez a la semana rompa todas las reglas y diviértase. Puede tomar un entrante y un plato principal y un postre (con la condición del monstruo del azúcar, claro). También puede tomar vino, o incluso un combinado o dos. Puede mezclar proteínas diferentes, poner mucha mantequilla o más AOVE en las verduras. Tómese su tiempo y disfrútelo.

Las calorías no desempeñan ningún papel en la HBD, excepto en las comidas libres. No obstante, algunos seguidores de la HBD, que estaban acostumbrados a contar calorías (como muchos de nosotras) en el pasado, nos piden una regla general aproximada para asegurarse que están ingiriendo suficientes calorías en la comida libre para volver a estimular la quema de grasas. Como mínimo, deberían ingerirse 500 calorías extra. Mejor si se aproximan a 1000. La forma más fácil de aumentar el número de calorías es con grasa. Incorpore tanta mantequilla, ghee, nata para montar y la crema de coco más espesa que pueda encontrar. Tenga en cuenta la mayonesa, la salsa holandesa, la bearnesa, el pesto y el queso.

En lugar de alimentos ultraprocesados, piense en un filete con patatas fritas y salsa bearnesa, o un asado dominical con salsa y todos los ingredientes, incluidas patatas asadas en grasa de oca o en abundante aceite de aguacate, o un filete de pescado con patatas nuevas o puré de patatas con mucha mantequilla y salsa holandesa. Otras sugerencias podrían ser el curry tailandés con mucha crema de coco, el curry indio elaborado con ghee y crema, fritura de pescado y patatas con guisantes y salsa tártara, hamburguesa con patatas fritas y extra de mayonesa. O ¿qué tal una fondue de queso? También son buenas opciones el queso coliflor, el kitchiri con nata extra o los pasteles fritos de patatas (latkes) con nata agria y salmón ahumado. Acompañe sus comidas con verduras bañadas en mantequilla, y quizás con puré de patatas con incluso más mantequilla o AOVE. Si además tomará un entrante, ¿qué le parecería un cóctel de gambas con salsa rosa o una ensalada de queso mozzarella o de cabra con piñones?

¿Y como postre? De nuevo con la advertencia del monstruo del azúcar, mousse de chocolate o braunis con extra de nata, o merengues con fruta fresca y nata montada. Si quiere evitar el azúcar, pero no quiere sentirse como un marginado, coma queso mientras el resto comen postres.

A casi todo el mundo le genera ansiedad la idea de la comida libre y romper todas las reglas. Sin embargo, a partir de ahora, romper todas las reglas una vez a la semana es, precisamente, una de las reglas. La comida libre es uno de los motivos clave para que este programa sea un éxito. Si se comporta demasiado «bien» y no se da el festín correspondiente, no obtendrá los resultados que busca. ¡Cumpla las reglas y dese un festín! Si seguir un régimen hipocalórico se convierte en un estilo de vida, es decir, si dura un poco más de unas semanas, el índice metabólico disminuye para conservar energía: el cuerpo se está quedando sin energía y va a hacer lo que pueda para evitar que nos muramos de hambre. Una vez a la semana, por sorpresa, le echa un montón de combustible extra al horno, y el cuerpo vuelve a acelerar la quema de grasa.

Viendo que la comida libre es tan importante y que debería ser un placer, ¡no la desperdicie! Si debe ir a una comida de trabajo o una cena y no está seguro del todo de que vaya a haber algo en el menú que realmente le guste, coma antes o llévese consigo la comida, y disfrute de la comida libre que se merece otro día.

En su primera comida libre, puede probar a introducir trigo si lo desea, pero si ya ha probado el pan de centeno y no le sentaba bien, es probable que el trigo tampoco lo haga. Si ha salido a cenar fuera y quiere probarlo, coma pan o bollería (teniendo en mente al monstruo del azúcar) como postres. Por cierto, la pasta está elaborada con trigo duro, que de manera natural contiene menos gluten que el trigo usado para el pan y que, habitualmente, aunque no siempre, se tolera mejor.

Anote todo lo que coma y beba en cada una de las comidas libres. De ese modo, si al día siguiente o a los dos días de la comida libre no se siente bien, puede consultar su diario de alimentos y síntomas, semana tras semana, para ver si aparece algún patrón. Es casi seguro que acabará apareciendo. Lo mejor es probar los alimentos potencialmente problemáticos, como los lácteos, el trigo o las verduras solanáceas por separado, es decir, no en la misma comida. De lo contrario, no sabrá cuál es el alimento que le está causando problemas. Lo ideal sería que si volviera a introducir los lácteos en la F3, lo hiciese en una comida no libre. Pruebe con el yogur un día y, después, con el queso tres días más tarde. Haga lo mismo con las verduras solanáceas: recuerde dejar pasar tres días entre cada prueba.

Sentirse mal al día siguiente (resaca, hinchazón, cansancio o dolor) puede ser simplemente porque ha tomado una copa de más, pero también puede ser que el culpable sea el componente de una comida. Recuerde que la HBD consiste en descubrir qué alimentos se ajustan mejor a nuestras necesidades individuales, y cuáles es mejor no consumir. Algunas veces, cuando se prueba un alimento perjudicial, la primera reacción y casi instantánea es que se nos tape o nos moquee la nariz. Otras veces, no tendremos ninguna pista hasta pasadas 48 horas. Por cierto, el azúcar, como es proinflamatorio, está relacionado con los problemas en los senos paranasales y en la piel, así como con los problemas hormonales; en realidad, podría estar relacionado con casi cualquier cosa que se le ocurra, lo que es otro motivo más para no consumirlo.

Un consejo más: intente no comer demasiado, o no podrá dormir. Seguramente, el estómago se le habrá encogido durante las dos o tres últimas semanas y puede que le resulte más divertido y más satisfactorio comerse dos o tres platos pequeños y una cucharada del postre que no dos grandes platos. Piense en comer de forma consciente (y divertida) más que en comer sin pensar. Céntrese en las grasas, no en los carbohidratos, y obtendrá mejores resultados; como en los ejemplos de comida libre anteriores, eso no significa que no haya patatas fritas, pero eso también supone mucha grasa extra.

Hay dos motivos para realizar la comida libre semanal:

1. Sorprender al cuerpo y comer muchas calorías extra una vez a la semana reestimula la quema de grasa.
2. ¡El placer es bueno para nosotros!

Hormesis: ¡lo que no nos mata nos hace más fuertes!

La primera vez que oí hablar de la hormesis fue cuando estudiaba con Leo Priumboom. Explicaba que los cuerpos responden a pequeñas dosis de factores estresantes potencialmente mortales como el frío, el calor, el hambre y la deshidratación con una especie de compensación extra conocida como «respuesta adaptativa al estrés».

«Por lo tanto, una definición breve de la tarea de la hormesis es: 'Un proceso en que la exposición a dosis bajas de un agente químico o un factor medioambiental que es perjudicial a dosis más elevadas induce a un efecto beneficioso adaptativo en la célula o en el organismo» (Mattson, 2008). Esta es una manera científica de decir «lo que no nos mata nos hace más fuertes».

La respuesta adaptativa al estrés estimula el sistema inmunitario y aumenta nuestras defensas antioxidantes y la capacidad de reparación, lo que nos hace más fuertes y más resilientes, y también retrasa el envejecimiento. Estos factores estresantes horméticos, a los que nuestros antepasados estaban expuestos de manera habitual, son desagradables temporalmente, pero también son muy buenos para nosotros. Un poco de dolor y un poco de veneno son buenos, pero, por supuesto, demasiado frío, hambre, calor o deshidratación nos mata.

En 1538, Paracelso, el físico, astrólogo y alquimista suizo, escribió: **«Todo es veneno y nada es veneno; solo la dosis hace el veneno».**

La pequeña cantidad de veneno que contienen las plantas suele ser el componente que las hace beneficiosas para nosotros. Algunos ejemplos de compuestos de hierbas y alimentos que provocan un efecto hormonal son: el allium y la alicina del ajo y la cebolla, la curcumina de la cúrcuma, el sulforafano de las semillas y brotes de brócoli, las catequinas del té verde, el resveratrol (del vino tinto, pero harían falta docenas de vasos para obtener una dosis significativa), la cumarina de la canela y el oleocantal y la oleaceína del AOVE. Aprender sobre la hormesis me hizo preguntarme si parte del beneficio de la comida libre, que es también potencialmente un poco venenosa, podría ser una especie de efecto hormético. Así que tal vez haya una tercera razón para incluir la comida libre (la hormesis), ya que un poco de veneno es bueno para el organismo también.

Eche un vistazo a este artículo si quiere saber más cosas sobre ello; puede que le introduzca en laberintos fascinantes. *Neurohormetic Phytochemicals: An Evolutionary – Bioenergetic Perspective* (Fitoquímicos neurohorméticos: una perspectiva bioenergética y evolutiva, Murugaiyah y Mattson, 2015).

Lectinas

Los altos niveles de lectinas procedentes de las legumbres, las solanáceas y los cereales pueden resultar menos beneficiosos para el sistema inmunitario y más problemáticos para muchos de nosotros. Probar y observar los posibles efectos negativos es clave para establecer el modo en que el cuerpo reacciona a los alimentos que se indican a continuación. Las lectinas obstruyen la absorción de minerales, entre estos el calcio, el hierro, el fósforo y el zinc. También se unen a las células que recubren el tracto digestivo, lo que provoca inflamación e intestino permeable.

Legumbres: cacahuetes, alubias y lentejas contienen el nivel de lectina más alto de todos los alimentos. Es posible desactivar parcialmente estas toxinas cocinándolas con kombu, cocinándolas durante mucho tiempo, a presión o fermentándolas, como en tempeh de soja.

Cereales/pseudocereables: todos, entre estos trigo, maíz, quinoa, arroz, avena. Remojarlos, fermentarlos (como en el pan de masa madre) y cocinarlos ayuda a disminuir la carga de lectina.

Verduras solanáceas: como berenjena, pimiento morrón y guindillas, tomates, bayas de goji y patatas. Pelar y quitar las semillas de pimientos y tomates ayuda a desintoxicar las lectinas, pero recuerde que estas plantas también contienen solanina, un alcaloide tóxico. El tabaco y la bufera también son solanáceas.

Semillas/frutos secos: remojarlos y secarlos, es decir, «activarlos», ayuda a reducir la carga de lectina.

Aparte de las lectinas, hay otros antinutrientes en los alimentos vegetales, de los que quizá haya oído hablar o sobre los que se haya preguntado, como las saponinas, los fitatos, los oxalatos y los taninos (para saber más sobre ellos, consulte Antinutrientes en el Glosario). A pesar de estar rodeados de polémica, creo que es razonable afirmar que, siempre que seamos sanos y los consumamos en cantidades pequeñas o moderadas, la fibra, las vitaminas, los minerales y los antioxidantes que contienen estos alimentos compensan con creces los aspectos negativos de los antinutrientes.

¿Natación en aguas frías?

Cuando vivíamos en Londres, mi marido Riccardo se levantaba cuando todavía estaba oscuro en las sombrías mañanas invernales y se dirigía al Serpentine, un lago en Hyde Park. Allí nadaba. La temperatura del agua estaba entre –1 °C y 12 °C. Fría. Y yo me quedaba en la cama pensando: «¿Qué se le pasa por la cabeza». Pero un día me convenció para acompañarle. «Solo una vez, para ver lo que se siente», me dijo. Me sentí mal solo de pensarlo, me vestí y salimos hacia el parque, donde me metí en el agua helada. Era una de esas mañana invernales perfectas, amanecía, el cielo era color de rosa y el agua estaba tranquila, parecía un espejo.

No puedo decir que me entusiasmara el choque el agua helada, pero la sensación posterior, y la energía y euforia que sentí, hicieron que yo también me entusiasmara. En Florida, hemos convertido un congelador en una piscina helada. No es lo mismo que nadar en la naturaleza, pero bueno, no está mal. Si puede encontrar un lugar seguro y bonito para nadar en el mar o en cualquier otro sitio, hágalo.

Reintroducción del ejercicio

Técnicamente, tan pronto como inicie la F3, puede retomar el ejercicio de nuevo. Pero como ya he mencionado, deje el ejercicio intenso para el final del programa. ¿Por qué? Porque posiblemente todavía no esté ingiriendo suficientes proteínas para la reparación y reconstrucción muscular tras un ejercicio intenso, y porque el objetivo sigue siendo reducir el estrés y el cortisol. Tampoco consumirá suficiente comida para obtener combustible para el ejercicio intenso. Correr al aire libre y la natación como actividades de ocio están bien y puede incluir algunos entrenamientos de pesas ligeros o de resistencia. Pero no se pase de la rosca: no debe llegar a jadear. Tómeselo con calma y evite la tentación de usar el ejercicio para procesar sentimientos de ira o frustración. Acostúmbrese a escribir un diario (véase James Pennebaker y John Sarno) y dese duchas frías o haga natación en aguas frías y saunas de infrarrojos para aumentar de forma natural los niveles de endorfinas (y reducir la inflamación).

Hacer ejercicio antes de comer, al estilo cavernícola, reduce la inflamación y es bueno para nosotros. Para un miniejercicio rápido y sencillo de todo el cuerpo, haga 20 flexiones y 40 sentadillas antes de comer. Y recuerde que el «síndrome de la muerte sedentaria», es decir, estar sentado durante más de 40 minutos es mucho peor e incluso favorece más la inflamación que no hacer ningún tipo de ejercicio. Haga las sentadillas y las flexiones y no se preocupe de lo que digan en la oficina. Muy pronto querrán hacer exactamente lo mismo que usted.

Poco a poco, durante las 10 semanas de la F3, se dará cuenta de que comer de este modo ya no le parece restrictivo. Sino más bien una forma de vida natural. Sabrá que está alimentando su organismo exactamente de la manera exacta que necesita para sentirse más ligero, más resplandeciente y más feliz. Se sentirá tan bien que no se planteará en ningún momento volver a sus viejas costumbres. También descubrirá que está mucho más en sintonía con lo que quieren su cuerpo o su cerebro, y tenderá de manera natural a comer los alimentos que necesita para mejorar su salud.

Solución de problemas de la F3

¿Ha alcanzado su peso objetivo?

Si ya ha perdido el peso que quería hacia el final de la F2, o a las pocas semanas de la F3, para evitar una mayor pérdida de peso, tendrá que aumentar las raciones. Debe mantener iguales las proporciones entre las proteínas y las verduras que en los planificadores de comidas. Empiece por aumentar las raciones en 10 g de alimentos proteicos y 10 g de verduras y vaya aumentando a partir de aquí si es necesario. Añada más AOVE, 25–30 ml por comida, y aumente las cantidades de tubérculos comestibles, entre ellos boniatos, zanahorias, remolacha, apio nabo. Recuerde que, aunque la mayoría de las personas se sienten atraídas por la HBD con el fin de adelgazar, la pérdida de peso se produce como efecto secundario del reequilibrio de las hormonas y de la reducción de la inflamación. Para conseguir un cambio metabólico profundo y duradero, debe completar las 10 semanas completas de la F3.

¿Qué ocurre si se va de vacaciones o si no cumple con las reglas de la F3?

Si ha ganado unos kilos durante las vacaciones, vuelva directamente a la F3 de manera estricta al volver a casa y probablemente perderá el peso sobrante muy rápidamente. ¿Qué significa una F3 estricta? Quiere decir volver a pesar las raciones de las comidas, beber la mayor parte del agua antes de comer, respetar estrictamente el ayuno de cinco horas entre comidas y eliminar los extras opcionales de la fruta durante la F3 (siga tomando su manzana diaria pero no fruta adicional) y el pan de centeno. El AOVE y la comida libre semanal todavía son una obligación: eliminar cualquiera de estas en la F3 saboteará sus objetivos, por todos los motivos aducidos.

Solo debe pasar a la F4 al final de las 10 semanas si se encuentra en su peso objetivo. Si todavía le queda peso por perder, permanezca en la F3 hasta que haya alcanzado el objetivo. Evite por todos los medios posibles saltar de la F2 a la F3, ya que es otra forma de dieta yo-yo. Para repetir el recordatorio anterior, recuerde que la pérdida de peso en la HBD es un *efecto secundario* del reequilibrio de todo el cuerpo: este programa va mucho más allá de la pérdida de peso. Si se ha escaqueado durante unas semanas de cumplir las reglas de la F3, y hace seis meses o menos desde su último reinicio, no vuelva al punto del reinicio en este momento: reanude la F3 estricta. El Reinicio, la F1 y la F2 se deben usar una vez al año, como máximo dos.

Si la pérdida de peso se estanca

Es normal que en la primera o segunda semana de la F3 la pérdida de peso se ralentice o se detenga; incluso aunque responda que sí a todas las preguntas siguientes:

- ¿Bebo suficiente agua y la bebo mayoritariamente antes de la comida? ¿Empiezo el día bebiendo 500 ml?
- ¿Duermo lo suficiente? (un mínimo de siete horas por noche)
- ¿Ayuno durante cinco horas o más tomando solo agua entre comidas?
- ¿La comida libre semanal está repleta de calorías extra, principalmente en forma de grasas?
- ¿Empiezo todas mis comidas con un buen bocado de proteínas?
- ¿Como una buena proteína de calidad durante el desayuno y antes de que pase una hora desde que me despierto: huevos, pescado o tofu?
- ¿Peso mis raciones de comida?
- ¿Estoy evacuando correctamente al menos una vez al día? Si no es así, consulte *Estreñimiento* en el Glosario.
- ¿Incluyo una amplia variedad de verduras, o me he estancado en la rutina y me encuentro comiendo las mismas verduras todos los días?

¿Está comiendo más tubérculos comestibles (boniato, apio nabo, zanahorias, remolacha, chirivía) o más tomates, en detrimento de las verduras verdes? Recuerde que los tubérculos comestibles contienen más azúcar que las verduras verdes y la ensalada, y que los tomates contienen dos veces tanta fructosa y azúcar, y la mitad de la fibra, que las verduras verdes. Evite caer en la rutina de comer siempre las mismas verduras: simplemente añadiendo más variedad semanal puede ayudar a reestimular la pérdida de peso (¡y también hacer muy felices a los microbios amigables!).

Otra consideración es la fruta: ¿está comiendo demasiada, la toma en todas las comidas? Si es así, redúzcala y coma solo la manzana diaria hasta que empiece a adelgazar otra vez.

Puede ser un poco desmoralizador y complicado en esta etapa mantener la fe si la pérdida de peso se estanca, y especialmente después de resultados rápidos en la F2. Póngase en contacto con otros seguidores de la HBD que puedan asegurarle que ellos también experimentaron estancamientos temporales, pero siguieron adelante y alcanzaron sus objetivos. (Véase también *Pérdida de peso: deseo de acelerarla* en el Glosario). «Confíe en el programa/plan, funciona» es el mantra de los experimentados seguidores de la HBD cuando los nuevos seguidores les hacen preguntas. Pero es que en realidad funciona, ¡de verdad! Siga haciendo lo que está haciendo y recuerde las reglas, una de las más importantes, aunque parezca contraproducente, es consumir muchos alimentos extra como grasa con su comida libre semanal.

Fase 4 (F4): Para siempre

HA DESCUBIERTO EL poder curativo natural de los alimentos integrales no procesados. También ha descubierto, y probablemente seguirá descubriendo, los alimentos y las combinaciones de alimentos que mejor le sientan a USTED. Las tres primeras fases de la HBD son como un período de iniciación hacia una nueva manera de comer saludablemente que constituye la base de su plan dietético *personal.* Aunque el programa formal haya terminado, su nueva forma de comer los alimentos que más le convienen (junto con todos los increíbles beneficios que esto le ha aportado) nunca «acaba». Se ha embarcado en un cambio de estilo de vida *para siempre.* ¡Le damos la bienvenida al modo de vida de la HBD!

Durante los últimos tres meses o más, ha estado comiendo los alimentos con los que evolucionó el ser humano, los alimentos que hablan a nuestros genes y que el cuerpo entiende, no solo como sustento, sino como medicamento. Al mismo tiempo, ha estado cuidando y alimentando a sus viejos amigos, los microbios amigables, que a su vez *le han estado cuidando con gratitud.* Se ha dado comilonas y ha ayunado para sentirse, verse y estar mejor. Ha escuchado al cuerpo y ha descubierto los alimentos que mejor le sientan y que le ayudan a conservar la energía, el optimismo y la felicidad.

Los problemas que consideraba insuperables, como no poder perder peso, los problemas crónicos digestivos o de la piel, sentir hambre constantemente, la falta de energía, el insomnio y los dolores, han desaparecido. Se han desvanecido porque ha cambiado lo que come y cómo lo come. El sistema inmunitario ahora es más fuerte, ha alcanzado el peso perfecto, ya no está inflamado, y las hormonas y los niveles de azúcar en sangre han vuelto a recuperar su equilibrio. Ha recuperado su ritmo y su *joie de vivre*, y está contento consigo mismo.

Ha asimilado realmente los nuevos hábitos saludables que ha ido creando durante los últimos meses. Mantener dichos hábitos se ha convertido en parte de su vida, y ahora ya está listo para la Fase 4 (F4). Este es el momento en el que puede experimentar con ayunos más largos, si lo desea, para incorporar una mayor variedad de alimentos y quizás considerar añadir más carbohidratos a las comidas de vez en cuando. Si no lo ha hecho ya, puede probar la natación en aguas frías. Póngase retos en otros campos (p. ej., hacer ejercicio intenso, o ejercicio que no haya intentado nunca antes) saliendo de su zona de confort de vez en cuando, con la intención de que el sistema inmunitario sea cada vez más fuerte (véase a continuación Ejercicio).

¿Cómo es su nueva vida? ¿Cuáles son las reglas importantes y cuáles son las lecciones que debe llevarse consigo de esta Fase para siempre? ¿Cuál es la mejor manera de experimentar añadiendo alimentos distintos y haciendo cambios en la F3? Los seguidores de la HBD suelen contarme que echan de menos la seguridad de las reglas de la F3 y que se sienten desorientados al inicio de la F4. En cierto modo es como volver a empezar de nuevo. Pero no es así, ya ha llegado muy lejos y ha aprendido mucho. Es tan solo un pequeño paso de la F3 a la F4.

Piense en la F4 como una extensión de la F3. Se basa en la respuesta que le ha dado el cuerpo y, probablemente, haya descubierto, al reintroducir ciertos elementos en la F3 y con las comidas libres, qué alimentos no le sientan bien. Para algunos es el azúcar, para otros puede que sean las solanáceas, o el gluten o los lácteos, o el boniato, o las legumbres o el vino. Puede ser casi cualquier alimento. La mayoría hemos experimentado cómo el cuerpo nos decía claramente «no, gracias» a algo que comíamos o bebíamos habitualmente antes de embarcarnos en el programa de la HBD.

El mensaje clave es que confíe en sí mismo y que confeccione la F4 a su medida: no hay un enfoque único. Aquí es donde crea su propio plan personal. Es *su* opinión sobre lo que le hace sentir bien. No hay nada correcto ni incorrecto, aunque por supuesto no querrá volver a picar o a comer alimentos ultraprocesados, ya que sabe a ciencia cierta que se siente mucho mejor sin ellos. Siga aprovechando los descubrimientos que hizo en la Fase 3 y disfrutando de comer alimentos naturales, frescos y sin procesar. Además, siempre está buscando hierbas y verduras que nunca había probado antes. Le han cambiado tanto las papilas gustativas que algunos de los alimentos que veía con desdén en el pasado ahora le parecen deliciosos. En algunas ocasiones, también puede comer embutidos curados al natural como chorizo, bresaola y jamón de Parma. **Continúe conservando el hábito de leer las etiquetas** y evite consumir productos que contengan sustancias químicas o aditivos como «aromas naturales», azúcar, dextrosa y nitratos, etc.

¿Es restrictiva la F4? Depende de cómo se mire. ¿Le parece restrictivo dejar de comer habitualmente los alimentos que sabe que le sientan mal, p. ej., patatas fritas, bizcochos, galletas, comida rápida, azúcar y alimentos procesados, una vez que ha descubierto que se siente mucho mejor sin ellos? No lo creo. Si lo que antes veíamos como un capricho, ahora nos hace sentirnos cansados y hambrientos, y reinicia nuestra ansiedad, y quizás también nos provoque flatulencias y cefaleas, ¿qué clase de capricho es ese? Aunque el trigo no nos dé ningún problema concreto, evite incurrir en el hábito de comerlo regularmente de nuevo, debido a su relación con el intestino permeable. Mientras no le cause problemas, inclúyalo de vez en cuando en su dieta si lo desea, y como ya he mencionado, la masa madre es lo mejor.

Los principios básicos

Con el propósito de mantener su aspecto y sentirse tan bien como sea posible, los siguientes principios le acompañarán para siempre; estas son las reglas del estilo de vida que protegerán tanto la salud como la cintura:

- No vuelva a tomar aperitivos nunca más; cuanto más picamos más hambre tenemos y más inflamados estamos. Y más probable es que volvamos a ganar peso. Haga una, dos o tres comidas al día, pero no pique entre horas.
- Recuerde que el té o el café con cualquier tipo de leche entre comidas cuenta como un aperitivo y debe evitarse. No obstante, el té negro (o el té verde, blanco o las infusiones) o el café entre comidas está bien.
- No deje de beber agua. Beba al menos 500 ml de agua nada más levantarse por la mañana y mucha más antes de la comida. Esta agua que se toma a primera hora de la mañana y antes de la comida es la más importante para el proceso de desintoxicación e hidratación. Y recuerde beber agua en cualquier momento que tenga hambre entre las comidas.
- Intente que pasen al menos cinco horas entre que acaba una comida y empieza la siguiente. A diferencia de la F2 y la F3, no es obligatorio que pasen las cinco horas entre cada comida, pero es una buena regla general, además de que es positivo para el sistema digestivo y los microbios.
- Siga evitando los alimentos ultraprocesados y los aceites vegetales, y siga leyendo las etiquetas de los alimentos para que pueda estar lejos del azúcar añadido, los aromatizantes artificiales y otros aditivos y conservantes.

Evite volver a caer en los antiguos hábitos anteriores a la HBD. ¡Ya ha llegado demasiado lejos! Continúe basando sus comidas en proteínas de alta calidad y en una amplia gama de verduras y hierbas para mantener saludables el intestino, el hígado y los microbios. Mientras se adapta a la F4, conserve casi los mismos tamaños de ración que en la F3. No se despiste y deje que el cuerpo y el cerebro sean sus guías. Algunas veces estamos más hambrientos y queremos comer más, algunas veces, menos, y en la F4 lo podemos hacer. Ya no tenemos que pesar las raciones. La F4 es el momento de comenzar a probar combinaciones para buscar nuestro equilibrio ideal: adaptamos nuestro plan personal a medida que cambia nuestra vida, nuestro estilo de vida y las circunstancias.

Siga escribiendo su diario de alimentos. Muchos seguidores de la HBD durante la F4 siguen llevando su diario de alimentos y síntomas porque es muy útil para controlar no solo lo que les hace sentir bien, sino también lo que les ayuda a evitar estancarse y comer siempre de una manera repetitiva y monótona. Muchos han descubierto, por el método del ensayo-error, que nunca están a salvo del monstruo del azúcar y evitan alimentarlo del todo, eligiendo el queso en lugar del postre cuando salen a comer fuera con amigos.

Experimentar con las comidas, sus horarios y sus componentes durante la F4

Intente saltarse una comida de vez en cuando. A mí me resulta fácil no desayunar, porque casi nunca me apetece. Pero si le gusta desayunar, omita la comida o la cena. También puede experimentar con una comida al día (UCAD); véase Meessen 2022 para conocer los beneficios para la salud de UCAD. Es duro, pero extrañamente satisfactorio, pasar todo un día a base de agua y un par de tazas de café solo o té. Personalmente, ayunar un día entero, con una sola comida por la noche, me proporciona energía y mejora mi concentración. A muchos nos va bien ayunar ocasionalmente, pero a otros les parece un terreno resbaladizo; tienen demasiada hambre y todo se desmorona y acaban perdiendo el control y comiendo más de lo deseado. Pruébelo y ya verá cómo le va. Lo más probable es que ahora le vaya bien ayunar porque sus niveles de azúcar en sangre están controlados, pero si no se siente seguro, siga con las tres comidas al día. Cualquiera de las dos opciones es buena.

Mezcla de proteínas

Ya no necesita empezar la comida con un bocado de proteínas porque sus niveles de azúcar en sangre se han estabilizado: tome ensalada o verduras en primer lugar si así lo desea. Si nota que siente más hambre, vuelva a empezar sus comidas con un bocado o dos de proteínas. También puede mezclar diferentes alimentos proteicos en una misma comida:

por ejemplo, salmón ahumado y huevos revueltos, ensalada nizarda, beicon ocasional (ecológico y sin nitratos, por supuesto) y huevos, yogur con fruta y frutos secos y semillas, pollo y chorizo, o ensaladas de feta, semillas y judías, etc. Sin embargo, en la práctica, cuando comemos en casa, la mayoría de seguidores de la HBD comen solo una proteína por comida. Recuerde que absorbemos más proteínas cuando comemos un tipo de proteína en una comida, y que maximizar la digestión/absorción de proteínas es clave para ayudarnos a encontrar el equilibrio en la F2 y la F3. Pero normalmente comemos un poco más en la F4 y esta regla ya no es tan importante. Tampoco es necesario ingerir proteínas en cada comida: no pasa nada por comer verduras solo de vez en cuando.

Experimentar con carbohidratos extra y diferentes tipos de frutas

Una vez más, cada persona es un mundo: a algunos nos parece bien añadir carbohidratos adicionales, como cereales o patatas. Otros, entre los que me incluyo, debemos tener cuidado. Si como demasiados carbohidratos, soy propensa a engordar, a retener líquidos y a tener menos energía. Sin embargo, cuando estamos en Londres, de vez en cuando, tomo pizza o pan de masa madre en Riccardo's. Si quiere, también puede probar a añadir una cucharada de carbohidratos como arroz, teff, trigo sarraceno, amaranthus, quinoa o patatas a una comida de vez en cuando. También lo puede hacer con las formas antiguas del trigo, como la espelta y el Kamut. Pero recuerde que estos alimentos aportan poca nutrición a las comidas y que probablemente se encuentre mejor si no las toma.

En Riccardo's (el restaurante de mi marido en el barrio de Chelsea, en Londres), el chef Paolo empezó a elaborar pan de masa madre hace unos años. Lo hizo por necesidad: fue durante la pandemia de la covid, porque no podía encontrar ningún panadero que se lo suministrara. Varios miembros del equipo, que se hinchaban con el pan normal, descubrieron que podían comer sin problemas el nuevo pan de Paulo. Y,

¿qué es lo que diferencia esta masa madre? El proceso de fermentación y los microbios que descomponen parcialmente el gluten, lo que facilita la digestión. Tenga cuidado con el pan de masa madre «falso» de los supermercados. Sabe como la masa madre, pero no está elaborado de la manera tradicional, lo que significa que el gluten está intacto. Compre la masa madre en un horno tradicional o hágala usted misma.

En la F4, no es necesario que continúe tomando pesos equivalentes de proteínas y verduras. Es probable que no quiera seguir pesando los alimentos en ningún caso. Pruebe a añadir más verduras y ensalada, y quizás más tubérculos comestibles a sus comidas (ñame, plátano, tupinambo o boniato), siempre siendo consciente y adaptándose a cómo pueden afectar estos alimentos al intestino, su energía o su estado de ánimo, así como a sus niveles de hambre.

Si todavía echa de menos las naranjas, el pomelo, la piña, el melón, el kiwi, el plátano, los higos, etc., este es el momento de reintroducirlos si así lo desea; todo vale, pero lo mejor es seguir absteniéndose de los frutos secos, es muy fácil comer en exceso. Si piensa en fruta, también debe pensar en el hígado: ¡no se pase! ¿Y una manzana al día? Si pienso en fruta, lo más probable es que coma una manzana (o un mango) antes que cualquier otra fruta, y como ya se ha mencionado, si desayuno, lo hago con una manzana rallada semillas de girasol y calabaza. Es una mezcla buenísima de grasas buenas y fibra, y me mantiene con energía durante horas. Cuando no desayuno, incluso puedo comer eso mismo para la comida.

No experimente con todos los alimentos a la vez. Un cambio cada vez; tómeselo con calma (revisite la sección de la F3 para recordarse a sí mismo cómo hacerlo). La F4 es una expansión de la F3, y usted sigue experimentando con alimentos sanos, frescos y mínimamente procesados. Escuche siempre lo que le dice el cuerpo. No solo en lo que se refiere al peso corporal, sino también en lo concerniente a la flatulencia o a cualquier otros síntomas digestivo, o retención de líquidos. O dolor, cambios de humor, hambre o energía.

Ejercicio

El ejercicio, es decir, el ejercicio duro e intenso estaba prohibido hasta ahora. Los primeros tres meses de la HBD consisten en pasar el máximo tiempo posible en el modo parasimpático y permitirle al cuerpo reducir el cortisol y la inflamación. Además, de reencontrar con el equilibrio. Puede que descubra que necesita comer raciones más grandes si hace ejercicio intenso: más proteínas y más verduras, no más cereales ni azúcar. Pero lo más probable es que, como ha perdido peso pero no ha disminuido el tamaño de las raciones, descubra que no necesita comidas más abundantes. Lo ideal sería usar un analizador de composición personal en el gimnasio para comprobar que no está quemando músculo.

Entre las básculas de composición corporal de uso doméstico más precisas y con más reputación se encuentran las de las marcas Oxiline, Withings, Garmin y Renpho. Recuerde que, gramo a gramo, el músculo es más denso y menos voluminoso que la grasa. Si sigue un programa de ejercicios diseñado para aumentar la masa muscular y, al mismo tiempo, está comiendo suficiente proteína, puede subir de peso (masa magra). Pero si está mirando su peso total, en lugar de la composición corporal, sería perdonable pensar que tiene más grasa, aunque la razón por la que pesamos más es porque hemos aumentado la masa muscular.

El ejercicio en ayunas (antes del desayuno o la comida en la F4 es el mejor momento para ello) no solo es muy importante para nuestra salud física y mental, también facilita que el cerebro crezca mediante el factor neurotrófico derivado del cerebro (FNDC): ¡nos hace más inteligentes! Encuentre el modo de incorporarlo a su vida. La clave es encontrar un tipo de ejercicio que le divierta, y que le haga sentir animado y con energía. Esto podría suceder yendo al gimnasio, pero no necesariamente tiene que ser así. Eche un vistazo al *4 Minute Workout* (Entrenamiento en 4 minutos) de Zach Bush en YouTube (sin gimnasio, ni pesas, ni ropa deportiva técnica, pero es intenso).

El CrossFit, o cualquier otro tipo de entrenamiento en grupo, es excelente. La dinámica de grupo lo hace más divertido. Salga a caminar a paso ligero o en bicicleta al aire libre y busque un grupo local de personas que hagan ejercicio en exteriores. Cómprese un minitrampolín, una cama elástica y ponga la música a tope. Póngase a prueba con pesas y entrenamiento de resistencia y sesiones cardiovasculares ocasionales. Eche un vistazo a MovNat. Yo no lo he probado, pero lo he considerado muchas veces. Me gusta su lema también: «No tiene que estar en forma para moverse, tiene que moverse para estar en forma». Combine varios métodos.

A mí, en particular, me encantan los entrenamientos cortos e intensos con *Power Plate* y la «estimulación muscular eléctrica» (EME), que proporcionan un entrenamiento de fuerza de alta intensidad y bajo impacto; es un entrenamiento para todo el cuerpo y lo mejor de todo es que dura unos 20 minutos. Recuerde que el ejercicio intenso solo puede actuar como factor estresante hormético cuando nos permitimos suficiente tiempo de recuperación. Si seguimos entrenando demasiado y descansando poco, se convierte en un factor estresante crónico y es absolutamente perjudicial para la salud.

En la F4, usted se lo guisa, usted se lo come

«Usted se lo guisa, usted se lo come» es una frase muy utilizada en Instagram por uno de los seguidores de la HBD más queridos, y resume a la perfección la F4. La HBD, por imperiosa necesidad, es restrictiva al principio para facilitarnos que reiniciemos y reequilibremos nuestro organismo, y para descubrir lo que nos funciona a nosotros, pero con el paso del tiempo podemos adaptarla a lo que nos convenga, a lo que el cuerpo diga «Sí». La F4 de cada persona será diferente en función de su edad y del estilo de vida y de cuánto ejercicio haga. Eso significa que, para algunos, las raciones de F3 con unos cuantos extras de vez en cuando son suficientes, pero para otros no es así. Muchos seguidores de la HBD siguen en la F3 durante la semana y relajan las reglas los fines de semana, y esto está bien. Esa es su versión de la F4 y también podría irle bien a usted. La F4 es *su* visión personal sobre lo que necesita para sentirse realmente bien. Todo gira en torno de las lecciones que le enseñe el cuerpo en la F3. No se puede hablar de cosas correctas e incorrectas, sino del equilibrio personal de cada cual. Algunos mantienen su hábito diario de comer manzanas, mientras que otros lo pausan (cualquier opción es buena, pero personalmente, cuando recuerdo los beneficios personales para la salud que comporta, creo que es un buen hábito y que se debería mantener).

A menudo me preguntan cómo es un día normal para mí en lo que respecta a la comida. Mi F4 personal consiste, por lo general, en omitir el desayuno y comer en muy pocas ocasiones azúcar o cereales (porque me hacen sentir cansada y hambrienta y, en cualquier caso, no me aportan ninguno de los nutrientes que necesito). Sin embargo, algunas veces tomo demasiado vino y, después, me alejo de él durante unas semanas. He oído hablar de la F4 de muchas maneras diversas, y eso es precisamente porque es muy personal: su plan de la F4 lo diseña *usted mismo* determinando qué es lo mejor para usted y qué es lo que mejor se adapta a sus circunstancias. Ni que decir tiene que no pico nunca entre horas, esa es la pendiente más resbaladiza, y bebo mucha agua, entre un litro y medio y dos, antes de la comida. Siempre que puedo elijo comida ecológica.

Un día normal para mí sería como sigue:

- Sin desayuno. Dos cafés solos y mucha agua durante toda la mañana. Si me despierto con hambre, tomo una manzana y semillas.
- Comida de 12 a 13 h. Normalmente, hojas de ensalada con aguacate, chucrut u otras verduras fermentadas, y quizá remolacha y zanahorias ralladas, aliñadas con hierbas en tarros (véase *Recetas*) o mayonesa de aceite de aguacate en lugar de AOVE. Las proteínas pueden ser sobras de pollo asado, sardinas o atún bajo en mercurio en AOVE, un par de huevos duros u ocasionalmente garrofones o hummus. Me encanta el café y solía beber cuatro o cinco tazas al

día, pero si lo tomo ahora, o tomo el café después de la comida (a menos que sea un buen expreso), no puedo dormir por la noche. Muchas cosas cambian con la edad.

- Cena de 18 a 19 h. Podría ser un salteado de al menos tres tipos diferentes de verduras (p. ej., berza, judías verdes, calabaza, brócoli, col, espárragos, calabacín) en AOVE, con ajo, cebolla, chile, jengibre rallado y cúrcuma. Las proteínas suelen ser del pescado, o marisco; de lo contrario, tofu o tempeh con miso. Muy de vez en cuando, menos de una vez al mes, puedo tomar queso, en su lugar. Muy pocas veces como fruta estos días en la F4, pero podría tomar una manzana (o algún mango) después de la cena si me apetece. Un par de onzas de chocolate al 85 %. Y quizás una copa o dos de vino. O vinagre de sidra de manzana en agua gasificada, esto es, el champán de la HBD, que siempre da en el clavo. A mí me gusta especialmente el té de canela y cardamomo o el té de jengibre después de la cena.

Una vez o dos a la semana salimos fuera a comer y aunque sé que la mayoría de restaurantes (a diferencia de Riccardo's) no utilizan AOVE, he dejado de preocuparme por ello. Con la esperanza de que cualquiera de los horribles aceites que usan tenga una especie de efecto hormético. Si la carne es de animales alimentados con pastos naturales y ecológicos, puedo comerme un filete o una hamburguesa, o chuletas de cordero, una vez al mes más o menos. Si no, ensalada César con pollo o gambas (sin picatostes, a menos que comamos en Riccardo's) con extra de verduras, o bien pescado y verduras. Me encantan los boniatos fritos con mayonesa, siempre que estén bien salados, pero no hay nada mejor que unas patatas fritas de verdad. O una patata al horno con abundante mantequilla y sal. Y un vaso o dos de vino, o quizás un tequila con hielo, sal, un chorrito de agua gasificada y zumo de lima. Cuando salga a comer fuera con amigos en la F4, prácticamente todo vale (ahora sabe lo que le sienta bien y lo que le hace sentir bien), pero tenga cuidado con el monstruo del azúcar. Al fin y al cabo, la F4 consiste en responsabilizarnos de nosotros mismos y de nuestra salud.

¿Y los postres? Ya no tomo. Un pequeño bocado de azúcar (excepto de chocolate muy puro) me da hambre de comer más y como siempre me he sentido mal el día después de comer azúcar, ya no me tienta. Huelga decir que no siempre fue así, y que en mi juventud y más tarde comí más de una barrita de caramelo, tabletas de chocolate con leche y surtidos de bombones. Lo que no sabía entonces (y de todos modos no me habría importado) es que el azúcar no solo nos envejece, sino que también es un antinutriente, es decir, que consume nuestras preciadas vitaminas y minerales cuando se metaboliza. Y no nos aporta absolutamente nada a cambio, salvo calorías y arrugas. Nos deja absolutamente exhaustos: es mucho peor que las calorías vacías.

Algunos seguidores de la HBD contemplan cada semana de la F4 como una unidad: llevar un diario de alimentos de lo que se ha comido y bebido y consultar los resultados de las básculas o los vestidos al final de la semana es útil. Cuando se trata de perder peso, que es lo que atrae a la mayoría de la gente al programa de la HBD, considere la posibilidad de pesarse y/o medirse una vez a la semana durante las primeras semanas y tal vez de forma continua, con el fin de mantener un control sobre sí mismo y asegurarse de que no está dejando que las cosas vayan demasiado lejos. La mayoría de seguidores de la HBD se pesan una vez a la semana para no salir de su zona de confort, de más o menos un kilo de una semana a otra. Pero algunos no se pesan y se prueban sus vaqueros favoritos cada semana para ver si les van bien o si tienen que controlarse.

Un consejo importante. Si al principio seguía el programa para perder peso, deshágase de toda la ropa que ahora le quede grande, dónela a alguna ONG. Si no lo hace, el mensaje que le estará dando al subconsciente es que puede que la necesite en el futuro. Una vez que se haya deshecho de ella, cómprese algo especial, para celebrar su éxito y su paso de la F3 a la F4. Es un logro fantástico que merece un reconocimiento adecuado. Quizás algo bonito de vestir, algo especial que le dé placer y le recuerde que debe sentirse orgulloso de lo que ha conseguido. Es demasiado fácil que nos centremos en lo negativo: las cosas que no hemos hecho o que no hemos hecho bien. Podemos obsesionarnos en los que consideramos nuestros fallos y olvidarnos de celebrar nuestros éxitos. ¡Y este es un gran logro!

Solución de problemas de la F4

Si vuelve a casa después de las vacaciones (lo que quizás significa que se ha dado muchos atracones) y se siente más pesado, o cansado, o decaído, simplemente vuelva a la F3 de nuevo durante un par de semanas. Sea estricto con el tamaño de las raciones, ayune entre comidas, beba agua y coma un tipo de proteína por comida. Haga lo mismo si resurgen los antojos. No escatime horas de sueño. Recuerde que es cuando no podemos dormir que el hambre y los antojos son más propensos a reaparecer. La F3 es la zona de confort a la que siempre puede volver cuando necesite volver a centrarse: el poder está en sus manos.

Puede repetir la fase del Reinicio (F1 y F2) una vez al año, como máximo dos. Los seguidores de la HBD suelen volver al reinicio en enero, cuando la mayoría de la gente está con la misma idea de hacer dieta. No hay ninguna necesidad de volver a la F3 después del reinicio, a menos que tenga que perder peso, en cuyo caso debe completar una semana o más de la F3 antes de pasar a la F4. Creo que usted mismo se dará cuenta de que necesitará hacer esto en menos ocasiones cada vez a medida que pasan los años, ya que sabrá qué es lo que le hace sentir bien. Es poco probable que quiera desviarse de su camino personal hacia la salud durante demasiado tiempo.

Su nuevo estilo de vida, amor y perdón

Ya no hay vuelta atrás. Este es el momento de volver a sacar el boli y el papel y de escribir sobre lo extraordinariamente bien que se encuentra. Exprese la gratitud que siente con su cuerpo por haber aprovechado la oportunidad de volver a estar sano, por haber reducido la inflamación, por haberse ayudado a perder peso y por haber devuelto el equilibrio a las hormonas. Ha roto los hábitos de toda una vida: vuelve a tener el control y se siente genial. ¡Le damos la bienvenida de nuevo!

Espero que una de las lecciones clave que haya aprendido por el camino sea que es mucho más fuerte y más resiliente de lo que creía. Y que nunca es necesario castigarnos cuando nos desviamos del camino. *Todos* lo hacemos de vez en cuando. Lo que importa es lo rápido que volvemos a este. También espero que haya aprendido a ser más indulgente y amable consigo mismo. Que se haya dado cuenta de que merece el mismo amor y respeto que le demuestra a sus familiares y amigos. Algunos de los seguidores de la HBD que más han adelgazado y que antes se sentían repelidos por su apariencia en las fotografías antiguas, ahora contemplan a la persona de esas fotos con amor y compasión. Y respetan a dicha persona, por lo lejos que han llegado, y por cómo ha dado un giro a su vida y su salud, a pesar del dolor y las adversidades de la vida. Debe sentirse orgulloso de sí mismo.

Tal vez recuerde que antes mencioné a una joven sabia y encantadora que había compartido un directo de Instagram conmigo. Mientras seguía el programa de la HBD, se había dado cuenta de que cuidarse y comer bien era un acto demostrable de amor hacia su marido y sus hijos. Es una redefinición muy bonita. Queremos estar en todas parte durante mucho tiempo por las personas que amamos, y sentirnos tan bien como sea posible. Cuidarse a sí mismo es un poderoso acto de amor que nos merecemos, al igual que todas las personas a las que queremos y que, a su vez, nos aman también.

Glosario y Preguntas frecuentes (para una referencia rápida/recordatorio)

Abreviaciones

VSM: vinagre de sidra de manzana
PSIc: psiconeuroinmunología clínica
AOVE: aceite de oliva virgen extra
MB: Metabolic Balance™
F1: fase 1
F2: fase 2
F3: fase 3
F4: fase 4
T1: diabetes de tipo 1
T2: diabetes de tipo 2

Aceites y grasas: ¿se puede incluir mantequilla, manteca, grasa de oca o pato, aceite de coco, aceite de TCM, sésamo, linaza, cártamo, cacahuete, girasol o aguacate? Sí a la mantequilla, la manteca y la grasa de oca o pato, el aceite de coco y de aguacate en las comidas libres de la F4. Y sí al aceite de TCM en la F4, si echa de menos el café a prueba de balas. En la práctica, cuando comemos fuera, por lo general, es imposible evitar aceites vegetales o de semillas, como los de girasol, cártamo, sésamo, cacahuete, maíz, palma e, incluso, de colza. Con lo que ha leído en este libro sobre los aceites vegetales ultraprocesados y proinflamatorios, espero que siga sin utilizarlos en sus guisos en casa.

Para cocinar a diario y para aliñar las ensaladas, lo mejor es usar AOVE por todos los beneficios en la salud que ya hemos subrayado. En la F4, no tenga ningún problema en sustituir el AOVE de vez en cuando con aceite de aguacate. Recuerde que en la F3 puede sustituir el AOVE una o dos veces por semana con mayonesa sin huevo elaborada con aceite de oliva o aguacate. El aceite de aguacate tiene un punto de humeo alto, y se sitúa en la segunda posición, detrás del AOVE, como el más saludable de los aceites. Personalmente, en casa, solo uso AOVE. En cuanto a las grasas, me encantan la mantequilla y las patatas asadas en grasa de oca o de pato.

Aceite de oliva virgen extra (AOVE): para que tenga todos los beneficios de salud asociados, debe ser virgen extra. Una cucharada sopera de 15–20 ml con cada comida a partir de la F3. Cocine con él o aliñe las ensaladas y tómelo en todas las comidas. Si toma yogur, frutos secos o semillas con la fruta para el desayuno, omita el AOVE en esa comida y tome entre 15 y 20 ml como es habitual con las otras dos comidas.

Adicciones: quizá todo aquello que comemos o bebemos en exceso, en detrimento de nuestra salud, y de lo que tememos no librarnos nunca, pueda calificarse de adicción. Dejar de tomar cualquiera de los alimentos o bebidas que se indican a continuación puede manifestarse en forma de cefaleas, dolores musculares, náuseas, flatulencia, diarrea o estreñimiento, ansiedad o depresión, así como antojos de estas sustancias. Tenga la seguridad de que estos síntomas son normales y, por muy desagradable que le resulte el síndrome de abstinencia, intente verlo como una buena señal: a fin de cuentas, es el primer paso para tener más energía y una mejor salud.

- Refrescos/refresco de cola light
- Azúcar
- Trigo/gluten

- Leche/caseína
- Alcohol

Véase **Kudzu**

Agua: ¿con o sin gas? ¿Caliente o fría? Cualquier tipo de agua es mejor que no beber ninguna. Beber agua sin gas es más fácil que beber agua con gas. El agua con gas nos puede provocar ventosidades. No añada limón ni nada más al agua, excepto, de manera opcional, gotas de electrólitos sin endulzar y sin sabor. ¿Recuerda que hay investigaciones en ratas que sugieren que el agua con gas nos puede dar hambre? Mejor beber agua sin gas y guardar la que tiene gas para mezclarla con el vinagre de sidra de manzana, es decir, el «champán de la HBD».

Aguacate: se puede tomar hasta 80 g por comida. Recuerde que debe completar la ración de verduras con una selección de otras verduras y ensalada de la lista; p. ej., 80 g de aguacate y 20 g de tomate o espinacas con desayuno, u 80 g de aguacate más 50 g de otras verduras de la lista para comer o cenar.

Alcohol: véanse **Antojos** y **Adicciones**

Alergia a las manzanas: si las manzanas les provocan picor en la boca o en la garganta, pruebe a pelarlas y cocinarlas (al horno o escalfadas). Lo más probable es que le sienten bien si están cocinadas. Después de unos días, cocínelas sin pelar. Si también le parece bien, el siguiente paso es pelarlas y licuarlas, y si también le sientan bien así, pruebe a licuarlas con la piel también. A continuación, rállelas y el paso final es cortarlas en rodajas y comérselas enteras. Muchos de los que creían que no podían comer manzanas, al final han comprobado que sí podían. Si ha intentado todo esto y aún así no se las puede comer, no lo haga. Si no puede comer manzanas, la pera es un buen sustituto. Véase **SAO**.

Algas marinas: aportan una gran cantidad de minerales, entre ellos el yodo, que pueden ser difíciles de conseguir. Son un gran complemento para sopas y ensaladas. Se pueden añadir copos de nori a las sopas y los guisos para espesarlos, así como para aumentar el valor nutricional de la comida.

Alimentación vegana/vegetariana: escribí la HBD pensando en omnívoros y no pensé que pudiera funcionar también con una dieta vegetariana. Pero una encantadora seguidora de la HBD me abrió los ojos. Perdió 20 kg en la HBD y nunca más volvió a mirar atrás. El secreto de su éxito puede ser que comía tofu o tempeh casi todos los días, ya que la soja es la única planta con una calidad de proteínas comparable a la de la carne, los huevos, el pollo o el pescado. También lo hacía muy bien consumiendo un amplio espectro de diferentes verduras y hierbas. Así que, ¿puede seguir la HBD si es vegetariano? Por supuesto.

Alimentos fermentados: las verduras fermentadas, como el chucrut (col) y el kimchi (parecido al chucrut, pero por lo general con la adición de otras verduras y chile) son especialmente buenas para nosotros y para los microbios. Compruebe las etiquetas (como siempre) para conocer los ingredientes no deseados, incluido el azúcar. Muchas marcas incluyen eneldo, semillas de alcaravea (que cuenta como hierba) y otras hierbas, que son estupendas para incluirlas en sus comidas de la HBD. Otros alimentos fermentados beneficiosos para la salud son los quesos curados y no pasteurizados, el miso, el cacao (chocolate negro al 80 % como mínimo), el tempeh, el yogur y el kéfir. Y el vinagre de sidra de manzana, por supuesto, siempre que sea con «la madre».

Antinutrientes: este apartado se incluye porque a veces nos hacen preguntas sobre los antinutrientes y las proteínas problemáticas como las lectinas en los alimentos vegetales, pero también lo incluimos para recordarle la importancia de mezclar las verduras y comer la máxima variedad posible. Las verduras y la mayoría de los alimentos vegetales están repletos de nutrientes vitales para nuestra salud, pero muchos también contienen antinutrientes, que dificultan la absorción de minerales. Se han dedicado libros enteros a este tema, como La paradoja vegetal, del Dr. Stephen Gundry, y Superalimentos tóxicos, de Sally Norton.

Es posible que muchos de nosotros, antes de embarcarnos en la HBD, hayamos comido de forma monótona, consumiendo regularmente las mismas verduras día tras día. Si comiera un plato lleno de espinacas crudas o un batido de espinacas crudas y col rizada todos los días, no le mataría, a pesar de que ambos tienen un alto contenido de antinutrientes (oxalatos). Pero está claro que tampoco es una manera saludable de comer. La HBD nos anima a dar un giro a las cosas incluyendo al menos tres verduras distintas en las comidas principales. Por ejemplo, puede tomar 40 g de espinacas (crudas o cocidas) junto con 40 g de calabaza y 50 g de aguacate. Comer una amplia variedad de verduras y alternar regularmente las combinaciones de verduras en las comidas es bueno para nosotros y nuestros microbios, y reduce la carga de ciertos antinutrientes.

Esta es otra razón para llevar un diario de alimentos, ya que nos ayuda a controlar semanalmente la variedad de verduras y hierbas que hemos comido (¡premio por llegar a 30 a la semana!) y evita que nos estanquemos en la rutina. Recuerde la sección sobre la hormesis: la dosis crea el veneno. Un poco de veneno, como las toxinas vegetales y los antinutrientes, puede irritar el organismo, pero también hacernos bien, por lo que el consejo de «comer el arco iris» sigue en pie.

Antojos: no hay un remedio mágico para los antojos de azúcar, pero el vinagre de sidra de manzana puede ayudar (y también ayuda con los antojos de alcohol). Si los antojos van más por los alimentos salados que los dulces, como el queso, pruebe a añadir un poco más de sal rosa o marina a sus comidas. La canela reduce los picos de azúcar en sangre y retrasa el vaciado gástrico, lo que significa que nos sentimos saciados durante más tiempo. Algunas personas también me han explicado que ayuda con los antojos de azúcar. La berberina tiene efectos reductores en el azúcar en sangre, comparables con los de los medicamentos con receta, como la metformina y, de hecho, se ha demostrado que es segura y eficaz para todas las facetas del síndrome metabólico, así como para el ácido úrico elevado (Liu, 2022). Algunas personas informan de que ayuda a reducir los antojos de azúcar, pero yo no recomiendo tomar suplementos con esto a menos que le esté visitando un profesional de la salud, ya que es muy potente y no desee tener un azúcar en sangre muy bajo (hipoglucemia).

Como nos recuerda el neurocientífico Andrew Huberman en su canal de YouTube: si no dormimos lo suficiente, es mucho más probable que tengamos antojos de azúcar, ya que la falta de sueño altera muchas vías metabólicas. Dormir bien y con regularidad es fundamental para reequilibrar el metabolismo. Véanse **Azúcar** y **Kudzu**

Autosabotaje: si tiene claro por qué ha empezado el programa y realmente quiere perder peso o mejorar la salud, pero no consigue superar los primeros 16 días, busque ayuda. Forme equipo con un amigo o, mejor aún, busque un preparador profesional que le ayude a mejorar la mentalidad y las emociones, que le ayude a llegar a la raíz del problema. A veces oigo a personas a las que les cuesta no autosabotearse porque, en cierto modo, no se creen merecedoras de sentirse más ligeras, felices o sanas. Si esto le resulta familiar, trabaje con un profesional del *coaching* mental. Consulte también los trabajos de Carol Dwek. Véase **Porqués**

Avena: si su objetivo principal al seguir el programa de la HBD es perder peso, no coma avena en el desayuno hasta que entre en la F4; la avena son carbohidratos concentrados (que se descomponen en azúcar) y que contiene poca proteína en comparación con los huevos, el pescado o el tofu. No obstante, si ha alcanzado su peso objetivo durante la F3, puede introducir la avena y ver cómo le sienta, y si le dan suficiente energía por la mañana o no. Elija avena ecológica o copos de avena (no avena instantánea); una ración equivale a 35–40 g con agua y un tipo de fruta. En la F4, siempre que le sienten bien, puede tomar avena con una mezcla de fruta y algunos frutos secos o semillas si lo prefiere.

Azúcar y el monstruo del azúcar: la adicción al azúcar puede ser tan real como la adicción al alcohol o las drogas. Después de los atracones de azúcar, surgen los sentimientos de culpa, vergüenza y ansiedad. Acto seguido, nos prometemos que lo dejaremos. ¡Ha superado la F2 sin azúcar! Tenga mucho cuidado a la hora de volver a introducirlo en las comidas libres de la F3. Vuelva a leer los apartados *La comida libre* y *El monstruo del azúcar*.

Batidos: véase **Zumos**

Básculas de composición corporal: si se está planteando la posibilidad de comprarse una báscula de análisis de la composición corporal, las marcas que tienen fama de ser más precisas para el uso doméstico son Oxiline, Withings, Garmin y Renpho. Proporcionan porcentajes útiles de líquido corporal, grasa y músculos para que pueda hacer un seguimiento.

Calambres musculares: por lo general, los calambres musculares son un signo de que al cuerpo le falta magnesio y no tiene demasiada energía. Cada persona tiene unas necesidades de magnesio diferentes en función de su dieta, el estrés al que esté sometido y el ejercicio que haga. Necesitamos calcio para que los músculos se contraigan y magnesio para que se relajen. Los calambres pueden significar que no hay suficiente magnesio para que los músculos se relajen. Intente tomar entre 400 y 800 mg de magnesio al día divididos en dos o tres dosis. Y dese un baño de sal de Higuera (sulfato de magnesio/sulfato) por la noche: el magnesio se absorbe a través de la piel, lo que genera un sueño más profundo y reparador. Añada cuatro copas de sal (alrededor de medio kilo) al agua caliente y báñese durante al menos 10 minutos (véase la salvedad en **Suplementos**).

Caldo/sopa: véase la sección Recetas. Si prefiere comprar el caldo de verduras o pollo para sofritos y sopas, más que hacerlos usted, tenga en cuenta que deben ser líquidos y claros. Nada de pastillas de caldo ni caldo en polvo. Aquí tiene los ingredientes de unas pastillas de caldo de verduras de una empresa de renombre: *sal, grasas vegetales (palma, karité, mantequilla con sal), fécula de patata, extracto de levadura, azúcar, polvo de cebolla, zanahorias, hierbas, especias, polvo de tomate, pimienta roja, jarabe de caramelo, saborizantes, puerro, maltodextrina.* En la HBD nos centramos en los alimentos integrales mínimamente procesados, no queremos azúcares añadidos ni aromatizantes artificiales. Aquí tiene los ingredientes de un caldo líquido de una reconocida marca: *agua, cebolla, brócoli, zanahoria, apio, espinacas, perejil, estragón, salvia seca, puré de ajo, laurel molido, tomillo molido, pimienta blanca molida.*

Cándida: si padece aftas o pie de atleta, falta de energía y confusión mental, problemas cutáneos, flatulencia, estreñimiento o diarrea, problemas crónicos de los senos paranasales y antojos de hidratos de carbono y azúcar en particular, es posible que tenga un crecimiento excesivo de cándida. La cándida es una levadura u hongo que por lo general tenemos en el interior, pero los antibióticos y el estrés crónico, así como una dieta alta en carbohidratos y azúcar, puede favorecer un crecimiento excesivo.

Cuando las bacterias como la cándida exigen azúcar (su alimento preferido), el cerebro inicia su búsqueda. Incluso aunque conscientemente estemos pensando: «No, no quiero comer azúcar. No es bueno para mí y engordaré, tendré más arrugas o envejeceré y estaré más inflamado», las bacterias son ruidosas y persistentes, y pueden ganar a menos que estemos muy decididos. Cuando comemos azúcar, estamos alimentando a este hongo y haciéndolo crecer aún más. La canela, el ácido caprílico y la VSM son antifúngicos naturales, pero si sospecha que lo tiene, hágase una prueba con un nutricionista.

Carne procesada: véase **Carne roja**

Carne roja: el consumo de carne roja debe limitarse porque, debido a los modernos métodos de cría, es proinflamatoria. Con todo lo que ha leído sobre la inflamación y los efectos que tiene en nuestra salud, ahora ya sabe que quiere minimizar todo lo que contribuya a ella. Está bien comer carne roja de vez en cuando (máximo dos veces por semana), a menos que sea de animales alimentados con pastos naturales y ecológica, en cuyo caso puede comerla más a menudo si quiere. ¿Y qué hay de la carne de bisonte, búfalo o yak? O de venado, alce o cualquier otro tipo de ciervo salvaje, que se hayan alimentado de pastos naturales y sean ecológicas. Puede incluir cualquiera de estas carnes en las Fases 2 a 4 de la HBD.

El hecho de comer carne roja no ecológica y de animales no alimentados con pastos naturales y carne procesada, por ejemplo, jamón, salchichas y tocino, se ha asociado con el cáncer e incluso con conductas maníacas. Si todavía tiene dudas, y aún le tientan las salchichas o el beicon, lea el excelente artículo de Bee Wilson para *The Guardian, Yes Bacon Really is Killing Us* (Sí, el beicon nos está matando).

Cefaleas: las cefaleas son un efecto secundario habitual de la desintoxicación y del mono del azúcar, los aperitivos, el trigo o los productos lácteos. Si necesita tomar analgésicos, hágalo, pero en cápsulas o comprimidos. Evite tomarlos en forma líquida, porque contienen edulcorantes y aromatizantes.

Celulitis: el cepillado de la piel y los ejercicios en un trampolín pueden ayudar. Consiga un cepillo corporal de cerdas naturales y úselo en la piel seca antes o después de la ducha matutina. Pase el cepillo hacia arriba en dirección al corazón y haga movimientos circulares con él en la cintura y las nalgas. Rebotar, saltar en un minitrampolín, no solo es divertido, sino que también estimula el flujo linfático, lo que puede ayudar a eliminar la celulitis (asegúrese de llevar puesto un buen sujetador).

Chocolate: una onza o dos después de una comida al día a partir de la F3 está bien, pero asegúrese de que al menos el 80 % es cacao. Evite el chocolate si el monstruo del azúcar ha sido un problema en el pasado, ya que podría hacer aparecer los apetitos de nuevo. Procure no tocar el chocolate con los dientes. Tom O'Bryan, es decir, el doctor Gluten, compartió ese consejo en una de sus conferencias: su consejo es dejar que el chocolate se disuelva lentamente en la boca sin morderlo, de modo que podamos disfrutar de todo el aroma del chocolate y de la dosis de chocolate sin comerlo en exceso. Funciona.

Colesterol: no se alarme si un análisis de sangre muestra un nivel elevado de colesterol cuando sigue la HBD para perder peso. Esto es transitorio y normal y puede ocurrir cuando cambiamos de quemar carbohidratos a quemar grasas para obtener energía. El colesterol se almacena, junto con la grasa, en los tejidos corporales, por lo que es normal que los niveles de colesterol aumenten cuando perdemos peso; una vez que el peso se ha estabilizado durante unos tres meses, los niveles deberían volver a la normalidad (Phinney, 1991)

Comer fuera: durante los primeros 16 días, no coma fuera. Si es absolutamente necesario ir a un acto, planee los horarios de las comidas para que pueda comer antes de ir o una vez vuelva a casa. A los seguidores de la HBD les resulta útil (para evitar que les presionen con el alcohol) aceptar una copa cuando se la ofrecen, pero no se la beben. Una copa de agua gasificada, con una rodaja de limón y hielo (como excepción), pasa por un perfecto gin-tonic. Si no hay ninguna manera de evitar salir a comer fuera en la F2, elija pescado, pollo o carne a la plancha. Explique al camarero que debe seguir una «dieta médica» y que si le añaden aceite a la comida la tendrá que devolver. Lo mismo debe hacer durante la comida no libre cuando salga a comer fuera en la F3: solo alimentos a la plancha. Evite todos los alimentos que estén cocinados con aceites vegetales o de semillas, así como todo tipo de salsas. A veces llevo botellas pequeñas de VSM, y de AOVE, cuando como fuera.

Comer por ansiedad: comer para cambiar cómo nos sentimos (p. ej., tristeza, aburrimiento, depresión, ira) en lugar de comer porque estamos hambrientos es comer por ansiedad. Véase **Autosabotaje**

Comidas libres: en la F3, es obligatoria una comida libre a la semana. Recuerde que ingerir las calorías extra cada semana, principalmente de grasa, es clave para conseguir perder peso en la HBD. Incluso cuando ya está en la Fase 3 y añade AOVE a todas las comidas, sigue ingiriendo relativamente pocas calorías. Tomar muchas calorías extra una vez a la semana reestimula la quema de grasa. No se engañe pensando que omitir la comida libre acelerará la pérdida de peso. No lo hará. Saltarse la comida libre se traducirá en que se detendrán la quema de grasa y la pérdida de peso.

En lugar de saciarse con carbohidratos en las comidas libres, céntrese más en las grasas. Mucha mantequilla en las verduras y salsas sabrosas como la holandesa o la bearnesa, y mucha mayonesa y patatas fritas. Para mantener a raya al monstruo del azúcar (si el azúcar ha sido un problema en el pasado), tome queso en lugar de postres al terminar. No se pese la mañana siguiente a una comida libre. Casi seguro que las básculas marcarán el peso al alza por el peso del agua. Revise el apartado *Comida libre* en la F3.

Condimentos: utilice sal marina o sal rosa y pimienta negra. Las hierbas y especias, como la albahaca, la salvia, el estragón, el orégano, el romero, el tomillo, etc., y el jengibre, el ajo, el chile, el polvo de mostaza y el rábano de caballo fresco, hacen que las comidas sean más interesantes y, además, muchas de ellas añaden su valor nutricional. Pueden ser frescas, secas o congeladas.

Entre las especias que merecen una mención especial, destacamos:

- **Canela**: igual de buena en platos dulces y salados. Una especia antimicrobiana y un potente antifúngico. Los estudios indican que puede reducir los niveles de azúcar en sangre en personas con diabetes de tipo 2
- **Cúrcuma**: un potente antiinflamatorio. También ha mostrado que mejora la resistencia a la insulina y que reduce la HbA1c (que sirve para medir el azúcar en sangre)
- **Jengibre**: añade sabor a cualquier plato. Es antioxidante y además también protege el sistema neurológico y cardíaco, y también es un potente antiinflamatorio
- **Pimienta dioica**: como la canela (y el clavo) es rica en compuestos antimicrobianos y antiinflamatorios, como el eugenol, así como en polifenoles (y también es buena para platos dulces y salados)
- **Pimienta negra**: útil para la absorción de nutrientes

Evite usar hierbas y especias que lleven meses en el armario; cuando ha pasado mucho tiempo ya no tienen las propiedades tan activas, así que si no son tan aromáticas. Compre un bote nuevo. Mire las etiquetas y evite los condimentos que lleven aceite, azúcar, melaza o «aromatizantes» o cualquier cosa que no pueda pronunciar, como ingredientes.

El tamari (salsa de soja sin gluten) se puede añadir en la F2, pero los puristas de la HBD no lo incorporan hasta la F3, y el tabasco se puede añadir también en la F3, siempre que no presente problemas con las solanáceas.

Consejos de viaje: planifíquelo por adelantado para evitar tener que comer en el avión o la comida rápida del aeropuerto. Al fin y al cabo, lo mejor es llegar ligero y con energía, no perezoso y hastiado. He aquí algunos alimentos saludables para llevar en el avión o el tren: palitos de verdura cruda (zanahoria, apio, hinojo, lechuga romana o lechuga repollo y rodajas de rábano) con huevos duros o un muslo de pollo o carne fría en lonchas o salmón ahumado; una frittata de verduras o una magdalena salada de huevo o caballa envuelta en hojas de lechuga; dados de tofu marinado en casa o queso curado con verduras crudas o ensalada cruda. Nueces o semillas con una manzana son un gran desayuno para llevar. Beba mucha agua y reserve un asiento en el pasillo también.

Desayuno: si se pregunta si tiene que desayunar, la respuesta es sí, es obligatorio, al menos hasta que entre en la F4. Revise la parte sobre la leptina si necesita un recordatorio del porqué. Una vez pase a la F4, y haya recuperado el equilibrio, puede experimentar con el ayuno entre la cena y la comida y omitir el desayuno (o cualquier otra comida), pero el desayuno en la F1, la F2 y la F3 es una parte vital del programa. Tres comidas al día. Eso no es negociable. ¿No le gusta desayunar? A mí tampoco, pero la mezcla de semillas y manzana es la solución más fácil. Coma alimentos reales: no batidos de proteínas.

Diario de alimentos: los seguidores de la HBD que han cosechado más éxitos siguen llevando un diario de alimentos en la F4. Anote la hora y lo que ha comido exactamente (incluya el peso de las raciones de los alimentos durante la F2 y hasta la F3. Y hasta que haya entrenado el pesaje a ojo). Si tiene algún síntoma de salud molesto, anótelo también y puntúelo de 1 a 10, siendo 1 molestias muy leves y 10 molestias casi insoportables. Es muy posible que algunos alimentos o combinaciones de alimentos empeoren los síntomas, y esta es una forma útil de llevar un registro, para ver si surge un patrón.

Edulcorantes: véase **Edulcorantes artificiales**

Edulcorantes artificiales: todos los edulcorantes artificiales, incluidos los de las bebidas gasificadas y los chicles. No solo son un veneno para los microbios amigables, sino que también ayudan a mantener con vida al monstruo del azúcar. Y nos mantienen hambrientos. Evítelos. Lo mismo podemos decir de la estevia, un edulcorante muy procesado. La sucralosa, azúcar clorado, es especialmente peligrosa. En una investigación que surgió justo antes de la publicación de este libro se observó que la sucralosa daña el ADN, lo que puede provocar cáncer (Schiffman, 2023). Véase la Regla 10 para obtener más información.

Ejercicio: el único tipo de ejercicio permitido en las primeras dos fases es el suave; p. ej., caminar, yoga, pilates, estiramientos y taichí. No se puede caminar rápido ni empezar a jadear: si le falta la respiración, está haciendo demasiado esfuerzo y querrá decir que está saboteando su éxito. Una vez en la F3, puede añadir un entrenamiento de resistencia ligera y de pesas ligero, pero deberá seguir evitando ejercicio cardiovascular hasta que acabe la F3. Vuelva a leer la historia de Matt Rudd (en Ejercicio para reducir músculo en la F3) para recordarse a sí mismo cómo el cortisol, la hormona del estrés, y el ejercicio cardiovascular, especialmente sin ingerir suficientes proteínas, pueden reducir los músculos. La Fase 4 es el momento de la experimentación con la reintroducción o el inicio de una nueva rutina de ejercicio. Encontrar una actividad que le divierta es clave para que lo haga regularmente. Véase también **Sudor**

Electrolitos: añadirlos al agua es bueno para la hidratación y hacen que el agua sepa mejor. Asegúrese de que no están endulzados ni aromatizados.

Estancamiento de la pérdida de peso: es absolutamente normal que el peso fluctúe un poco arriba y abajo, aunque de una semana a otra, o de un mes a otro, la trayectoria sea descendente. Dos causas habituales del estancamiento de la pérdida de peso son el estreñimiento y la retención de líquidos. Ambas pueden agravarse si se permanece sentado mucho tiempo, si se vuela en avión, si se comen alimentos salados como el queso y el salmón ahumado, si no se duerme bien y si hay fluctuaciones hormonales. Es habitual que la pérdida de peso se detenga en la primera o segunda semana de la F3, así que si esto ocurre, no se preocupe: mantenga la fe, siga haciendo lo que está haciendo y volverá a perder peso. Si la pérdida de peso se ha estancado, en el apartado de la F3 encontrará algunas preguntas que debe hacerse.

También puede deberse a un exceso de laxitud con las reglas o las comidas. Imagínese lo siguiente: ha perdido bastante peso, le queda bien la ropa que no se ponía desde hace años y se siente muy bien consigo mismo. Digamos, por ejemplo, que su peso de partida era de 80 kg, su peso objetivo era 65 kg y su peso actual 70 kg. Puede que en el fondo esté pensando: «He perdido 10 kg y puedo perder otros 5 kg cuando quiera, pronto volveré a ser estricto y volveré a bajar el peso». Saber que es posible perder otro par de kilos, hace que no sea urgente. Así que este sería el momento de revisar las razones por las que quería perder peso en primer lugar y lo que tenía en mente cuando fijó su peso objetivo. ¿Sería posible marcarse un objetivo temporal? Es desalentador no ir a por todas en el programa de la HBD y castigarse por ello. Véase **Porqués**

Recuerde que la HBD no consiste únicamente en perder peso, sino que la pérdida de peso se produce como efecto secundario de la reducción de la inflamación y el reequilibrio hormonal, por lo que si se toma en serio sus objetivos de salud, ¡póngase en serio con la HBD también!

Estreñimiento: el estreñimiento es un efecto secundario habitual del cambio de dieta y suele ocurrir cuando eliminamos el trigo (y el azúcar). Es frustrante, pero incluso los intestinos más fiables pueden volverse temporalmente rebeldes cuando se eliminan estos dos alimentos de la dieta. La fibra insoluble del trigo integral y el salvado puede actuar como laxante irritando el intestino grueso. El cuerpo reacciona a la irritación aumentando la mucosidad y el líquido en el colon, lo que incrementa el contenido de líquido de las heces y facilita su evacuación. Pero no siempre funciona así (como muchos de nosotros hemos descubierto), sino que puede dar lugar simplemente a una desagradable flatulencia y malestar, y seguimos sin conseguir «acción» alguna.

Pero todos somos diferentes y, para quienes han tenido problemas de estreñimiento durante mucho tiempo, eliminar el trigo puede tener el efecto contrario. Muchos seguidores de la HBD que sufrían estreñimiento crónico descubren encantados que tras una o dos semanas sin trigo (y posiblemente también sin lácteos) vuelven a ser «regulares». Por primera vez en mucho tiempo, van al baño todos los días. ¡Aleluya por eso! La razón es que algunos de nosotros somos muy sensibles a los compuestos similares a los opioides que se producen cuando digerimos el trigo y los lácteos. Los opioides, como la morfina, son bien conocidos por causar estreñimiento (así como por su capacidad adictiva). Por eso, eliminar el trigo puede, en algunos casos, acabar con el estreñimiento crónico.

Si quiere más información sobre los efectos opioides del gluten y la caseína, lea este bonito artículo escrito por Bressan, *Bread and Other Edible Agents of Mental Disease* (El pan y otros agentes comestibles de enfermedad mental, 2016) y consulte también Pruimboom, 2015.

Los movimientos intestinales regulares (al menos una vez al día) son vitales, no solo para la pérdida de peso y la salud en general, sino también para la desintoxicación. El hígado se encarga de empaquetar toxinas con bilis de la vesícula biliar para que estén listas para ser excretadas. Pero si las toxinas se quedan demasiado tiempo (porque estamos estreñidos), estos pequeños paquetes se deshacen, las toxinas vuelven a la circulación y el hígado tiene que hacer su trabajo de nuevo. Si se pregunta qué aspecto tiene una caca sana (¡y no son excrementos de conejo!), compruebe el Gráfico de heces de Bristol: una salchicha larga o una serpiente es lo ideal.

Otras consecuencias del estreñimiento son una pérdida de peso más lenta, mal aliento y un sabor de boca desagradable. Así que si bebe mucha agua (y empieza el día con medio litro) y sigue todas las reglas, pero todo está atascado, estas cosas pueden ayudarle:

1. **Lácteos**: intente eliminar todos los productos lácteos (yogur y queso) durante al menos dos semanas (se le anima a hacerlo en cualquier caso en la F2 hasta que vuelva a probar los lácteos en la F3) y compruebe si es de ayuda. Pruebe a desayunar las semillas y manzana rallada, eso puede ayudar.
2. **Magnesio**, actúa como un laxante llevando líquido al colon, y también ayuda a relajar todo el organismo. Tomar la cantidad correcta puede hacer que todo vaya sobre ruedas, pero si se toma demasiada puede provocar diarrea. No hay una dosis universal que funcione para todo el mundo. Empiece con unos 400 mg de citrato o glicinato de magnesio (en cápsulas o comprimidos, no importa, o en polvo, siempre que no tenga sabor ni edulcorante) y aumente o disminuya la dosis a partir de ahí. Es mejor tomarlo por la noche, ya que también puede ayudar a dormir (si lo toma para dormir, el glicinato es mejor que el citrato). **Nota:** si padece una nefropatía, no tome suplementos de magnesio.
3. **Compuesto de cáscara sagrada**: los antiguos naturópatas han estado utilizando cáscara sagrada junto con otras hierbas como agracejo, raíz de ruibarbo, bayas del árbol de la cera, ñame silvestre, hinojo, pimienta de cayena y jengibre con éxito para el estreñimiento durante años. Si el estreñimiento se ha prolongado durante mucho tiempo y se ha convertido en algo «normal», es una buena idea hacer una limpieza intestinal utilizando compuesto de cáscara sagrada durante varios meses. Pruebe a tomar entre tres y cinco

cápsulas después de la comida dos veces al día y a partir de ahí aumente o disminuya la dosis. Evite utilizar cáscara normal.

4. **Probióticos**: los microbios amigables que son habitantes habituales del intestino pueden ayudar con el estreñimiento de varias formas. Añaden volumen a las heces, lo que facilita la evacuación. De hecho, aproximadamente tres cuartos del peso de una hez normal son los cuerpos sin vida de las bacterias buenas. También producen sustancias, ácidos grasos de cadena corta, que proporcionan energía para el tubo digestivo y el hígado. Y ayudan a hidratar las heces, lo que también facilita la evacuación. Un microbio en particular, el L. casei (Rosell-215), que es una de las cepas probióticas más ampliamente estudiadas, aumenta el número de bifidobacterias (que son algunos de los principales habitantes del intestino grueso y que pueden ayudar a mejorar la regularidad).
5. **Caminar**: los beneficios de caminar no pueden sobrestimarse, un estilo de vida sedentario es una forma segura de ralentizar el intestino, de manera que, póngase las botas y vaya a caminar, aunque sean solo 10–15 minutos, antes de cada comida y siempre que pueda.
6. **Agua**: ¡agua, agua, agua! Y en especial a primera hora del día.
7. **Fibra**: no necesita tomar suplementos de fibra cuando sigue la HBD. La fibra puede aumentar la flatulencia y que el estreñimiento sea aún peor. Sin embargo, algunas personas confían en las cáscaras de psilio. Si sabe que esto le funciona, tome dos cucharaditas (10 g) con 500 ml de agua, 30 minutos antes de una sus comidas diarias. Si quisiera introducir más fibra, pero no sabe por dónde empezar, pruebe Sunfiber, Fibermend o el prebiótico completo Chuckling Goat. Si elige tomar suplementos con fibra, asegúrese de que el que tenga en mente no contenga aromatizantes ni edulcorantes. Nota: beba más agua si está tomando psilio, o cualquier otro tipo de fibra adicional, y evite tomarlo en el período de dos horas después de un medicamento o suplemento prescrito. Consulte a su médico antes de tomar suplementos de fibra.

Etiquetas: si compra cualquier producto envasado, consulte siempre la etiqueta para ver si contiene azúcar y otros aditivos. Se sorprenderá de ver azúcar en muchos alimentos, entre estos, las gambas y el salmón ahumado. Busque alternativas sin azúcar. Si en la etiqueta aparece azúcar o cualquier elemento que acabe en -osa, no lo coma. Tenga en cuenta que solo queremos ver en la etiqueta ingredientes que podamos usar en la cocina de nuestra propia casa: evite los alimentos que contienen ingredientes que no reconoce, que no sabe pronunciar o que no usaría en casa. Evite también los alimentos que tienen «aromas naturales» impresos en la etiqueta: puede ser cualquier cosa.

Fibra: esta es una pregunta que surge a menudo: ¿necesito tomar suplementos con fibra? La respuesta es no, no debe, excepto si tiene problemas con el estreñimiento, consulte **Estreñimiento**.

Fitatos: el ácido fítico se encuentra en los cereales integrales, las semillas, las legumbres y algunos frutos secos, que contienen inhibidores enzimáticos que evitan la absorción de hierro, zinc, magnesio y calcio. Activar los frutos secos mediante remojado y secado reduce el contenido en fitatos, al igual que germinar los cereales.

Flatulencia: algunas personas, debido a que comen más verduras de lo que solían, empiezan a experimentar flatulencia, y esto se convierte en un problema. Tómese su tiempo después de cada comida y mastique muy bien los alimentos. Si la flatulencia continúa, intente tomar suplementos de Viridian Betaine HCl o Doctors Best Betaine HCl: ambos contienen sabores amargos de genciana para mejorar la digestión. Pruebe estos suplementos (con la salvedad indicada en **Suplementos** a continuación) con cada comida (excepto si tiene, o sospecha que tiene, úlceras estomacales). Las enzimas digestivas también pueden ser útiles.

Frío: sentir frío es normal durante las primeras dos semanas. Ocurre cuando abandonamos los carbohidratos y le decimos al cuerpo que tiene que utilizar grasa en lugar de azúcar para obtener energía. Cuando tenemos frío, el cuerpo utiliza energía, en la forma de calorías, para intentar calentarnos de nuevo. Así que póngase más ropa y redefina la incómoda sensación de frío: «Estoy quemando grasa y me siento bien. Me encanta esta sensación».

Fruta: recuerde que se puede añadir un solo tipo de fruta (de las de la lista) a cada comida como opción. La fruta es un añadido a la proteína y las verduras. Por ejemplo, si toma yogur y bayas en el desayuno, puede comer una manzana en la comida o en la cena y una tercera fruta en otra comida. Evite mezclar fruta en una comida. Y recuerde que si su principal preocupación es perder peso, reduzca al mínimo la fruta opcional y limítese a tomar su manzana diaria hasta que haya alcanzado su peso objetivo (salvo en las comidas libres, por supuesto).

Las frutas de las listas de alimentos son las que más provecho sacan de su inversión: las bayas, por ejemplo, se incluyen porque son relativamente bajas en azúcar y aportan montones de polifenoles (antioxidantes) maravillosos. Evite la fruta seca, ya que es demasiado dulce y resulta fácil que se coma en exceso. Recuerde que el exceso de fruta no solo carga el hígado, también nos hace estar más hambrientos. Véase **Hambre**

Fruta seca: véase **Fruta**

Garbanzos y lentejas: véase **Legumbres**

Glucosinolatos: son los compuestos beneficiosos, pero de sabor amargo, que se encuentran en los superalimentos que son las verduras crucíferas, por ejemplo, brócoli, coles de Bruselas, col, coliflor (una verdura verde honorífica) y la col rizada. Entran en esta lista porque, cuando se comen crudas, los glucosinolatos de estas verduras pueden inhibir la absorción de yodo, lo que a su vez puede interferir en la función tiroidea. Evite comer crudas estas verduras, así como los colirrábanos, los rábanos y la rúcula, si tiene problemas de tiroides.

Gluten: es posible que descubra con sorpresa que el trigo, el centeno y otros cereales con gluten no le sientan bien una vez que intenta reintroducirlos en la F3. Si es así, continúe comiendo sin gluten en la F3 y siempre. Los restaurantes, especialmente los franceses, a menudo usan harina de trigo en las salsas. En algunos restaurantes, incluso se añade harina a las patatas fritas porque así están más crujientes, así que vaya con cuidado. Por cierto, el trigo sarraceno, a pesar del nombre no tiene nada que ver con el trigo y no contiene gluten.

Guisantes, habas y legumbres: los guisantes, las habas, los guisantes de vaina comestible, los guisantes dulces y los tirabeques son legumbres, no verduras. Por eso no se incluyen en la lista de verduras. Otras legumbres son las lentejas, la soja, las alubias, los porotos blancos, las alubias Cannellini, etc. Consulte las listas de alimentos para conocer las legumbres idóneas para la HBD. Las judías verdes, como la variedad ayocote o francesa, puede que sean técnicamente legumbres, pero se incluyen en la lista de verduras porque son bajas en carbohidratos y, en general, se toleran bien. Contienen un 52 % menos de carbohidratos y menos azúcares naturales que los guisantes.

Hacer trampas o abandonar el programa: recuerde que los primeros 16 días son sagrados. Si de verdad desea cambios significativos en su salud o el peso, debe completar la F1 y la F2 sin interrupciones. Si no se cumple el plan de la F2, hay que volver a iniciarla.

Si hace trampas o abandona el programa en la F3, con una palmadita en la espalda puede volver al programa. No se castigue. Recuerde leer sus «porqués» todas las mañanas. Si no ha escrito nunca esos porqués, ahora es el momento de hacerlo. A menos que tenga muy claro por qué desea cambiar algo concreto de su vida, ya sea el peso, la energía, la piel, los dolores o un problema relacionado con el intestino, todo se convierte en teórico. Siempre y cuando sus motivos sean reales e importantes para usted, le resultará mucho más fácil cumplir con las reglas. Véase **Porqués**

Hambre: aunque es probable que coma menos y con menos frecuencia que antes de empezar con la HBD, se sorprenderá al comprobar que, tras dos o tres días de adaptación, ya no tiene hambre. No tiene hambre porque ha bajado los niveles de insulina y ha vuelto a tener el azúcar en sangre bajo control.

Si tiene hambre entre las comidas (y bebe suficiente agua, recuerde la hormona del hambre, la grelina), elimine toda la fruta, excepto la manzana diaria. Si toma yogur para desayunar, recuerde que la fruta es parte de esa comida y tiene que comérsela. Pero en lugar de bayas o mango con el yogur, tome una manzana rallada y una pizca de canela. De ese modo, ya habrá comido la manzana y no tendrá que comer más fruta ese día. Otra estrategia que ayuda es comer fruta *con* la comida, en lugar de al final de la misma. Si todavía pasa hambre después de los primeros días, lo cual no es habitual, haga que la proteína sea el primer y el último bocado de su comida.

No podemos decir que sea un dato científico, pero hicimos una encuesta en Instagram preguntando a la gente si el yogur y la fruta les daba suficiente energía hasta la comida. Los votos se repartieron mitad y mitad. A mí no me sirve para más de una hora. Si ve que tiene hambre un par de horas después de comérselo, en lugar de yogur opte por proteínas de mayor valor: huevos, salmón, tofu, o desayune nueces o semillas con más grasa.

Si de verdad le cuesta hacer el ayuno de cinco horas entre comidas, evite las legumbres y opte por proteínas de alto valor (solo un tipo) con cada comida. Si el cuerpo está acostumbrado a tomar aperitivos de manera regular, o cafés o tés con leche (aperitivos líquidos), habrá un breve periodo de adaptación mientras se acostumbra a ayunos más largos entre comidas. Recuerde que crear nuevos hábitos siempre requiere tiempo y paciencia.

Compruebe lo que siente realmente: ¿es aburrimiento? ¿Quiero cambiar de aires, un paseo rápido? Recuerde que ceder a la tentación, incluso a una taza de café, significa que la quema de grasa se detiene y que tardará más en alcanzar su objetivo. Siga ejercitando el músculo del autocontrol: cada vez que lo ejercita, se fortalece.

HbA1c: la HbA1c (glucohemoglobina) es un análisis de sangre usado habitualmente para identificar y controlar el tratamiento para la prediabetes y la diabetes. La glucosa (azúcar) en sangre se une permanentemente a la hemoglobina en los eritrocitos, para formar posteriormente la HbA1c (glucohemoglobina). Dado que la vida media de un eritrocito es de unos tres meses, esta prueba revela los niveles medios de azúcar en sangre presentes en un paciente durante los últimos tres meses. Cuanto mayor sea el nivel de glucosa circulante, mayor será el porcentaje de HbA1c. Este se utiliza para calcular el nivel medio estimado de glucosa y el médico puede ajustar la medicación en consecuencia.

Hierbas: véase **Condimentos**

Huevos: dos huevos es la ración de proteína normal para cualquiera de las comidas diarias, pero solo una vez al día. Si pesa menos de 65 kg, puede elegir tomar un huevo para desayunar con 100 g de verduras, pero para la comida y la cena siempre son dos.

Intolerancias alimentarias: hasta que no se elimina completamente un determinado alimento y, después, se vuelve a introducir después de un período de al menos dos semanas, no se ven los resultados de cómo puede estar afectándonos. Los resultados pueden ser espectaculares. Puede ser como desenmascarar al diablo. Dos de los alimentos más problemáticos son el trigo y los lácteos. Revise la sección de la F3 *Usar el cuerpo como laboratorio humano*. Al mismo tiempo, algunas intolerancias que tenía antes de la HBD pueden desaparecer a medida que disminuye la inflamación del cuerpo. Podría intentar reintroducir estos alimentos en la F4 y controlar su reacción.

Nota: este consejo solo es para personas intolerantes. No es para alergias graves y potencialmente mortales, como la reacción anafiláctica a los cacahuetes.

Una vez que se ha solucionado la inflamación, y a medida que el intestino comienza a ser más resiliente y menos permeable, es posible que descubra que es capaz de volver a comer alimentos que antes no toleraba. Si ha estado evitando determinados alimentos debido a los análisis de sangre para detectar intolerancias, puede volver a realizarlos cuatro o cinco meses después de la HBD para ver si han cambiado los resultados. No obstante, si cuando hizo la prueba de reintroducir algunos alimentos durante la F3, el cuerpo respondió con un claro «No», siga evitándolos durante varias semanas o meses antes de volver a introducirlos o probarlos.

Kudzu: la Pueraria lobata, más conocida comúnmente como raíz de kudzu, se ha utilizado durante miles de años en la medicina tradicional china para tratar el alcoholismo, las cardiopatías, los trastornos hepáticos, los síntomas de la menopausia, la diabetes, la fiebre, el resfriado común y muchas otras enfermedades. Citando a los autores de un artículo fascinante (He, 2021), el kudzu «tiene efectos notables para aliviar los trastornos hepáticos inducidos por las drogas, las sustancias químicas y el alcohol». El respetado médico estadounidense especializado en medicina funcional, Mark Hyman, escribe: «Las isoflavonas de la soja, el trébol rojo o la raíz de kudzu mejoran la desintoxicación de estrógenos al potenciar la actividad de enzimas de desintoxicación específicas». (The_PMS_Solution_E_book_022318, en línea)

Por desgracia, se ha retirado de las librerías del Reino Unido porque (en el momento de escribir estas líneas) no existe ningún suplemento de kudzu que haya sido registrado en el sistema voluntario de *Traditional Herbal Registration* (Registro de Hierbas Tradicionales, THR) del gobierno británico. Un producto que lleve la marca THR significa que la fórmula contiene los ingredientes activos que figuran en la etiqueta y que se considera seguro.

Conocí el kudzu en un estudio sobre hámsteres alcohólicos (Keung y Vallee, 1993). Cuando tienen la oportunidad, los hámsteres dorados sirios beben cantidades ingentes de alcohol: el equivalente, en proporción a su peso corporal, a que un ser humano consuma 12 botellas de vino al día. A diferencia de los seres humanos, no parece que les afecte negativamente: no se emborrachan. Los investigadores descubrieron que, cuando mezclaban su comida con kudzu, los hámsteres reducían a la mitad la ingesta de alcohol. El que yo recomendaba en la clínica para ayudar a las personas que luchaban contra el deseo de consumir alcohol o el antojo de azúcar era el Kudzu *Full Spectrum de Planetary Herbals*, dos comprimidos entre las comidas, dos veces al día.

Nota: dado que, al igual que la soja, el kudzu contiene isoflavonoides antioxidantes (estrógenos vegetales), el *Memorial Sloan Kettering Cancer Center* desaconseja tomarlo como suplemento en casos de cáncer sensible a hormonas, y también con medicamentos como el tamoxifeno, el metotrexato y los antidiabéticos. (La investigación sobre el kudzu está en marcha, véase Ahn, 2019; Okekunle, 2020; Satpathy, 2020 y Yang, 2023).

Lácteos: entre los problemas que pueden asociarse a los productos lácteos (yogur y queso) se incluyen la obstrucción o dolor de los senos paranasales, el goteo posnasal y la excesiva producción mucosa, el estreñimiento, las úlceras en la boca, las cefaleas, el acné y el desequilibrio hormonal, por nombrar solo unos cuantos. Evítelos hasta que entre en la F3 y compruebe cómo reacciona el cuerpo cuando se vuelvan a introducir. Podría llevarse una sorpresa. Vuelva a consultar las secciones de la F3 sobre los lácteos, empieza con Usar el cuerpo como laboratorio humano.

Leche y sustitutos lácteos de la leche: ni leche ni sustitutos. No tome nada de leche, a no ser que sea en las comidas libres de la F3. Lo mejor sería acostumbrarse a hacerlo siempre y habituarse a beber el café o el té solos. Muchos seguidores de la HBD han descubierto, para su asombro, que una vez que han dejado la leche hasta la F3, cuando pueden incluirla en una comida libre, ¡a menudo les sabe horrible! ¿Por qué habituarse a tomar café o té solos? Porque en la F4 puede volver a tomar té o café en ocasiones entre las comidas, pero si les añade leche, se convierte en una minicomida, lo que rompe el ayuno.

Legumbres: recuerde que si desea maximizar y acelerar la pérdida de peso, le irán mejor las proteínas de alto valor como el pescado, los huevos, las aves, la carne, el tofu y el tempeh que las legumbres (lentejas, garbanzos, garrofones, alubias Cannellini, etc.). Excepto si es vegetariano, que las opciones son limitadas, es mejor no comer legumbres más de dos o tres veces a la semana. Puede experimentar con pasta o «arroz» de lentejas o garbanzos siempre que se trate de garbanzos o lentejas 100 % sin ingredientes añadidos, excepto sal. Si utiliza legumbres secas, acuérdese de cocerlas bien; lo mejor es la cocción a presión. Si no dispone de una olla a presión, ponga las legumbres a remojo toda la noche en agua abundante hasta cubrirlas. Escúrralas, enjuáguelas antes de cocinarlas y póngalas en una olla con agua más que suficiente para cubrirlas. Llévelas a ebullición y añada una hoja de kombu al agua. El kombu es un alga que mejora la digestibilidad de las judías descomponiendo algunas de las toxinas que contienen. Hierva las judías durante 10 minutos como mínimo y, a continuación, para obtener el mejor resultado, déjelas cocer de dos a tres horas. Las legumbres envasadas, como ya se han cocinado a presión, no precisan de más cocción.

Lectinas: se encuentran en las solanáceas, las legumbres y los cereales integrales, interfieren en la absorción del calcio, el hierro, el fósforo y el zinc y favorecen la permeabilidad del intestino. Se desactivan parcialmente mediante germinación o cocción.

Levadura nutricional: solo se incluye como opcional para las personas que hacen dieta vegetariana, si no es así, no la tome hasta la F4.

Mal aliento: muchos estamos paranoicos con el mal aliento y es verdad que puede oler mal cuando ayunamos y hacemos *detox*. No caiga en la tentación de masticar chicles; ni si está endulzado con azúcar ni si es un sustituto del azúcar, porque va a repercutir en sus niveles de azúcar en sangre y puede que le dé hambre también. En su lugar, pruebe a masticar perejil después de las comidas. La clorela puede ayudar a neutralizar el mal aliento: tómela con las comidas. Los probióticos también ayudan.

Mantenimiento del peso: si sigue la HBD por otros motivos distintos a perder peso, cabe decir que la pérdida de peso en las primeras dos semanas es inevitable. Parte de esta pérdida será de grasa y otra parte de líquidos. Si aún no lo ha hecho, aumente el tamaño de sus raciones desde el valor inicial de recomendación de peso de 130 g en la F2 y la F3 en 10–20 g, lo que significaría entre 140 y 150 g de pescado, carne, pollo, tofu y entre 140 y 150 g de verduras. Añada más AOVE, al menos 25 ml por comida y coma más tubérculos comestibles con las verduras. Coma más pan de centeno, siempre que le siente bien (debe ser centeno 100 %, sin otros cereales ni semillas). Una vez que está en la F3, también puede añadir un puñado (unas 10 mitades) de nueces a las comidas, pero hágalo solamente cuando haya introducido los cambios anteriores.

Manzana: la regla es una manzana con una comida una vez al día a partir de la F2 y hasta la F3.

La manzana, a menos que sea parte de su desayuno con nueces o semillas, es un añadido a la comida de proteínas y verduras: no es un substituto de nada. ¿Puede tomar media manzana con el desayuno y media con la comida o la cena? No, una manzana con una comida una vez al día. Es mucho mejor comerse la manzana sin pelar, ya que la piel es donde se encuentra más concentración de pectinas y antioxidantes de la manzana.

Mayonesa: *Hunter and Gather* elaboran una excelente mayonesa de AOVE sin huevo (lo que significa que no estaría mezclando las proteínas si se la come, por ejemplo, con carne o pollo, en lugar de con huevos). En EE. UU., *Primal Kitchen* tiene una mayonesa vegana sin huevo elaborada con aceite de aguacate. Se puede utilizar cualquiera de las dos (o similares) dos veces a la semana como máximo en las comidas no libres en la F3, como sustituto del AOVE.

Menstruaciones irregulares: comer según las normas de la HBD, ya que reequilibra los niveles de azúcar en sangre, lo que a su vez reequilibra las hormonas, puede ser de ayuda para recuperar menstruaciones más regulares y menos problemáticas. Sin embargo, es normal que durante los tres primeros meses se produzcan algunos cambios bruscos, como adelantos o retrasos inesperados. Si ha sufrido SPM/TPM es probable que pase a ser cosa del pasado. Pero mientras recupera el equilibrio, pruebe (con la salvedad indicada en **Suplementos** a continuación) el magnesio y la vitamina B6, con las comidas, y aceite de borraja o aceite de onagra con los alimentos de la noche.

Miso: el miso de soja está bien para la F3 si va a hacer una comida basada en la soja, pero si la proteína de su comida no es la soja (p. ej., tofu o tempeh), añadir miso significaría que mezclará las proteínas, y esto no debe hacerse.

Nueces: las nueces son los únicos frutos secos permitidos hasta la F4, porque contienen los niveles más altos de grasas omega 3 antiinflamatorias. Contienen un 90 % más de omega 3 que las pecanas, que ocupan el segundo lugar en las fuentes de omega 3 en los frutos secos. Las almendras contienen trazas y las nueces de Brasil también tienen poca cantidad. Las investigaciones demuestran que las nueces tienen los mayores beneficios para la salud cardiaca (Guasch-Ferré, 2017) y para reducir la presión arterial (Domènech, 2019).

Oxalatos: el ácido oxálico se encuentra en verduras de hojas verdes como las espinacas, la col rizada y la acelga, el té y muchas legumbres. De las legumbres, los garbanzos, las lentejas, los garrofones y las judías de Lima contienen las concentraciones más bajas. Los niveles más altos se pueden encontrar en las almendras y las nueces de Brasil, mientras que en las semillas de calabaza y girasol son bajos. Los oxalatos se unen al calcio y otros minerales e impiden su absorción.

Pan de centeno: se incluye como opción a partir de la F3 en adelante (máx. 100 g una o dos veces a la semana con una comida). Si opta por comer pan de centeno, este debe ser 100 % de centeno sin otros cereales o semillas. El pan de centeno no es un sustituto, es un añadido para la proteína y la verdura en su comida. Recuerde que este es un carbohidrato y comerlo demasiado a menudo ralentizará la pérdida de peso. Resérvelo para una comida libre, quizás durante el fin de semana; no lo coma de manera habitual. Observe cómo va reaccionando su cuerpo. Si la primera vez que lo prueba se siente hinchado o cansado, no lo vuelva a probar hasta pasadas dos semanas. El cuerpo le dará la clave.

Pérdida de peso: ¿quiere acelerarla?

- Concéntrese en comer más verduras verdes (la coliflor es honorífica) y hojas verdes, como espinacas, col y col rizada, así como hojas de ensalada, porque contienen menos azúcar que los tubérculos comestibles.
- Intente no consumir demasiada fruta: limítese a su manzana diaria.
- Evite el pan de centeno o de masa madre.
- Opte por proteína de alta calidad con sus comidas y, especialmente, para el desayuno: pescado, carne, huevos, aves de corral, tempeh o tofu, en lugar de legumbres o yogur.
- Haga todo lo posible por desayunar proteínas y verduras en el plazo de una hora después de despertarse.
- Duerma más.
- Y no escatime en grasa extra en las comidas libres.

Pesar las raciones de comida: ¿tendrá que pesarlas siempre? No. El pesaje es muy importante durante la F2, pero poco a poco podrá hacerlo a ojo y, muy pronto, será capaz de calcular el peso de manera correcta. Póngase a prueba en la F3 calculando el peso de los alimentos y, después, pesándolos en las básculas. Las básculas digitales son las más precisas.

Pesarse: no se obsesione con los números de las básculas. Excepto en el caso de que compre un analizador profesional de la composición corporal (hay algunas recomendaciones para básculas domésticas/analizadores de composición corporal en el apartado del ejercicio en la F4), no sabrá en qué consiste la pérdida o la ganancia de peso. Es habitual ganar entre un kilo y un kilo y medio de peso de agua después de las comidas libres. El peso fluctúa naturalmente de un día a otro y es desalentador subirse a la báscula a primera hora de la mañana y ver que ha subido un poco. Es un mal inicio del día para cualquiera. De vez en cuando, alguna semana, cuando la báscula no ha bajado, los seguidores de la HBD celebran sus éxitos no relacionados con la báscula (NSV, por sus siglas en inglés, en Instagram), que incluyen tener más energía, una perspectiva más alentadora, menos inflamación y el famoso brillo de la HBD. Muchos seguidores de la HBD se pesan una vez a la semana antes de sus comidas libres, que es lo que yo aconsejo. Otros no se pesan nunca, y ambas aproximaciones me parecen correctas. Véase **Básculas de composición corporal**

Una vez que esté contento con su peso, la mejor forma de controlarlo es probándose sus vaqueros o su vestido preferidos una vez a la semana. No importa lo que diga la báscula si su prenda favorita le queda perfecta. A veces, los seguidores de la HBD conservan una prenda que les quedaba a la perfección, o incluso un poco ajustada, antes de empezar el programa. Disfrutan probándosela una vez a la semana o al mes cuando descubren, para su satisfacción, que la ropa les queda cada vez más grande.

Pescado: evite mezclar pescado y marisco. ¿Puede combinar diferentes tipos de pescado o diferentes tipos de marisco? Sí, puede, pero para obtener los mejores resultados, limítese a un solo tipo por comida.

Porqués: ¿cuáles fueron los motivos que le llevaron a empezar la HBD? ¿Qué quería cambiar en su aspecto o en lo que sentía? ¿Qué le inspiró a empezar? ¿Por qué es importante para usted el modo en que se siente o el aspecto que tiene? ¿De qué modo mejorará su vida mediante estos cambios? ¿Por qué quiere tener más energía? ¿Cómo le va a cambiar la vida? ¿Cómo se sentirá? Escriba todos los detalles posibles de sus porqués. Personalícelos. Escríbalos en su diario y en su teléfono. Cada vez que tenga un día o un momento duro, revíselos. Actualícelos, ya que las cosas cambian, como la vida misma. Deben seguir siendo personales y relevantes, y recuerde siempre que son SUS objetivos, SU equilibrio y SU éxito lo que importa.

Quedarse en la cama los fines de semana: si le encanta estar en la cama hasta las 10 o las 11, ¿cómo se las arreglará para hacer tres comidas y que haya cinco horas entre ellas? Es fundamental que al menos durante la F2 haga las tres comidas al día y que mantenga sus hábitos diarios cuanto más estables mejor. Sin embargo, en la F3, si duerme más durante el fin de semana y se levanta más tarde para el desayuno, puede hacer dos comidas nada más: un brunch (la misma ración que para la comida) y la cena. Evite hacer esto más de una vez a la semana: recuerde la regla es de tres comidas al día, no dos.

Queso: espero que haya excluido los lácteos de la F2. Pregúntese qué ha notado, si es el caso, y cómo le ha afectado cuando los reintrodujo en la F3. Una pregunta formulada con frecuencia es: «¿Puedo mezclar diferentes tipos de queso en la F3?". Sí, puede elegir variedades de una misma procedencia, ya sea de vaca, cabra, oveja (o búfalo, o camello), en lugar de mezclarlos todos. El queso feta está elaborado tradicionalmente con leche de oveja, y la mozzarella, con leche de búfala. Lea las etiquetas. Evite el queso cremoso, las tiras de queso y el queso procesado. Los quesos más saludables son los fermentados y en su mayoría duros: Cheddar, Gruyere, Appenzeller, Edam, manchego y parmesano. Muchos quesos azules son buenos también, como el roquefort, el gorgonzola y el Stilton. Recuerde que la ración de queso tiene un peso de 80 g para las comidas principales o 60 g para el desayuno con su ración de verduras. Evite el queso «artificial» ultraprocesado elaborado con leches de soja o nueces. Véase **Lácteos**

¿Quién no debe seguir este programa?: este programa no es idóneo para niños menores de 18 años, deportistas, mujeres en proceso de FIV, embarazadas o mujeres en período de lactancia. Se recomienda a las personas con problemas de salud que consulten a su médico.

Reinicio: este concepto se refiere a las Fases 1 y 2, y puede llevarse a cabo una vez al año, como máximo dos.

Resfriados y gripes: no solo para los resfriados y la gripe, sino para todo lo que duela, tome ibuprofeno o paracetamol si lo necesita, en cápsulas o comprimidos mejor que en forma líquida. Tome también más vitamina C, de uno a dos gramos cada dos horas hasta que se encuentre mejor. Si toma altas cantidades de vitamina C, puede padecer diarreas, en cuyo caso debe reducir la dosis, pero debe seguir tomándola.

Responsabilidad: si puede hacerlo, lo mejor es que siga el programa junto con un amigo o un grupo de amigos. Y únase al clan de la HBD en Instagram. Es la comunidad más cariñosa, solidaria y generosa. Si tiene alguna pregunta o está teniendo un día difícil y necesita apoyo, haga una publicación o publique una historia y alguien (posiblemente muchos) le ayudarán encantados. Comparta sus éxitos también. Muchos seguidores de la HBD publican sus fotos del antes y el después los viernes.

Evite copiar sin más lo que otros comen o publican en Instagram sin cuestionarlo antes: podrían estar cometiendo errores; relea el libro y consulte la lista de alimentos si no está seguro. Personalice al máximo su HBD. Entienda que lo que le sienta bien a USTED, no tiene por qué sentarle bien a otras personas.

Saboteadores: algunos seguidores de la HBD descubren que, por desgracia, algunas de las personas que consideraban amigas no eran tan amables realmente, cuando vieron cuánto peso habían perdido, fueron testigos del famoso «brillo de la HBD» o se percataron de la extraordinaria energía que sentían. Desafortunadamente, los comentarios negativos y poco útiles son demasiado habituales, por lo que hay que estar atentos.

Sal de Higuera: a pesar de su nombre, no es sal en absoluto, sino sulfato de magnesio/sulfato. Empiece el primer día con tres cucharaditas de sal de Higuera, 30 minutos o más antes del desayuno. Agítela en medio vaso de agua caliente hasta que se disuelvan, añada agua fría y bébasela. A continuación, beba más agua para quitarse el regusto. La sal actúa como un laxante (otro motivo para iniciar la HBD en casa y no en el trabajo) y es beneficiosa para la vesícula biliar también. Puede provocar que tenga que evacuar rápidamente, pero no afecta a todo el mundo de la misma manera. No tome la sal antes de ir al colegio o subir al transporte público. Felizmente, lo peor suele pasar a la hora de comer. Está bien cualquier sal de Higuera, siempre que sea 100 % sulfato de magnesio/sulfato sin aditivos. Únicamente debe tomar una dosis, pero si no hay resultados después de la primera dosis, repítala antes del desayuno del día dos. Es raro, pero a veces simplemente no funciona.

Nota: si tiene alguna duda sobre la seguridad de la sal de Higuera por algún rumor que haya oído, o visto en Internet, no la tome sin consultar primero a su médico. No la tome, ni tampoco ningún suplemento de magnesio, si padece alguna nefropatía.

Salmón ahumado: este es el único pescado ahumado cuyo peso se reduce respecto a cuando es fresco: 75 g para el desayuno o 100 g para la comida o la cena. Consulte la etiqueta y asegúrese de que no contiene azúcar. Consulte siempre en las etiquetas si hay azúcar u otros aditivos, a menudo se añade azúcar incluso a las gambas.

Salsa de soja: en su lugar, tome tamari (sin gluten). Véase Condimentos

Saponinas: presentes en las legumbres, los cereales integrales y las semillas, entre estas la chía, interfieren en la absorción de nutrientes y favorece la permeabilidad del intestino. Remojar y fermentar los alimentos reduce las saponinas y otros antinutrientes hasta en un 92 % (Samtiya, 2020).

Sauna de infrarrojos: las saunas de infrarrojos presentan muchos beneficios en los músculos, el sistema inmunitario, el estado de ánimo, el relax y el sueño. Si desea invertir en una para usarla en casa, las siguientes están entre las mejores:

- Reino Unido: www.health-mate.co.uk
- EE. UU. www.healthmatesauna.com
- Portátil: Therasage; disponible en el Reino Unido y EE. UU.

Ese viejo cuento de que una hora de sueño antes de medianoche vale por dos horas de después parece ser cierto. Intente acostarse a las 10 de la noche. Algunas veces, a pesar de que tenemos buenas intenciones, y queremos ir a dormir temprano, no conseguimos dormirnos o no podemos dormir seguido.

Si se duerme con facilidad, pero se despierta a las 2 o las 3 de la madrugada, pruebe a tomar más magnesio (véase **Suplementos** más adelante), unos 400 mg en forma de glicinato o bisglicinato de magnesio, antes de acostarse o con la comida por la noche. Un baño de sal de Higuera puede hacer maravillas también. Añada tres o cuatro copas grandes de sal en un baño caliente y báñese durante 10 minutos o más antes de ir a la cama. El zinc también ayuda, así como el calcio. Busque un suplemento que combine zinc, magnesio y calcio, y tómelo después de comer por la noche o antes de acostarse. Otras hierbas útiles son la melisa y la valeriana. Si vive en Estados Unidos, también puede tomar un suplemento con melatonina (2,5–5 mg) antes de ir a la cama.

Síndrome de alergia oral (SAO): se produce como reacción cruzada entre los alérgenos presentes en los alimentos, como la manzana, el albaricoque, la cereza, el melocotón, la pera y la ciruela, el kiwi, la zanahoria, el apio, las almendras y las avellanas, y el polen del abedul, la ambrosía o la hierba, los cuales pueden provocar rinitis alérgica y picores. Aparte de la manzana, el resto de alimentos se pueden excluir del programa de la HBD. Véase **Alergia a la manzana**

Soja: evite la proteína de soja texturizada (PST) y la soja transformada en salchichas, «trozos» de carne o queso, etc. Hágase esta útil pregunta: ¿Podría hacer esto en mi cocina? Como la PST está muy procesada, no se puede hacer en una cocina normal. Tofu, tempeh o nattō solamente, ecológicos y no modificados genéticamente.

Solanáceas: evite las solanáceas durante al menos las dos primeras fases del programa si padece alguna enfermedad autoinmunitaria o cualquier tipo de inflamación (dolor). Las solanáceas incluidas en la HBD son los tomates, los pimientos, la berenjena, la pimienta de cayena, el pimentón y todas las pimientas, excepto la pimienta negra. Las bayas de goji y la bufera (ginseng indio) son de esta familia también. Las solanáceas contienen solanina, un alcaloide, que es un plaguicida natural que ayuda a las plantas a defenderse del moho, los insectos y los seres humanos; nos causa problemas a muchos de nosotros. La única forma de saber si estos alimentos le afectan negativamente es eliminarlos durante al menos dos semanas antes de reintroducirlos y controlar las reacciones.

Para introducirlos con más cuidado, y reducir el contenido en alcaloides, cueza y pele los tomates, y retire las semillas (también de los pimientos), la primera vez que los coma. Muchos alimentos vegetales contienen compuestos beneficiosos para el organismo, pero potencialmente tóxicos también. Cuando estamos sanos y comemos una amplia variedad de verduras, los compuestos tóxicos que contienen, como los alcaloides, no deberían causarnos problemas. Sin embargo, si el sistema inmunitario no está regulado, somos más propensos a padecer los efectos irritantes de los alcaloides en el intestino. Náuseas, confusión mental, migrañas, acné, erupciones y urticarias, además de dolores articulares, son algunos de los problemas que pueden suceder si se es sensible a estas plantas, así como brotes de enfermedades autoinmunitarias.

Sopa: véase Caldo

Sudor: resulta un tanto extraño pensar que nuestro mayor órgano inmunitario y de desintoxicación es la piel, y que sudar puede ayudar a eliminar toxinas, incluidos los metales pesados. Sentarse en una sauna (si es de infrarrojos mucho mejor) durante 20 o 30 minutos no solo ayuda a eliminar toxinas, sino que también mejora la circulación y genera endorfinas que nos hacen sentir bien. Tres veces o más a la semana sería perfecto. Véase **Sauna de infrarrojos**

Sueño: no escatime esfuerzos en este aspecto. Recuerde que cuando estamos durmiendo quemamos grasa y permita que el sistema inmunitario continúe con su trabajo de reparación. Cuando nos faltan horas de sueño es más probable que nos apetezca azúcar y carbohidratos como una táctica para aumentar los niveles de dopamina. Véase **Insomnio**

Suplementos: ¿los necesitamos? Lo ideal sería obtener todo lo que necesitamos de nuestra dieta. No obstante, a menos que vivamos en una granja ecológica con un par de vacas destinadas a fertilizar el suelo, y no nos expongamos a ningún tipo de estrés o contaminación, creo que la respuesta es sí. No son un aparte indispensable de la HBD. Pero si vive en el hemisferio norte, las probabilidades de que necesite tomar suplementos de vitamina D (los alimentos no contienen cantidades significativas), ya que la única fuente útil es el sol.

He incluido este apartado porque recibo muchas preguntas sobre qué suplementos se deben tomar y cómo hacerlo. Lo fundamental es un suplemento multivitamínico de buena calidad (no del tipo que se encuentran en los supermercados, las farmacias o de los que se anuncian en los autobuses). Compruebe los ingredientes: los minerales en formas inorgánicas, como los óxidos y los sulfatos, por lo general, son mejor absorbidos que los quelatos, el glicinato, el picolinato, el citrato y los malatos.

Elija suplementos en cápsulas o comprimidos en lugar de en polvo, ya que estos suelen contener edulcorantes y otros aditivos no deseados. Lea siempre la etiqueta.

Nota: si padece alguna enfermedad o toma algún medicamento, es muy importante que consulte a su médico antes de tomar suplementos.

- **Multivitaminas/minerales**: siempre un buen punto de partida, para cubrir todas las necesidades. Compre una marca de buena calidad como *Biocare*, *Bionutri*, *Life Extension*, *Now Foods*, *Pure Encapsulations* o *Thorne* (muchas de estas marcas disponen de fórmulas específicas para la edad y el sexo). Si la energía es un problema, busque una que contenga vitaminas B metiladas (activas) como en los complejos multivitamínicos Biocare y Thorne. La mayoría contienen niveles adecuados, al menos el VD y el VRN (antes conocido como aportes dietéticos recomendados [RDA, por sus siglas en inglés]) de zinc, yodo, selenio, cromo, manganeso y vitaminas B, así como de vitaminas E, A y K. Aunque probablemente no contendrán suficiente cantidad de los micronutrientes enumerados a continuación.

Plantéese la posibilidad de añadir estos micronutrientes a sus complejo multivitamínicos:

- **Vitamina D**: el 90 % de los resultados que observaba en la clínica eran bajos. Sepa sus niveles con un análisis mediante punción en el dedo en casa o pídale a su médico de familia que le haga un análisis. Puede tomar de manera segura 2000 UI/50 µg de vitamina D3 sin ningún tipo de análisis, pero puede que necesite más que eso. La vitamina D es liposoluble y se almacena en el cuerpo. No tome demasiadas cantidades.
- **Vitamina C**: para obtener energía, el sistema inmunitario, la piel y el hígado; de 500 mg a 1 g dos veces al día es una buena dosis. Tómela con la comida o sola.
- **Magnesio**: este es el mineral que más recomiendo, ya que quemamos magnesio cuando estamos bajo los efectos del estrés y, por lo general, no tomamos suficiente cantidad en nuestra dieta. Si se ingiere demasiado magnesio, puede provocar diarreas, pero si toma la cantidad adecuada, le ayudará a tener más energía, a lidiar con los calambres musculares y a dormir mejor, así como a evacuar con «regularidad». Empiece con unos 400 mg (como citrato o glicinato) con las comidas o a la hora de dormir y aumente o disminuya la dosis a partir de ahí. Es posible que lo tolere mejor si divide la dosis y lo toma por la mañana y por la noche.
- **Betaína hidroclorhídrica**: puede ayudarle en la absorción de las proteínas y los minerales. Busque una marca que también contenga sabores amargos y tome una o dos cápsulas con la comida si se siente hinchado después de comer o si sufre estreñimiento. Plantéese tomar también este suplemento si sufre estrés o ha

cumplido ya 40 años. Si tiene las uñas finas o descamadas, o con manchas blancas, estrías o disminución del cabello, la betaína hidroclorhídrica puede ayudar. **Nota: no tome este suplemento si padece úlceras estomacales.** Interrumpa su consumo si percibe una sensación incómoda de calor o quemazón debajo de la caja torácica o más abajo.

- **Omega 3 del pescado o del aceite de algas**: recomiendo tomarlo a menos que coma pescado azul cada día; de 1 a 2 g en combinación con EPA y DHA con el desayuno. Evite tomar este suplemento sin consultar a su médico si está tomando medicación anticoagulante.
- **Hierro**: no tome este suplemento a menos que sepa que presenta niveles bajos de hierro, y su médico se lo haya recomendado. Evite tomar hierro si no es mediante consejo médico. Tomar demasiado hierro es tan malo como tomar demasiado poco.
- **Calcio**: a menudo me preguntan acerca de los suplementos, porque muchas personas se preocupan acerca de ingerir suficiente calcio si dejan de comer productos lácteos (véase el apartado sobre productos lácteos en la F2). Muchas culturas no incluyen los productos lácteos en sus dietas y no necesitan tomar suplementos de calcio, ya que hay mucha cantidad en verduras, frutos secos y semillas. Véase el calcio en **Insomnio** para un uso ocasional, pero evite tomar suplementos de manera regular de calcio distintos de los complejos multivitamínicos.

Un trastorno por el que me preguntan con frecuencia es sobre el de Raynaud, un trastorno circulatorio. Yo solía padecerlo, pero cuando me hice unos análisis de sangre y descubrí que tenía hipotiroidismo, uno de los suplementos que añadí fue yodo (ya tomaba selenio, vitamina E y zinc, que son vitales para la función tiroidea) y a las pocas semanas de tomar esta combinación, el síndrome de Raynaud desapareció.

Tamari: véase **Condimentos**

Taninos: presentes en el té, el café, el cacao y las legumbres, disminuyen potencialmente la absorción de hierro, así que debe tener cuidado si sabe que tiene déficit de hierro.

Tentación: afróntelo día a día. Practique el lema «Hacerlo hoy es sagrado. No sé qué haré mañana, pero hoy me ceñiré a las reglas al 100%". No se diga que «no» a sí mismo, porque eso puede hacer que nos rebelemos. Sí que puede decirse: «Puedo comer eso, pero primero voy a beber medio litro de agua. Después, ya pensaré cómo me siento realmente». Puede parecer una tontería, pero saque papel y boli (parece que el papel y el boli son más eficaces que escribir con un teclado) y póngase a escribir. Con frecuencia, lo único que se necesita para salir adelante es poner un poco de espacio entre uno mismo y la tentación.

Tomate: puede incluir tomates envasados o frescos, pero tenga en cuenta que el límite es de 30 g por día hasta la F4 (o las comidas libres). También puede utilizar pasta o puré de tomate concentrado, pero con moderación: 5 g o menos al día. Recuerde que el tomate es una solanácea. Se pueden utilizar tomates deshidratados al sol con las comidas libres de la F3, y en la F4. El tomate está limitado porque tiene mucha menos fibra y mucha más fructosa que las verduras verdes.

Trabajadores por turnos: hay personal de enfermería y otros trabajadores que trabajan a turnos en el clan de la HBD que han completado con éxito el programa, a pesar de su complicado horario de trabajo. Es más difícil seguir la HBD si es un trabajador a turnos, pero es posible. La planificación es vital. Digamos que se levanta a las 16h, «desayuna» en el plazo de una hora, según indica el programa, y finaliza a las 17h. Se lleva la comida consigo para comérsela alrededor de las 22–23h y «cena» al menos cinco horas más tarde. Asegúrese de que hace las tres comidas diarias con un mínimo de cinco horas de ayuno entre comidas.

Trigo: véase **Gluten**

Utensilios de cocina no tóxicos: utilice exclusivamente material de cocina de cerámica, esmalte o acero inoxidable para la placa de cocción y, para el horno, cualquiera de estas, además de recipientes de vidrio.

Vacaciones y días festivos: ni que decir tiene que la F2 y las vacaciones son incompatibles. Pero puede hacer que la HBD funcione si las vacaciones coinciden con la F3. Siga las reglas básicas: coma tres veces al día y no pique entre comidas. Beba mucha agua. Ignore la panera y los postres y ponga un límite de una bebida alcohólica con las comidas (a menos que le toque comida libre, por supuesto). ¡Y diviértase!

Las celebraciones culturales y familiares requieren un poco de planificación: elegir cuándo y con qué darse un festín forma parte del programa de la HBD y no hay por qué perderse la diversión. El mensaje es comer y beber de forma consciente (y no sin sentido) y disfrutar.

Verduras congeladas y fruta congelada: las verduras congeladas son buenas para nosotros y pueden contener más vitaminas que las frescas, porque se procesan inmediatamente después de la cosecha. Añada 10 g al peso de la ración de verduras si son congeladas. Haga lo mismo con la fruta fresca, como las cerezas. La carne, el pescado y el pollo congelados deben descongelarse antes de cocinarlos.

Vinagre: el vinagre de sidra de manzana (VSM), ecológico y sin filtrar con «la madre» es el único vinagre con beneficios documentados para la salud y es el único vinagre permitido en la HBD (aparte de en las comidas libres y en la F4).

El VSM es bueno para el organismo. Es bueno para la digestión y puede ayudarle a combatir los antojos de vino y azúcar también. Añádale agua para beberlo con las comidas o aliñe las ensaladas con él, pero no lo tome nunca entre comidas. Una vez entre en la F4, se pueden introducir otros vinagres, pero siga evitando el balsámico, tiene demasiado azúcar. Véase **Vinagre de sidra de manzana**

Vinagre de sidra de manzana (VSM): el VSM es bueno para la digestión y puede ayudar con los antojos también: tanto para el alcohol como para el azúcar. El VSM no es obligatorio, pero lo puede probar como aliño, incluso si la idea no le apetece, ¡puede que descubra que le gusta! Pruebe el champán de la HBD. Sirva una pizca de VSM en una copa de vino o champán y añada agua gasificada, cuanto más fría mejor. No beba nunca esto entre comidas: solo con las comidas.

Vísceras: el hígado de cordero, ternera o pollo (y otras vísceras) es un potente nutriente y se recomienda incluirlas en la F4 y en las comidas libres también. El hígado procedente de carne ecológica de animales alimentados con pastos naturales o de pollo ecológico es siempre la mejor opción. El hígado del pollo contiene más proteína y más hierro, pero menos vitamina B12, que el hígado de ternera. No coma hígado de ternera o de pollo más de una vez a la semana, ya que ambos son fuentes concentradas de cobre y hierro. El cobre y el hierro son minerales esenciales, pero si se acumulan en exceso pueden llegar a presentar niveles tóxicos. En la clínica, solía usar análisis de minerales capilares, y los resultados que señalaban niveles más altos de los deseados de cobre y hierro eran relativamente habituales. Las deficiencias de manganeso, zinc, hierro, vitaminas B y vitamina C pueden provocar la acumulación de cobre. El hígado de ternera contiene la nada despreciable cantidad de 10 mg de cobre por 100 g, mientras que el hígado de pollo apenas contiene la mitad de un gramo de cobre (base de datos de la USDA). Ambos contienen niveles muy altos de vitamina A, que también puede acumularse en exceso en el cuerpo y causar problemas. Un error muy común es creer que el hígado almacena toxinas. En realidad, las neutraliza, no las guarda. Las toxinas que el hígado no puede eliminar tienden a almacenarse en los adipocitos.

Volar: véase **Consejos de viajes**

Yogur: lea siempre las etiquetas y asegúrese de que elige yogures que contengan un mínimo de 5 g de grasa y 9 g de proteína, y un máximo de 4 g de carbohidratos por 100 g. A menudo, la gente pregunta si puede desayunar kéfir o skyr en lugar de yogur. Se puede, siempre que contenga las mismas cantidades de grasa y proteína que el yogur, con un mínimo de carbohidratos: ¡compruebe la etiqueta! Por supuesto, siempre sin endulzantes ni aromatizantes.

Zumos y batidos: no están permitidos en las Fases 1 a 3 (excepto en las comidas libres), ya que ambos entran al torrente sanguíneo como azúcar mucho más rápido que una fruta o verdura entera. Los zumos son peores que los batidos, ya que no contienen fibra para alimentar a los microbios ni para ralentizar la liberación de azúcar en sangre.

Zumo de limón: si le gusta el zumo de limón o una rodaja de limón en el agua, tómelo solo con las comidas. Recuerde que si añade limón al agua, debe evitar tomar más fruta en esa comida. Entre comidas, solo agua mineral.

Recetas

Cómprese un ejemplar de *The HBD Cookbook* (El recetario de la HBD) para inspirarse y encontrar recetas deliciosas; aquí solo le mostramos unas cuantas a modo de introducción.

Caldo de pollo: se puede usar en todas las fases

Ingredientes

1 carcasa de pollo: utilice una carcasa cruda o los huesos de las sobras de un pollo asado
1 zanahoria, cortada en trozos grandes
1 cebolla grande, con la piel y cortada por la mitad
2 ramas de apio, cortadas en trozos
Un puñado de tomillo y romero
2 hojas de laurel
Una cucharadita de pimienta negra en grano
Sal marina
Vinagre de sidra de manzana
Entre 5 y 6 litros de agua

Preparación

1. Ponga la carcasa del pollo en una olla grande (junto con todos los trozos adheridos que haya); a continuación, añada el resto de los ingredientes y cubra con agua fría.
2. Hierva a fuego lento.

3. Desespume la superficie y, a continuación, hierva a fuego lento el caldo durante 2 horas como mínimo.
4. Páselo a través de un colador grande a una cacerola, hiérvalo a fuego lento hasta que se reduzca a la mitad del volumen original de agua.

Use este caldo, o un caldo de verduras, como base nutritiva para sopas y en lugar de aceite para sofritos en la F1 y F2. Si tiene prisa, o no quiere complicarse la vida haciéndolo, puede comprar caldo de pollo o de verduras líquido y fresco de *Waitrose*, *Planet Organic* o *Whole Foods*. Muchos seguidores de la HBD vierten el caldo en cubiteras para usarlo en pequeñas cantidades y téngalo siempre a mano para cocinar durante la F2.

Receta de la Fase 1

Sopa de calabaza: receta para 6 personas

Ingredientes

400 g de calabaza, pelada y cortada a dados
300 g de calabacín, cortado en trozos grandes
100 g de hojas de espinacas
1 cebolla grande cortada
2 dientes de ajo machacados o más
1 cucharadita de romero seco
Sal y pimienta negra recién molida
1 litro de caldo de pollo o de verduras

Preparación

1. Pele y corte la calabaza a dados. Corte el calabacín y la cebolla en trozos grandes.
2. Añada todos los ingredientes a una cacerola grande, excepto las espinacas y condimente bien.

3. Lleve a ebullición y después hierva a fuego lento durante 15 minutos hasta que la calabaza esté tierna.
4. Incorpore las espinacas y hierva a fuego lento durante 2 minutos.
5. Sirva tal cual o triture con una batidora para conseguir una sopa suave.

Receta para desayuno de la Fase 2

Muesli de nueces y manzana

No soy demasiado aficionada al desayuno, pero esto entra muy bien: es delicioso y sabe como un pastel de manzana.

Ingredientes

35 g de semillas de girasol y calabaza mezcladas (funciona mejor si están molidas) o 35 g de nueces
1 manzana
Media cucharadita de canela o clavo en polvo
Sal y pimienta negra recién molida

Preparación

1. Ralle la manzana
2. Mezcle la manzana rallada con las semillas o las nueces y la canela o el clavo y condimente a su gusto

Recetas para la comida y la cena de la Fase 2

Las recetas se pueden adaptar para la F3 si se cocinan con AOVE. Las recetas son gentileza de Alison Carman de *Pink Ginger Catering*.

Hamburguesas de pavo (o pollo) y calabacín

Ingredientes

130 g de carne picada de pollo o pavo

40 g de calabacín rallado
10 g de cebolleta/cebollino, o chalota, cortada fina
1 cucharada de menta fresca picada
1 cucharada de cilantro fresco picado
1 diente de ajo machacado
Media cucharadita de comino molido
Una pizca de pimienta de cayena*
Sal y pimienta negra recién molida

Preparación

1. Mezcle todos los ingredientes en un bol hasta que se mezclen uniformemente y dele forma de hamburguesas.
2. En una sartén seca, dore durante 2 minutos por cada cara hasta que se tuesten.
3. Páselas a una bandeja de horno forrada con papel antigrasa o papel antigrasa.
4. Métala en el horno a 200 °C durante 5–7 minutos o hasta que estén bien hechas.
5. Sirva con 80 g de verduras o ensalada a su gusto para completar el peso de las verduras hasta los 130 g.

*con advertencia para las verduras solanáceas

Hamburguesa de frijoles con guacamole

Ingredientes para las hamburguesas

50 g de cebolleta/cebollino cortada fina
Media cucharadita de chile en polvo*
Una pizca de pimentón ahumado*
1 diente de ajo machacado
160 g de garrofones o alubias Cannellini envasadas y escurridas

*con advertencia para las verduras solanáceas

Ingredientes para el guacamole

80 g de aguacate
Zumo de medio limón
Sal y pimienta negra recién molida

Preparación

1. Cueza la cebolla, el chile, el pimentón ahumado y el ajo en un poco de caldo de verduras o agua hasta que la cebolla esté blanda.
2. Coloque la mezcla de cebolla en un robot de cocina con las alubias mezcladas y escurridas y sal y pimienta y triture hasta que formen una mezcla uniforme.
3. Forme dos pequeñas hamburguesas.
4. Fría las hamburguesas en seco en una sartén a fuego medio durante 5–8 minutos cada cara hasta que se doren y caliéntelas bien.
5. Mientras tanto, triture el aguacate maduro con el zumo de limón y aliñe. Añada chile* fresco o seco si lo desea.
6. Sirva las hamburguesas con guacamole.

*con advertencia para las verduras solanáceas

Picadillo picante en copas de lechuga

Ingredientes

130 g de carne picada magra (pollo, pavo o ternera; también puede probar este plato con tofu extra firme desmenuzado)
Media cucharadita de jengibre fresco rallado
Media cucharadita de chile en polvo*
1 diente de ajo machacado
20 g de cebolleta/cebollino a dados
50 g de calabacín rallado
60 g de lechuga de cogollos pequeños
Sal y pimienta negra recién molida
De 1 a 2 cucharadas de caldo de pollo o de verduras

Preparación

1. Sofría el picadillo suavemente en una sartén con el jengibre, el chile y el ajo durante 8–10 minutos. Condimente con sal y pimienta negra. Puede que sea necesario añadir un poco de agua o caldo de pollo o de verduras para evitar que se pegue el picadillo.
2. Incorpore la cebolleta/cebollino y el calabacín rallado y continúe cocinando durante 2–3 minutos.
3. Para servirlo, coloque las hojas de lechuga en un plato y vierta la mezcla de picadillo picante por encima con una cuchara

*con advertencia para las verduras solanáceas

Bacalao a la mediterránea

Ingredientes

130 g de verduras como puerros, corazones de alcachofas (en salmuera), calabacín y champiñones
100 ml de caldo de pollo o de verduras
De 1 a 2 cucharaditas de hierbas de Provenza
130 g de filete de bacalao (también valdría de salmón, tilapia o atún)
Sal y pimienta negra recién molida

Preparación

1. Corte los puerros en rodajas finas y el resto de verduras en trozos del tamaño de un bocado
2. Caliente una cazuela y añada el caldo, cocine los puerros hasta que se ablanden y, a continuación, añada las verduras restantes y condimente con hierbas, sal y pimienta negra
3. Hierva a fuego lento durante 5–8 minutos
4. Esparza las hierbas restantes sobre el bacalao y condimente; a continuación, cocine al vapor o fría en seco suavemente en una sartén durante 3–5 minutos cada cara
5. Sirva con las verduras a su gusto

Pollo a la sartén con coliflor y puré de cebollino y cebolleta

Ingredientes

130 g de pechuga de pollo o pavo
200 ml de caldo de pollo o de verduras
120 g de ramilletes de coliflor
10 g de cebolleta/cebollino picada fina
Hierbas frescas picadas como ciboulette o estragón
Sal y pimienta negra recién molida

Preparación

1. Coloque la pechuga de pavo o pollo entre 2 hojas de papel antigrasa o papel para horno y aplánela con un rodillo.
2. Hierva la coliflor a fuego lento en caldo de verduras durante 5–8 minutos hasta que se ablande.
3. Mientras tanto, condimente el pollo y fríalo en seco durante 5–6 minutos por cada lado.
4. Cuando esté lista la coliflor, escúrrala y tritúrela hasta conseguir una consistencia grumosa.
5. Condimente con sal y pimienta negra e incorpore la cebolleta y el cebollino.
6. Sirva con abundantes hierbas frescas picadas.

Hierbas en tarros

1. Llene la mitad de un tarro con vinagre de sidra de manzana (o una mezcla de 50:50 de vinagre y AOVE en la F3 y la F4, puede que prefiera usar menos vinagre y más aceite. Es una cuestión de gusto personal).
2. Pique, trocee o desmenuce un puñado grande de su mezcla preferida de hierbas frescas o secas; p. ej., albahaca, cilantro, menta y perejil, y añádala al tarro.
3. Añada entre 1 y 3 dientes de ajo machacados al tarro.
4. Añada chile* picado fino (si le gusta) y/o polvo de mostaza.

5. Agítelo todo y guárdelo en el frigorífico. Añada una cucharada a la ensalada, el pescado o el pollo a la plancha.

*con advertencia para las verduras solanáceas

AOVE infusionado con hierbas

En la F3, puede elaborar su propio AOVE, increíblemente saludable y antiinflamatorio, que eleva el aliño de las ensaladas al siguiente nivel. Muchas gracias a Daniel de la Serna por compartir este elixir en un seminario de PNIc que impartió en Londres, en mayo de 2016.

1. Consiga un gran manojo de hierbas frescas, compuesto por albahaca, romero, orégano, menta, perejil, cilantro y salvia, y escáldelo durante 10 segundos en agua hirviendo (sumerja el manojo en el agua hirviendo).
2. Retírelo del agua y centrifúgelo en un escurridor de verduras o séquelo minuciosamente con papel de cocina.
3. Coloque las hierbas en un tarro Kilner de vidrio y cúbralas con AOVE.
4. Guárdelo de una semana a 10 días en un armario oscuro. Después ya podrá utilizarlo.
5. Cuele el aceite y utilice un embudo para transferir el fantástico AOVE verde a una botella o un tarro y guárdelo en la nevera.

Lecturas recomendadas

- Bessel van der Kolk – *The Body Keeps the Score: Mind Brain and Body in the Transformation of Trauma* (Penguin 2015)
- Chris van Tulleken – *Ulta-Processed People: Why Do We All Eat Stuff That Isn't Food ... and Why Can't We Stop?* (Cornerstone Press 2023)
- David R. Hawkins – *Letting Go: The Pathway of Surrender* (Hay House 2014)
- Gabor Mate – *The Myth of Normal: Trauma, Illness & Healing in a Toxic Culture* (Avery 2022) and listen to his YouTube talks
- Malcolm Kendrick – *The Great Cholesterol Con: The Truth About What Really Causes Heart Disease and How to Avoid It* (John Blake Publishing 2007) and *The Clot Thickens: The Enduring Mystery of Heart Disease* (Columbus Publishing Limited 2021)
- Nina Teicholz – *The Big Fat Surprise: Why Butter, Meat, and Cheese Belong in a Healthy Diet* (Simon & Schuster 2015)
- Patrick Holford – author of over 20 health books including *Food is Better Medicine than Drugs* – co-written with Jerome Burne (Piatkus Books 2006)
- Petronella Ravenshear – *The HBD Cookbook: Life-changing recipes for long-term health and perfect weight* (Thorsons 2023)
- Robert Lustig – books include *Metabolical: The Truth About Processed Food and How It Poisons People and the Planet* (Harper

Wave 2021) and *Fat Chance: Beating the Odds Against Sugar, Processed Food, Obesity, and Disease* (Avery 2013)

- Scott Anderson – *The Psychobiotic Revolution: Mood, Food, and the New Science of the Gut-Brain Connection* (National Geographic Society 2017)

Agradecimientos

Mi más sincero agradecimiento a todas las personas maravillosas que me han ayudado a que la segunda edición de la HBD sea una realidad, que son:

Nuestra comunidad de Instagram, y al clan de la HBD por sus preguntas y comentarios inquisitivos, que me han ayudado a dar forma a este libro, y que han dado como resultado un libro mucho más sencillo de consultar que el primero.

Henrietta Sampson, que me ha ayudado con su experiencia para dar el formato adecuado al texto, actualizar y mejorar la cubierta, y su infinita paciencia.

Los grandes profesores de los que aprendí tanto a lo largo de mi carrera: Patrick Holford, Leo Pruimboom, Wolf Funfack y Barry Durrant-Peatfield.

En la primera edición no hubo agradecimientos, pero debo reconocer y apreciar el trabajo y la ayuda que me prestaron Penelope Middleboe (mi antigua amiga del colegio y una brillante podcastera) y Pam Tew, una querida colega nutricionista. ¡Muchas gracias!

Y por último, aunque no por ello menos importante, gracias a mi cariñoso y paciente marido, Riccardo, que me ha escuchado leer el libro capítulo a capítulo, y palabra a palabra, y que me ha ayudado a identificar las áreas que exigían más elaboración o más aclaraciones.

Referencias

Adamcová A, Laursen KH, Ballin NZ. *Lectin Activity in Commonly Consumed Plant-Based Foods: Calling for Method Harmonization and Risk Assessment.* Foods. 2021 Nov 13;10(11):2796.

Ahn SY, Jo MS, Lee D, Baek SE, Baek J, Yu JS, Jo J, Yun H, Kang KS, Yoo JE, Kim KH. *Dual effects of isoflavonoids from Pueraria lobata roots on estrogenic activity and anti-proliferation of MCF-7 human breast carcinoma cells.* Bioorg Chem. 2019 Mar;83:135–144.

An R, McCaffrey J. *Plain water consumption in relation to energy intake and diet quality among US adults, 2005–2012.* J Hum Nutr Diet. 2016 Oct;29(5):624–32.

The Anaphylaxis Campaign. 2015. *Oral Allergy Syndrome* [Online].

Anderson, S. (2017). *The Psychobiotic Revolution.* Washington, D.C.: National Geographic Society.

Ans AH, Anjum I, Satija V, Inayat A, Asghar Z, Akram I, Shrestha B. *Neurohormonal Regulation of Appetite and its Relationship with Stress: A Mini Literature Review.* Cureus. 2018 Jul 23;10(7):e3032.

Asghari MH, Ghobadi E, Moloudizargari M, Fallah M, Abdollahi M. *Does the use of melatonin overcome drug resistance in cancer chemotherapy?* Life Sci. 2018 Mar 1;196:143–155.

Ashwell M, Gibson S. *Waist-to-height ratio as an indicator of 'early health risk': simpler and more predictive than using a 'matrix' based on BMI and waist circumference.* BMJ Open. 2016 Mar 14;6(3):e010159.

Banting W. (1863). *Letter on corpulence.* London: Harrison.

Barnard N, Burton D. (2017). *The cheese trap: How Breaking a Surprising Addiction Will Help You Lose Weight, Gain Energy, and Get Healthy.* New York: Grand Central Life & Style.

Bartimoccia S, Cammisotto V, Nocella C, Del Ben M, D'Amico A, Castellani V, Baratta F, Pignatelli P, Loffredo L, Violi F, Carnevale R. *Extra Virgin Olive Oil Reduces Gut Permeability and Metabolic Endotoxemia in Diabetic Patients.* Nutrients. 2022 May 21;14(10):2153.

Basoli V, Santaniello S, Cruciani S, Ginesu GC, Cossu ML, Delitala AP, Serra PA, Ventura C, Maioli M. *Melatonin and Vitamin D Interfere with the Adipogenic Fate of Adipose-Derived Stem Cells.* Int J Mol Sci. 2017 May 5;18(5):981.

Baum JI, Gray M, Binns A. *Breakfasts Higher in Protein Increase Postprandial Energy Expenditure, Increase Fat Oxidation, and Reduce Hunger in Overweight Children from 8 to 12 years of Age.* J Nutr. 2015 Oct;145(10):2229–35.

Bemanian M, Chowdhury R, Stokke K, Aas CF, Johansson KA, Vold JH, Fadnes LT. *Vitamin D status and associations with substance use patterns among people with severe substance use disorders in Western Norway.* Sci Rep. 2022 Aug 11;12(1):13695.

Bermingham KM, Linenberg I, Hall WL, Kadé K, Franks PW, Davies R, Wolf J, Hadjigeorgiou G, Asnicar F, Segata N, Manson JE, Newson LR, Delahanty LM, Ordovas JM, Chan AT, Spector TD, Valdes AM, Berry SE. *Menopause is associated with postprandial metabolism, metabolic health and lifestyle: The ZOE PREDICT study.* EBioMedicine. 2022 Nov;85:104303.

Bihlet AR, Byrjalsen I, Andersen JR, Simonsen SF, Mundbjerg K, Helmer B, Riis BJ, Karsdal MA, Christiansen C. *The Efficacy and Safety of Multiple Dose Regimens of Kudzu (Pueraria lobata) Root Extract on Bone and Cartilage Turnover and Menopausal Symptoms.* Front Pharmacol. 2021 Oct 22;12:760629.

Bischoff SC, Barbara G, Buurman W, Ockhuizen T, Schulzke JD, Serino M, Tilg H, Watson A, Wells JM. *Intestinal permeability – a new target for disease prevention and therapy.* BMC Gastroenterol. 2014 Nov 18;14:189.

Blaser, M. (2014). *Missing microbes.* London: Oneworld Publications.

Bloomfield SF, Rook GA, Scott EA, Shanahan F, Stanwell-Smith R, Turner P. *Time to abandon the hygiene hypothesis: new perspectives on allergic disease, the human microbiome, infectious disease prevention and the role of targeted hygiene.* Perspect Public Health. 2016 Jul;136(4):213–24.

Bosma-den Boer MM, van Wetten ML, Pruimboom L. *Chronic inflammatory diseases are stimulated by current lifestyle: how diet, stress levels and medication prevent our body from recovering.* Nutr Metab (Lond). 2012 Apr 17;9(1):32.

Bressan P, Kramer P. *Bread and Other Edible Agents of Mental Disease.* Front Hum Neurosci. 2016 Mar 29;10:130.

Briggs ADM, Mizdrak A, Scarborough P. *A statin a day keeps the doctor away: comparative proverb assessment modelling study.* BMJ. 2013 Dec 17;347:f7267.

Brundu B, Loucks TL, Adler LJ, Cameron JL, Berga SL. *Increased cortisol in the cerebrospinal fluid of women with functional hypothalamic amenorrhea.* J Clin Endocrinol Metab. 2006 Apr;91(4):1561–5.

Campos M. (2017). *Leaky gut: What is it, and what does it mean for you?* [Online]. Harvard Health Publishing.

Cani PD, de Vos WM. *Next-Generation Beneficial Microbes: The Case of Akkermansia muciniphila.* Front Microbiol. 2017 Sep 22;8:1765.

Castro, R. 2016. *Reactive Hypoglycemia: What can I do?* [Online]. Mayo Foundation for Medical Education and Research.

Chauss D, Freiwald T, McGregor R, Yan B, Wang L, Nova-Lamperti E, Kumar D, Zhang Z, Teague H, West EE, Vannella KM, Ramos-Benitez MJ, Bibby J, Kelly A, Malik A, Freeman AF, Schwartz DM, Portilla D, Chertow DS, John S, Lavender P, Kemper C, Lombardi G, Mehta NN, Cooper N, Lionakis MS, Laurence A, Kazemian M, Afzali B. *Autocrine vitamin D signaling switches off pro-inflammatory programs of TH1 cells.* Nat Immunol. 2022 Jan;23(1):62–74.

Chen L, Chen R, Wang H, Liang F. *Mechanisms Linking Inflammation to Insulin Resistance.* Int J Endocrinol. 2015;2015:508409.

Clatici VG, Racoceanu D, Dalle C, Voicu C, Tomas-Aragones L, Marron SE, Wollina U, Fica S. *Perceived Age and Life Style. The Specific Contributions of Seven Factors Involved in Health and Beauty.* Maedica (Bucur). 2017 Sep;12(3):191–201.

Clayton P, Rowbotham J. *How the mid-Victorians worked, ate and died.* Int J Environ Res Public Health. 2009 Mar;6(3):1235–53.

Coelho M, Oliveira T, Fernandes R. *Biochemistry of adipose tissue: an endocrine organ.* Arch Med Sci. 2013 Apr 20;9(2):191–200.

Collingham, L. 2011. *The Taste of War: World War II and the Battle for Food.* London, UK, Allen Lane.

Cory H, Passarelli S, Szeto J, Tamez M, Mattei J. *The Role of Polyphenols in Human Health and Food Systems: A Mini-Review.* Front Nutr. 2018 Sep 21;5:87.

Daley CA, Abbott A, Doyle PS, Nader GA, Larson S. *A review of fatty acid profiles and antioxidant content in grass-fed and grain-fed beef.* Nutr J. 2010 Mar 10;9:10.

De Lange, C. 2016. In Sync: *How to take control of your many body clocks* [Online]. New Scientist.

Del Castilo I, Neumann AS, Lemos FS, De Bastiani MA, Oliveira FL, Zimmer ER, Rêgo AM, Hardoim CCP, Antunes LCM, Lara FA, Figueiredo CP, Clarke JR. *Lifelong Exposure to a Low-Dose of the Glyphosate-Based Herbicide RoundUp® Causes Intestinal Damage, Gut Dysbiosis, and Behavioral Changes in Mice.* Int J Mol Sci. 2022 May 17;23(10):5583.

de Luca C, Olefsky JM. *Inflammation and insulin resistance.* FEBS Lett. 2008 Jan 9;582(1):97–105.

Deloose E, Tack J. *Redefining the functional roles of the gastrointestinal migrating motor complex and motilin in small bacterial overgrowth and hunger signaling.* Am J Physiol Gastrointest Liver Physiol. 2016 Feb 15;310(4):G228–33.

Deng T, Lyon CJ, Minze LJ, Lin J, Zou J, Liu JZ, Ren Y, Yin Z, Hamilton DJ, Reardon PR, Sherman V, Wang HY, Phillips KJ, Webb P, Wong ST, Wang RF, Hsueh WA. *Class II major histocompatibility complex plays an essential role in obesity-induced adipose inflammation.* Cell Metab. 2013 Mar 5;17(3):411–22.

DePoy LM, McClung CA, Logan RW. *Neural Mechanisms of Circadian Regulation of Natural and Drug Reward.* Neural Plast. 2017;2017:5720842.

de Punder K, Pruimboom L. *Stress induces endotoxemia and low-grade inflammation by increasing barrier permeability.* Front Immunol. 2015 May 15;6:223.

Dhabhar FS, Malarkey WB, Neri E, McEwen BS. *Stress-induced redistribution of immune cells from barracks to boulevards to battlefields: a tale of three hormones – Curt Richter Award winner.* Psychoneuroendocrinology. 2012 Sep;37(9):1345–68.

Di Daniele N, Marrone G, Di Lauro M, Di Daniele F, Palazzetti D, Guerriero C, Noce A. *Effects of Caloric Restriction Diet on Arterial Hypertension and Endothelial Dysfunction.* Nutrients. 2021 Jan 19; 13(1):274.

DiNicolantonio JJ, O'Keefe J. *The Importance of Maintaining a Low Omega-6/Omega-3 Ratio for Reducing the Risk of Autoimmune Diseases, Asthma, and Allergies.* Mo Med. 2021 Sep-Oct;118(5):453–459.

Domènech M, Serra-Mir M, Roth I, Freitas-Simoes T, Valls-Pedret C, Cofán M, López A, Sala-Vila A, Calvo C, Rajaram S, Sabaté J, Ros E. *Effect of a Walnut Diet on Office and 24-Hour Ambulatory Blood Pressure in Elderly Individuals.* Hypertension. 2019 May;73(5):1049–1057.

Epel ES. *The geroscience agenda: Toxic stress, hormetic stress, and the rate of aging.* Ageing Res Rev. 2020 Nov;63:101167.

Epel E, Lapidus R, McEwen B, Brownell K. *Stress may add bite to appetite in women: a laboratory study of stress-induced cortisol and eating behavior.* Psychoneuroendocrinology. 2001 Jan;26(1):37–49.

Eweis DS, Abed F, Stiban J. *Carbon dioxide in carbonated beverages induces ghrelin release and increased food consumption in male rats: Implications on the onset of obesity.* Obes Res Clin Pract. 2017 Sep-Oct;11(5):534–543.

Fallah A, Mohammad-Hasani A, Colagar AH. *Zinc is an Essential Element for Male Fertility: A Review of Zn Roles in Men's Health, Germination, Sperm Quality, and Fertilization.* J Reprod Infertil. 2018 Apr-Jun;19(2):69–81.

Fasano A. *Intestinal permeability and its regulation by zonulin: diagnostic and therapeutic implications.* Clin Gastroenterol Hepatol. 2012 Oct;10(10):1096–100.

Fasano A, Flaherty S, Gannon R. (2014). *Gluten Freedom: The Nation's Leading Expert Offers the Essential Guide to a Healthy, Gluten-Free Lifestyle.* Toronto, CA, John Wiley & Sons Canada, Limited.

Fournet M, Bonté F, Desmoulière A. *Glycation Damage: A Possible Hub for Major Pathophysiological Disorders and Aging.* Aging Dis. 2018 Oct 1;9(5):880–900.

Fukunaka A, Fujitani Y. *Role of Zinc Homeostasis in the Pathogenesis of Diabetes and Obesity.* Int J Mol Sci. 2018 Feb 6;19(2):476.

Ferguson D. 2016. *Why is America turning away from Weight Watchers? Because it's hard work* [Online]. The Guardian.

Galgani JE, Moro C, Ravussin E. *Metabolic flexibility and insulin resistance.* Am J Physiol Endocrinol Metab. 2008 Nov;295(5):E1009–17.

Gildea JJ, Roberts DA, Bush Z. *Protective Effects of Lignite Extract Supplement on Intestinal Barrier Function in Glyphosate-Mediated Tight Junction Injury.* J Clin Nutr Diet. 2017, 3:1.

Giugliano D, Ceriello A, Esposito K. *The effects of diet on inflammation: emphasis on the metabolic syndrome.* J Am Coll Cardiol. 2006 Aug 15;48(4):677–85.

Godoy LD, Rossignoli MT, Delfino-Pereira P, Garcia-Cairasco N, de Lima Umeoka EH. *A Comprehensive Overview on Stress Neurobiology: Basic Concepts and Clinical Implications.* Front Behav Neurosci. 2018 Jul 3;12:127.

Grant RW, Dixit VD. *Adipose tissue as an immunological organ. Obesity* (Silver Spring). 2015 Mar;23(3):512–8.

Greenberg JA, Owen DR, Geliebter A. *Decaffeinated coffee and glucose metabolism in young men.* Diabetes Care. 2010 Feb;33(2):278–80.

Guasch-Ferré M, Liu X, Malik VS, Sun Q, Willett WC, Manson JE, Rexrode KM, Li Y, Hu FB, Bhupathiraju SN. *Nut Consumption and Risk of Cardiovascular Disease.* J Am Coll Cardiol. 2017 Nov 14;70(20):2519–2532.

Guilliams TG, Drake LE. (2020) *Meal-Time Supplementation with Betaine HCl for Functional Hypochlorhydria. What is the Evidence?* Integr Med (Encinitas). 2020 Feb;19(1):32–36.

Hadi A, Pourmasoumi M, Najafgholizadeh A, Clark CCT, Esmaillzadeh A. *The effect of apple cider vinegar on lipid profiles and glycemic parameters: a systematic review and meta-analysis of randomized clinical trials.* BMC Complement Med Ther. 2021 Jun 29;21(1):179.

Hall JC, Rosbash M, Young MW. 2017. *The 2017 Nobel Prize in Physiology or Medicine – Press release* [Online]. Nobel Media AB.

Hansen MM, Jones R, Tocchini K. *Shinrin-Yoku (Forest Bathing) and Nature Therapy: A State-of-the-Art Review.* Int J Environ Res Public Health. 2017 Jul 28;14(8):851.

He H, Peng S, Song X, Jia R, Zou Y, Li L, Yin Z. *Protective effect of isoflavones and triterpenoid saponins from pueraria lobata on liver diseases: A review.* Food Sci Nutr. 2021 Dec 10;10(1):272–285.

Hecht EM, Rabil A, Martinez Steele E, Abrams GA, Ware D, Landy DC, Hennekens CH. *Cross-sectional examination of ultra-processed food consumption and adverse mental health symptoms.* Public Health Nutr. 2022 Nov;25(11):3225–3234.

Higdon J, Drake VJ, Angelo G, Jump DB. 2014. *Essential Fatty Acids* [Online]. Linus Pauling Institute.

Hoffman JR, Falvo MJ. Protein – *Which is Best?* J Sports Sci Med. 2004 Sep 1;3(3):118–30.

Holmberg S, Thelin A. *High dairy fat intake related to less central obesity: a male cohort study with 12 years' follow-up.* Scand J Prim Health Care. 2013 Jun;31(2):89–94.

Holt-Lunstad, J. The Potential Public *Health Relevance of Social Isolation and Loneliness: Prevalence, Epidemiology, and Risk Factors.* Public Policy & Aging Report, 2017 Jan 7;27(4):127–130.

Holt-Lunstad J. *Why Social Relationships Are Important for Physical Health: A Systems Approach to Understanding and Modifying Risk and Protection.* Annu Rev Psychol. 2018 Jan 4;69:437–458.

Holt-Lunstad J. *Loneliness and Social Isolation as Risk Factors: The Power of Social Connection in Prevention.* Am J Lifestyle Med. 2021 May 6;15(5):567–573.

Hughes K, Bellis MA, Hardcastle KA, Sethi D, Butchart A, Mikton C, Jones L, Dunne MP. *The effect of multiple adverse childhood experiences on health: a systematic review and meta-analysis.* Lancet Public Health. 2017 Aug;2(8):e356-e366.

Hurst Y, Fukuda H. *Effects of changes in eating speed on obesity in patients with diabetes: a secondary analysis of longitudinal health check-up data.* BMJ Open. 2018 Feb 12;8(1):e019589.

Inoue K, Wiener I, Fagan CJ, Watson LC, Thompson JC. *Correlation between gallbladder size and release of cholecystokinin after oral magnesium sulfate in man.* Ann Surg. 1983 Apr;197(4):412–5.

Jegatheesan P, De Bandt JP. *Fructose and NAFLD: The Multifaceted Aspects of Fructose Metabolism.* Nutrients. 2017 Mar 3;9(3):230.

Jianqin S, Leiming X, Lu X, Yelland GW, Ni J, Clarke AJ. *Effects of milk containing only A2 beta casein versus milk containing both A1 and A2 beta casein proteins on gastrointestinal physiology, symptoms of discomfort, and cognitive behavior of people with self-reported intolerance to traditional cows' milk.* Nutr J. 2016 Apr 2;15:35.

Jones SK, McCarthy DM, Vied C, Stanwood GD, Schatschneider C, Bhide PG. *Transgenerational transmission of aspartame-induced anxiety and changes in glutamate-GABA signaling and gene expression in the amygdala.* Proc Natl Acad Sci U S A. 2022 Dec 6;119(49):e2213120119.

Karhu E, Forsgård RA, Alanko L, Alfthan H, Pussinen P, Hämäläinen E, Korpela R. *Exercise and gastrointestinal symptoms: running-induced changes in intestinal permeability and markers of gastrointestinal function in asymptomatic and symptomatic runners.* Eur J Appl Physiol. 2017 Dec;117(12):2519–2526.

Kemény LV, Robinson KC, Hermann AL, Walker DM, Regan S, Yew YW, Lai YC, Theodosakis N, Rivera PD, Ding W, Yang L, Beyer T, Loh YE, Lo JA, van der Sande AAJ, Sarnie W, Kotler D, Hsiao JJ, Su MY, Kato S, Kotler J, Bilbo SD, Chopra V, Salomon MP, Shen S, Hoon DSB, Asgari MM, Wakeman SE, Nestler EJ, Fisher DE. *Vitamin D deficiency exacerbates UV/endorphin and opioid addiction.* Sci Adv. 2021 Jun 11;7(24):eabe4577.

Keung WM, Vallee BL. *Daidzin and daidzein suppress free-choice ethanol intake by Syrian golden hamsters.* Proc Natl Acad Sci U S A. 1993 Nov 1;90(21):10008–12.

Knight R, Buhler B. 2015. *Follow Your Gut: The Enormous Impact of Tiny Microbes.* New York, NY, Simon & Schuster: TED.

Kooijman S, van den Berg R, Ramkisoensing A, Boon MR, Kuipers EN, Loef M, Zonneveld TC, Lucassen EA, Sips HC, Chatzispyrou IA, Houtkooper RH, Meijer JH, Coomans CP, Biermasz NR, Rensen PC. *Prolonged daily light exposure increases body fat mass through attenuation of brown adipose tissue activity.* Proc Natl Acad Sci U S A. 2015 May 26;112(21):6748–53.

Koutsos A, Tuohy KM, Lovegrove JA. *Apples and cardiovascular health – is the gut microbiota a core consideration?* Nutrients. 2015 May 26;7(6):3959–98.

Kruse J. (2011). *Why is Oprah still Obese?* [online] Jackkruse.com.

Kruse J. 2013. *Epi-paleo Rx: The Prescription for Disease Reversal and Optimal Health.* Optimized Life PLC.

Kubota S, Liu Y, Iizuka K, Kuwata H, Seino Y, Yabe D. *A Review of Recent Findings on Meal Sequence: An Attractive Dietary Approach to Prevention and Management of Type 2 Diabetes.* Nutrients. 2020 Aug 19;12(9):2502.

Landrigan PJ, Straif K. *Aspartame and cancer – new evidence for causation. Environ Health.* 2021 Apr 12;20(1):42.

Lake I. *Nutritional ketosis is well-tolerated, even in type 1 diabetes: the ZeroFive100 Project; a proof-of-concept study.* Curr Opin Endocrinol Diabetes Obes. 2021 Oct 1;28(5):453–462.

Lane MM, Gamage E, Travica N, Dissanayaka T, Ashtree DN, Gauci S, Lotfaliany M, O'Neil A, Jacka FN, Marx W. *Ultra- Processed Food Consumption and Mental Health: A Systematic Review 252 and Meta-Analysis of Observational Studies.* Nutrients. 2022 Jun 21; 14(13):2568.

Launholt TL, Kristiansen CB, Hjorth P. *Safety and side effects of apple vinegar intake and its effect on metabolic parameters and body weight: a systematic review.* European Journal of Nutrition. 2020 Mar 13;59(6):2273–89.

Lees SJ, Booth FW. *Sedentary death syndrome.* Can J Appl Physiol. 2004 Aug;29(4):447–60; discussion 444–6.

Li Q, Kobayashi M, Inagaki H, Hirata Y, Li YJ, Hirata K, Shimizu T, Suzuki H, Katsumata M, Wakayama Y, Kawada T, Ohira T, Matsui N, Kagawa T. *A day trip to a forest park increases human natural killer activity and the expression of anti-cancer proteins in male subjects.* J Biol Regul Homeost Agents. 2010 Apr-Jun;24(2):157–65.

Liu S, Wang ZF, Su YS, Ray RS, Jing XH, Wang YQ, Ma Q. *Somatotopic Organization and Intensity Dependence in Driving Distinct NPY-Expressing Sympathetic Pathways by Electroacupuncture.* Neuron. 2020 Nov 11;108(3):436–450.e7.

Liu YF, Wang HH, Geng YH, Han L, Tu SH, Wang H. *Advances of berberine against metabolic syndrome-associated kidney disease: Regarding effect and mechanism.* Front Pharmacol. 2023 Feb 6;14:1112088.

Losurdo G, Principi M, Iannone A, Amoruso A, Ierardi E, Di Leo A, Barone M. *Extra-intestinal manifestations of non-celiac gluten sensitivity: An expanding paradigm.* World J Gastroenterol. 2018 Apr 14;24(14):1521–1530.

Lustig RH. 2012. *Fat Chance: Beating the Odds Against Sugar, Processed Food, Obesity, and Disease.* New York, NY, Penguin Publishing Group.

Mach N, Fuster-Botella D. *Endurance exercise and gut microbiota: A review.* J Sport Health Sci. 2017 Jun;6(2):179–197.

Magkos F, Smith GI, Reeds DN, Okunade A, Patterson BW, Mittendorfer B. *One day of overfeeding impairs nocturnal glucose but not fatty acid homeostasis in overweight men.* Obesity (Silver Spring). 2014 Feb;22(2):435–40.

Mai BH, Yan LJ. *The negative and detrimental effects of high fructose on the liver, with special reference to metabolic disorders.* Diabetes Metab Syndr Obes. 2019 May 27;12:821–826.

Majid A. 2018. *Mapped: the global epidemic of 'lifestyle' disease in charts* [Online]. The Telegraph.

Mandolesi L, Polverino A, Montuori S, Foti F, Ferraioli G, Sorrentino P, Sorrentino G. *Effects of Physical Exercise on Cognitive Functioning and Wellbeing: Biological and Psychological Benefits.* Front Psychol. 2018 Apr 27;9:509.

Martinov J, Krstić M, Spasić S, Miletić S, Stefanović-Kojić J, Nikolić-Kokić A, Blagojević D, Spasojević I, Spasić MB. *Apple pectin-derived oligosaccharides produce carbon dioxide radical anion in Fenton reaction and prevent growth of Escherichia coli and Staphylococcus aureus.* Food Res Int. 2017 Oct;100(Pt 2):132–136.

Mason IC, Grimaldi D, Reid KJ, Warlick CD, Malkani RG, Abbott SM, Zee PC. *Light exposure during sleep impairs cardiometabolic function.* Proc Natl Acad Sci U S A. 2022 Mar 22;119(12):e2113290119.

Mattson MP. *Hormesis defined.* Ageing Res Rev. 2008 Jan;7(1):1–7.

Meach R. *From John Yudkin to Jamie Oliver: A Short but Sweet History on the War against Sugar.* In: Gentilcore D, Smith M, editors. Proteins, Pathologies and Politics: Dietary Innovation and Disease from the Nineteenth Century. London (UK); New York (NY): Bloomsbury Academic; 2018. Chapter 7.

Meessen ECE, Warmbrunn MV, Nieuwdorp M, Soeters MR. *Human Postprandial Nutrient Metabolism and Low-Grade Inflammation: A Narrative Review.* Nutrients. 2019 Dec 7;11(12):3000.

Meessen ECE, Andresen H, van Barneveld T, van Riel A, Johansen EI, Kolnes AJ, Kemper EM, Olde Damink SWM, Schaap FG, Romijn JA, Jensen J, Soeters MR. *Differential Effects of One Meal per Day in the Evening on Metabolic Health and Physical Performance in Lean Individuals.* Front Physiol. 2022 Jan 11;12:771944.

Methodist Hospital Houston. 2013. *Obesity makes fat cells act like they're infected* [Online]. Science Daily.

Minihane AM, Vinoy S, Russell WR, Baka A, Roche HM, Tuohy KM, Teeling JL, Blaak EE, Fenech M, Vauzour D, McArdle HJ, Kremer BH, Sterkman L, Vafeiadou K, Benedetti MM, Williams CM, Calder PC. *Low-grade inflammation, diet composition and health: current research evidence and its translation.* Br J Nutr. 2015 Oct 14; 114(7):999–1012.

Monda V, Villano I, Messina A, Valenzano A, Esposito T, Moscatelli F, Viggiano A, Cibelli G, Chieffi S, Monda M, Messina G. *Exercise Modifies the Gut Microbiota with Positive Health Effects.* Oxid Med Cell Longev. 2017;2017:3831972.

Mosdøl A, Vist GE, Svendsen C, Dirven H, Lillegaard ITL, Mathisen GH, Husøy T. *Hypotheses and evidence related to intense sweeteners and effects on appetite and body weight changes: A scoping review of reviews.* PLoS One. 2018 Jul 18;13(7):e0199558.

Muro A, Mateo C, Parrado E, Subirana-Malaret M, Moya M, Garriga A, Canals J, Chamarro A, Sanz A. *Forest bathing and hiking benefits for mental health during the COVID-19 pandemic in Mediterranean regions.* Eur J For Res. 2023;142(2):415–426.

Muscogiuri G, Poggiogalle E, Barrea L, Tarsitano MG, Garifalos F, Liccardi A, Pugliese G, Savastano S, Colao A; *Obesity Programs of nutrition, Education, Research and Assessment (OPERA) group. Exposure to artificial light at night: A common link for obesity and cancer?* Eur J Cancer. 2022 Sep;173:263–275.

Nesterenko VB, Nesterenko AV, Babenko VI, Yerkovich TV, Babenko IV. *Reducing the 137Cs-load in the organism of "Chernobyl" children with apple-pectin.* Swiss Med Wkly. 2004 Jan 10;134(1–2):24–7.

Nettleton JE, Reimer RA, Shearer J. *Reshaping the gut microbiota: Impact of low calorie sweeteners and the link to insulin resistance?* Physiol Behav. 2016 Oct 1;164(Pt B):488–493.

Nezbedova L, McGhie T, Christensen M, Heyes J, Nasef NA, Mehta S. *Onco-Preventive and Chemo-Protective Effects of Apple Bioactive Compounds.* Nutrients. 2021 Nov 11;13(11):4025.

NHS Eatwell, 2022 *Starchy foods and carbohydrates* [Online].

Nicoll R, Henein MY. *Caloric Restriction and Its Effect on Blood Pressure, Heart Rate Variability and Arterial Stiffness and Dilatation: A Review of the Evidence.* Int J Mol Sci. 2018 Mar 7;19(3):751.

Nilaweera A, Tantibanchachai C. 2018. *Beef Jerky and Other Processed Meats Associated with Manic Episodes* [Online]. The Johns Hopkins University.

Ods.od.nih.gov. (2018). *Office of Dietary Supplements – Zinc.* [online].

Offer A. 2008. *British Manual Workers: From Producers to Consumers, c. 1950–2000.* Contemporary British History, 22, 537–571.

Oike H, Oishi K, Kobori M. *Nutrients, Clock Genes, and Chrononutrition.* Curr Nutr Rep. 2014 Apr 27;3(3):204–212.

Okekunle AP, Gao J, Wu X, Feng R, Sun C. *Higher dietary soy intake appears inversely related to breast cancer risk independent of estrogen receptor breast cancer phenotypes.* Heliyon. 2020;6:e04228. doi: 10.1016/j.heliyon.2020.e04228.

Oliveira BF, Chang CR, Oetsch K, Falkenhain K, Crampton K, Stork M, Hoonjan M, Elliott T, Francois ME, Little JP. *Impact of a lowcarbohydrate versus low-fat breakfast on blood glucose control in type 2 diabetes: a randomized trial.* Am J Clin Nutr. 2023 Apr 28:S0002–9165(23)48890–9.

Omar-Hmeadi M, Lund PE, Gandasi NR, Tengholm A, Barg S. *Paracrine control of α-cell glucagon exocytosis is compromised in human type-2 diabetes.* Nat Commun. 2020 Apr 20;11(1):1896.

Ondrusova K, Fatehi M, Barr A, Czarnecka Z, Long W, Suzuki K, Campbell S, Philippaert K, Hubert M, Tredget E, Kwan P, Touret N,

Wabitsch M, Lee KY, Light PE. *Subcutaneous white adipocytes express a light sensitive signaling pathway mediated via a melanopsin/TRPC channel axis.* Sci Rep. 2017 Nov 27;7(1):16332.

Ott B, Skurk T, Hastreiter L, Lagkouvardos I, Fischer S, Büttner J, Kellerer T, Clavel T, Rychlik M, Haller D, Hauner H. *Effect of caloric restriction on gut permeability, inflammation markers, and fecal microbiota in obese women.* Sci Rep. 2017 Sep 20;7(1):11955.

Ozdal T, Sela DA, Xiao J, Boyacioglu D, Chen F, Capanoglu E. *The Reciprocal Interactions between Polyphenols and Gut Microbiota and Effects on Bioaccessibility.* Nutrients. 2016 Feb 6;8(2):78.

Pagano ES, Spinedi E, Gagliardino JJ. *White Adipose Tissue and Circadian Rhythm Dysfunctions in Obesity: Pathogenesis and Available Therapies.* Neuroendocrinology. 2017;104(4):347–363.

Pantazopoulos H, Gamble K, Stork O, Amir S. *Circadian Rhythms in Regulation of Brain Processes and Role in Psychiatric Disorders. Neural Plast.* 2018 May 17;2018:5892657.

Park HJ, Jung E, Shim I. *Berberine for Appetite Suppressant and Prevention of Obesity.* Biomed Res Int. 2020 Dec 12;2020:3891806.

Parretti HM, Aveyard P, Blannin A, Clifford SJ, Coleman SJ, Roalfe A, Daley AJ. *Efficacy of water preloading before main meals as a strategy for weight loss in primary care patients with obesity: RCT.* Obesity (Silver Spring). 2015 Sep;23(9):1785–91.

Penetar DM, Toto LH, Lee DY, Lukas SE. *A single dose of kudzu extract reduces alcohol consumption in a binge drinking paradigm.* Drug Alcohol Depend. 2015 Aug 1;153:194–200.

Pennebaker JW. 2004. *Writing to Heal: A Guided Journal for Recovering from Trauma and Emotional Upheaval.* New York, NY, New Harbinger Publications.

Perlmutter D. 2013. *Grain Brain.* New York, NY, Little Brown & Company.

Peters A, Kubera B, Hubold C, Langemann D. *The selfish brain: stress and eating behavior.* Front Neurosci. 2011 May 30;5:74.

Peters L. (1918). *Diet and health, with key to the calories.* Chicago, Reilly and Britton Co.

Phillips C. *Brain-Derived Neurotrophic Factor, Depression, and Physical Activity: Making the Neuroplastic Connection.* Neural Plast. 2017;2017:7260130.

Phinney SD, Tang AB, Waggoner CR, Tezanos-Pinto RG, Davis PA. *The transient hypercholesterolemia of major weight loss.* Am J Clin Nutr. 1991 Jun;53(6):1404–10.

Pot GK, Almoosawi S, Stephen AM. *Meal irregularity and cardiometabolic consequences: results from observational and intervention studies.* Proc Nutr Soc. 2016 Nov;75(4):475–486.

Press Association. 2016. *Official advice on low-fat diet and cholesterol is wrong, says health charity* [Online]. The Guardian.

Pruimboom L, Raison CL, Muskiet FA. *Physical Activity Protects the Human Brain against Metabolic Stress Induced by a Postprandial and Chronic Inflammation.* Behav Neurol. 2015;2015:569869.

Pruimboom L, de Punder K. *The opioid effects of gluten exorphins: asymptomatic celiac disease.* J Health Popul Nutr. 2015 Nov 24;33:24.

Raison CL, Capuron L, Miller AH. *Cytokines sing the blues: inflammation and the pathogenesis of depression.* Trends Immunol. 2006 Jan;27(1):24–31.

Redman LM, Smith SR, Burton JH, Martin CK, Il'yasova D, Ravussin E. *Metabolic Slowing and Reduced Oxidative Damage with Sustained Caloric Restriction Support the Rate of Living and Oxidative Damage Theories of Aging.* Cell Metab. 2018 Apr 3;27(4):805–815.e4.

Reiter RJ, Rosales-Corral SA, Tan DX, Acuna-Castroviejo D, Qin L, Yang SF, Xu K. *Melatonin, a Full Service Anti-Cancer Agent: Inhibition of Initiation, Progression and Metastasis.* Int J Mol Sci. 2017 Apr 17;18(4):843.

Remely M, Hippe B, Geretschlaeger I, Stegmayer S, Hoefinger I, Haslberger A. *Increased gut microbiota diversity and abundance of Faecalibacterium prausnitzii and Akkermansia after fasting: a pilot study.* Wien Klin Wochenschr. 2015 May;127(9–10):394–8.

Rettberg JR, Yao J, Brinton RD. *Estrogen: a master regulator of bioenergetic systems in the brain and body.* Front Neuroendocrinol. 2014 Jan;35(1):8–30.

Reunanen J, Kainulainen V, Huuskonen L, Ottman N, Belzer C, Huhtinen H, de Vos WM, Satokari R. *Akkermansia muciniphila Adheres to Enterocytes and Strengthens the Integrity of the Epithelial Cell Layer.* Appl Environ Microbiol. 2015 Jun;81(11):3655–62.

Richards BJ, Richards MG (2009). *Mastering Leptin, Your Guide to Permanent Weight Loss and Optimum Health.* Minneapolis, MN, Wellness Resources Books.

Rico-Campà A, Martínez-González MA, Alvarez-Alvarez I, Mendonça RD, de la Fuente-Arrillaga C, Gómez-Donoso C, Bes-Rastrollo M. *Association between consumption of ultra-processed foods and all cause mortality: SUN prospective cohort study.* BMJ. 2019 May 29; 365:l1949.

Rodhouse JC, Haugh CA, Roberts D, Gilbert RJ. *Red kidney bean poisoning in the UK: an analysis of 50 suspected incidents between 1976 and 1989.* Epidemiol Infect. 1990 Dec;105(3):485–91.

Rook GA, Lowry CA, Raison CL. (2013) *Microbial 'Old Friends', immunoregulation and stress resilience.* Evol Med Public Health. 2013 Jan;2013(1):46–64.

Rudd M. 2017. *Body: Help! High-intensity training burnt off my muscles* [Online]. The Sunday Times.

Rynders CA, Bergouignan A, Kealey E, Bessesen DH. *Ability to adjust nocturnal fat oxidation in response to overfeeding predicts 5-year weight gain in adults.* Obesity (Silver Spring). 2017 May;25(5):873–880.

Samtiya M, Aluko RE, Dhewa T. *Plant food anti-nutritional factors and their reduction strategies: an overview.* Food Prod Process and Nutr. 2020 Mar 6;2(1).

Sarno JE. (2007). *The Divided Mind: The Epidemic of Mindbody Disorders.* New York, NY, HarperCollins.

Sarno JE. (2010). Healing Back Pain: The Mind-Body Connection. New York, NY, Grand Central Publishing.

Satpathy S, Patra A, Hussain MD, Kazi M, Aldughaim MS, Ahirwar B. *A fraction of Pueraria tuberosa extract, rich in antioxidant compounds, alleviates ovariectomized-induced osteoporosis in rats and inhibits growth of breast and ovarian cancer cells.* PLoS One. 2021 Jan 14; 16(1):e0240068.

Schaafsma G. *The protein digestibility-corrected amino acid score.* J Nutr. 2000 Jul;130(7):1865S-7S.

Schiffman SS, Scholl EH, Furey TS, Nagle HT. *Toxicological and pharmacokinetic properties of sucralose-6-acetate and its parent sucralose: in vitro screening assays.* J Toxicol Environ Health B Crit Rev. 2023 May 29:1–35.

Schulz LC. *The Dutch Hunger Winter and the developmental origins of health and disease.* Proc Natl Acad Sci U S A. 2010 Sep 28;107(39):16757–8.

Sears B, Perry M. *The role of fatty acids in insulin resistance.* Lipids Health Dis. 2015 Sep 29;14:121.

Seiler A, von Känel R, Slavich GM. *The Psychobiology of Bereavement and Health: A Conceptual Review From the Perspective of Social Signal Transduction Theory of Depression.* Front Psychiatry. 2020 Dec 3; 11:565239.

Sender R, Fuchs S, Milo R. Are We Really Vastly Outnumbered? Revisiting the Ratio of Bacterial to Host Cells in Humans. Cell. 2016 Jan 28;164(3):337–40.

Shechter A, Boivin DB. *Sleep, Hormones, and Circadian Rhythms throughout the Menstrual Cycle in Healthy Women and Women with Premenstrual Dysphoric Disorder.* Int J Endocrinol. 2010;2010:259345.

Shishehbor F, Mansoori A, Shirani F. *Vinegar consumption can attenuate postprandial glucose and insulin responses; a systematic review and meta-analysis of clinical trials.* Diabetes Res Clin Pract. 2017 May; 127:1–9.

Shoelson SE, Lee J, Goldfine AB. *Inflammation and insulin resistance.* J Clin Invest. 2006 Jul;116(7):1793–801.

Shostak A, Husse J, Oster H. *Circadian regulation of adipose function. Adipocyte.* 2013 Oct 1;2(4):201–6.

Siddiqui FJ, Assam PN, de Souza NN, Sultana R, Dalan R, Chan ES. *Diabetes Control: Is Vinegar a Promising Candidate to Help Achieve Targets?* J Evid Based Integr Med. 2018 Jan-Dec;23: 2156587217753004.

Soares D, Silva L, Duarte S, Pena A, Pereira A. *Glyphosate Use, Toxicity and Occurrence in Food. Foods.* 2021 Nov 12;10(11):2785.

Spector T. 2015. *The Diet Myth – the real science behind what we eat.* London, Weidenfeld & Nicolson.

Stern JH, Rutkowski JM, Scherer PE. *Adiponectin, Leptin, and Fatty Acids in the Maintenance of Metabolic Homeostasis through Adipose Tissue Crosstalk.* Cell Metab. 2016 May 10;23(5):770–84.

Sturgeon C, Fasano A. *Zonulin, a regulator of epithelial and endothelial barrier functions, and its involvement in chronic inflammatory diseases.* Tissue Barriers. 2016 Oct 21;4(4):e1251384.

Sureda A, Bibiloni MDM, Julibert A, Bouzas C, Argelich E, Llompart I, Pons A, Tur JA. *Adherence to the Mediterranean Diet and Inflammatory Markers.* Nutrients. 2018 Jan 10;10(1):62.

Swanson GR, Gorenz A, Shaikh M, Desai V, Forsyth C, Fogg L, Burgess HJ, Keshavarzian A. *Decreased melatonin secretion is associated with increased intestinal permeability and marker of endotoxemia in alcoholics.* Am J Physiol Gastrointest Liver Physiol. 2015 Jun 15;308(12): G1004–11.

Unwin D, Delon C, Unwin J, Tobin S, Taylor R. *What predicts drug-free type 2 diabetes remission? Insights from an 8-year general practice service evaluation of a lower carbohydrate diet with weight loss.* BMJ Nutr Prev Health. 2023 Jan 2;e000544.

van den Broeck HC, de Jong HC, Salentijn EM, Dekking L, Bosch D, Hamer RJ, Gilissen LJ, van der Meer IM, Smulders MJ. *Presence of celiac disease epitopes in modern and old hexaploid wheat varieties: wheat breeding may have contributed to increased prevalence of celiac disease.* Theor Appl Genet. 2010 Nov;121(8):1527–39.

Violi F, Cammisotto V, Bartimoccia S, Pignatelli P, Carnevale R, Nocella C. *Gut-derived low-grade endotoxaemia, atherothrombosis and cardiovascular disease.* Nat Rev Cardiol. 2023 Jan;20(1):24–37.

Volta U, Caio G, Giancola F, Rhoden KJ, Ruggeri E, Boschetti E, Stanghellini V, De Giorgio R. *Features and Progression of Potential Celiac Disease in Adults. Clin Gastroenterol Hepatol.* 2016 May; 14(5):686–93. e1.

Wang TN, Chang WT, Chiu YW, Lee CY, Lin KD, Cheng YY, Su YJ, Chung HF, Huang MC. *Relationships between changes in leptin and insulin resistance levels in obese individuals following weight loss.* Kaohsiung J Med Sci. 2013 Aug;29(8):436–43.

Wang X, Sparks JR, Bowyer KP, Youngstedt SD. *Influence of sleep restriction on weight loss outcomes associated with caloric restriction.* Sleep. 2018 May 1;41(5):10.1093/sleep/zsy027.

Wang Y. *Looking into Candida albicans infection, host response, and antifungal strategies.* Virulence. 2015 May June;6(4):307–8.

Watters H. 2012. *Exercise Alters Epigenetics* [Online]. The Scientist.

Waziry R, Ryan CP, Corcoran DL, Huffman KM, Kobor MS, Kothari M, Graf GH, Kraus VB, Kraus WE, Lin DTS, Pieper CF, Ramaker ME, Bhapkar M, Das SK, Ferrucci L, Hastings WJ, Kebbe M, Parker DC, Racette SB, Shalev I, Schilling B, Belsky DW. *Effect of long-term caloric restriction on DNA methylation measures of biological aging in healthy adults from the CALERIE trial.* Nat Aging. 2023 Mar; 3(3):248–257.

Wierzbicka J, Piotrowska A, Żmijewski MA. *The renaissance of vitamin D.* Acta Biochim Pol. 2014;61(4):679–86. Epub 2014 Dec 18.

Wilson B. 2018. *Yes, bacon really is killing us* [Online]. The Guardian.

Wolverton M. 2013. *Living by the clock: The science of chronobiology* [Online]. Medical Xpress.

Wong KH, Li GQ, Li KM, Razmovski-Naumovski V, Chan K. *Kudzu root: traditional uses and potential medicinal benefits in diabetes and cardiovascular diseases.* J Ethnopharmacol. 2011 Apr 12;134(3):584–607.

World Health Organization. 2015. *Q&A on the carcinogenicity of the consumption of red meat and processed meat* [Online].

World Health Organization. 2022. *Noncommunicable diseases* [Online].

Yang J, Shen H, Mi M, Qin Y. *Isoflavone Consumption and Risk of Breast Cancer: An Updated Systematic Review with Meta-Analysis of Observational Studies.* Nutrients. 2023 May 21;15(10):2402.

Zhang S, Zeng X, Ren M, Mao X, Qiao S. *Novel metabolic and physiological functions of branched chain amino acids: a review.* J Anim Sci Biotechnol. 2017 Jan 23;8:10.

Zarzo I, Boselli PM, Soriano JM. *History of Slimming Diets up to the Late 1950 s.* Obesities. 2022; 2(2):115–126.

Índice

A

B

C

F

G

H

I

J

K

L

M

N

O

P

Q

R

S

T

U

V

W

Y

Z

www.ingramcontent.com/pod-product-compliance
Lightning Source LLC
LaVergne TN
LVHW020702110826
845149LV00012B/2070
* 9 7 9 8 9 8 8 8 0 6 6 4 6 *